分子生物学检验技术

（供医学检验技术专业使用）

主　编　金耀建　张丹丹

副主编　陈利荣　武　蕾　邹自征　陆伟宏

编　者　（以姓氏笔画为序）

丁　倩（山东医学高等专科学校）

孙金霞（江苏医药职业学院）

何雪梅（重庆三峡医药高等专科学校）

邹自征（益阳医学高等专科学校）

张　然（天津医学高等专科学校）

张丹丹（黑龙江中医药大学佳木斯学院）

陆伟宏（金华职业技术学院）

陈利荣（山西医科大学汾阳学院）

武　蕾（山东医学高等专科学校）

金耀建（金华职业技术学院）

中国健康传媒集团·北京

中国医药科技出版社

内容提要

　　本教材为"全国高等职业教育医学检验技术专业'十三五'规划教材"之一，系根据本套教材的编写指导思想和原则要求，结合专业培养目标和本课程教学目的、内容与任务要求编写而成。本教材专业针对性强、结合新时代职业教育体系发展要求，使之符合社会用人需要。内容主要包括DNA重组技术、克隆基因表达及基因干扰、DNA测序技术、聚合酶链反应及相关技术、核酸分子杂交技术、蛋白质分析技术、生物芯片技术、基因编辑技术等。本教材为书网融合教材，即纸质教材有机融合电子教材、教学配套资源（PPT、微课、视频、图片等）、题库系统、数字化教学服务（在线教学、在线作业、在线考试）。

　　本教材主要供医学检验技术专业师生使用，也可作为医学其他相关专业的教材。

图书在版编目（CIP）数据

　　分子生物学检验技术 / 金耀建，张丹丹主编 . —北京：中国医药科技出版社，2019.12（2025.8重印）.

　　全国高等职业教育医学检验技术专业"十三五"规划教材

　　ISBN 978-7-5214-0776-1

　　Ⅰ.①分…　Ⅱ.①金…②张…　Ⅲ.①分子生物学－医学检验－高等职业教育－教材　Ⅳ.①R446.1

　　中国版本图书馆CIP数据核字（2019）第266780号

美术编辑　陈君杞

版式设计　易维鑫

出版　**中国健康传媒集团** | 中国医药科技出版社

地址　北京市海淀区文慧园北路甲22号

邮编　100082

电话　发行：010-62227427　邮购：010-62236938

网址　www.cmstp.com

规格　889×1194mm $^1/_{16}$

印张　$14\,^3/_4$

字数　327千字

版次　2019年12月第1版

印次　2025年8月第4次印刷

印刷　大厂回族自治县彩虹印刷有限公司

经销　全国各地新华书店

书号　ISBN 978-7-5214-0776-1

定价　**46.00元**

获取新书信息、投稿、为图书纠错，请扫码联系我们。

数字化教材编委会

主　编　陈利荣　张丹丹

副主编　金耀建　邹自征　武　蕾　陆伟宏

编　者　（以姓氏笔画为序）

丁　倩（山东医学高等专科学校）

孙金霞（江苏医药职业学院）

何雪梅（重庆三峡医药高等专科学校）

邹自征（益阳医学高等专科学校）

张　然（天津医学高等专科学校）

张丹丹（黑龙江中医药大学佳木斯学院）

陆伟宏（金华职业技术学院）

陈利荣（山西医科大学汾阳学院）

武　蕾（山东医学高等专科学校）

金耀建（金华职业技术学院）

出版说明

为深入贯彻《现代职业教育体系建设规划（2014—2020年）》以及《医药卫生中长期人才发展规划（2011—2020年）》文件的精神，满足高等职业教育医学检验技术专业培养目标和其主要职业能力的要求，不断提升人才培养水平和教育教学质量，在教育部、国家卫生健康委员会及国家药品监督管理局的领导和指导下，在全国卫生职业教育教学指导委员会医学检验技术专业委员会有关专家的大力支持和组织下，在本套教材建设指导委员会主任委员胡野教授等专家的指导和顶层设计下，中国医药科技出版社有限公司组织全国50余所高职高专院校及其附属医疗机构近150名专家、教师历时1年多精心编撰了"全国高等职业教育医学检验技术专业'十三五'规划教材"，该套教材即将付梓出版。

本套教材包括高等职业教育医学检验技术专业理论课程主干教材共计10门，主要供全国高等职业教育医学检验技术专业教学使用。

本套教材定位清晰、特色鲜明，主要体现在以下方面。

一、紧扣培养目标，满足职业标准和岗位要求

本套教材的编写，始终坚持"去学科、从目标"的指导思想，淡化学科意识，遵从高等职业教育医学检验技术专业培养目标要求，对接职业标准和岗位要求，培养具有一定的科学文化水平，良好的职业道德、工匠精神和创新精神，具有较强的就业能力、一定的创业能力和支撑终身发展的能力；掌握医学检验和临床医学的基本知识，具备医学检验工作的技术技能，面向卫生行业临床检验技师、输血技师、病理技师等职业群，能够从事人体各种标本检验及鉴定等工作的高素质技术技能人才。本套教材从理论知识的深度、广度和技术操作、技能训练等方面充分体现了上述要求，特色鲜明。

二、体现专业特色，整体优化，紧跟学科发展步伐

本套教材的编写特色体现在专业思想、专业知识、专业工作方法和技能上。同时，基础课、专业基础课教材的内容与专业课教材内容对接，专业课教材内容与岗位对接，教材内容着重强调符合基层岗位需求。教材内容真正体现检验医学工作实际，紧跟学科和临床发展步伐，内容具有科学性和先进性。强调全套教材内容整体优化，注重不同教材内容的联系与衔接，并避免遗漏和不必要的交叉重复。

三、对接考纲，满足临床医学检验技士资格考试要求

本套教材中，涉及临床医学检验技士资格考试相关课程教材的内容紧密对接《临床医学检验技士资格考试大纲》，并在教材中插入临床医学检验技士资格考试"考点提示"，有助于学生复习考试，提升考试通过率。

四、书网融合，使教与学更便捷更轻松

全套教材为书网融合教材，即纸质教材与数字教材、配套教学资源、题库系统、数字化教学服务有机融合。通过"一书一码"的强关联，为读者提供全免费增值服务。按教材封底的提示激活教材后，读者可通过PC、手机阅读电子教材和配套课程资源（PPT、微课、视频等），并可在线进行同步练习，实时反馈答案和解析。同时，读者也可以直接扫描书中二维码，阅读与教材内容关联的课程资源，从而丰富学习体验，使学习更便捷。教师可通过PC在线创建课程，与学生互动，开展在线课程内容定制、布置和批改作业、在线组织考试、讨论与答疑等教学活动，学生通过PC、手机均可实现在线作业、在线考试，提升学习效率，使教与学更轻松。此外，平台尚有数据分析、教学诊断等功能，可为教学研究与管理提供技术和数据支撑。

编写出版本套高质量教材，得到了全国知名专家的精心指导和各有关院校领导与编者的大力支持，在此一并表示衷心感谢。出版发行本套教材，希望受到广大师生欢迎，并在教学中积极使用本套教材和提出宝贵意见，以便修订完善，共同打造精品教材，为促进我国高等职业教育医学检验技术专业教育教学改革和人才培养做出积极贡献。

中国医药科技出版社
2019年11月

全国高等职业教育医学检验技术专业"十三五"规划教材

建设指导委员会

前 言
Foreword

分子生物学技术的快速崛起，极大地促进了临床医学检验的发展，如利用分子生物学检验技术分析疾病基因和大分子标志物，从分子水平探究疾病的发病机制、快速而准确地诊断感染性疾病、遗传性疾病的产前诊断、指导个性化治疗等已是目前临床实验室常用的技术手段。为了适应这种快速发展的需要，依据全国高等职业教育医学检验技术专业人才培养目标和培养模式，按照本套教材的编写指导思想和原则要求，结合课程教学大纲，本教材由全国8所院校教学一线的骨干教师精心编写而成。

分子生物学检验技术是医学检验技术专业的专业课。通过学习本教材，能为医学微生物学检验技术、免疫学检验技术、生物化学及检验技术、寄生虫学检验技术、血液学检验技术等医学检验技术专业课的深入学习奠定理论和技能基础，为今后在临床实验室从事分子生物学检验技术及相关工作奠定扎实的基础。本教材共11章，主要内容有：基因组与基因组学、生物大分子的分离与纯化、DNA重组技术、克隆基因表达及基因干扰、DNA测序技术、聚合酶链反应及相关技术、核酸分子杂交技术、蛋白质分析技术、生物芯片技术、分子生物学检验新技术（数字PCR和基因编辑技术）等，以满足目前临床实验室和相关分子生物学实验室的基础理论和基本技能要求。

为适应医学高等职业教育深化改革的需要，本教材遵循"三基""五性"原则，结合医学检验技术专业职业教育的特点和岗位需求，着重阐述基础理论和基本技能，也补充近年来分子生物学检验技术领域的新知识、新技术、新方法。在内容安排上有所创新，把肿瘤相关基因并入第二章基因组与基因组学，在第五章增加基因表达干扰技术、第十一章增加数字PCR技术和基因编辑技术等新技术，删除"分子生物学检验技术的临床应用"一章，把临床应用的教学内容写在每章最后一节，便于学生理解和掌握。内容编排遵循由浅入深、由基础理论到基本技能、条理清晰，与临床岗位工作实际相一致，书中有知识链接、知识拓展、本章小结和习题，供学生自主学习和复习。本教材为书网融合教材，即纸质教材有机融合电子教材、教学配套资源（PPT、微课）、题库系统，利于学生理解和掌握。

本教材适用于高职高专医学检验技术专业及相关专业和成人教育（大专）各层次学生使用，还可作为临床检验工作者继续教育的参考用书。

本教材编写分工如下：金耀建编写第一章，陆伟宏编写第二章，何雪梅编写第三章，丁倩编写第四章，邹自征编写第五章，陈利荣编写第六章和第十章，张然编写第七章，孙金霞编写第八章，武蕾编写第九章，张丹丹编写第十一章。金耀建、张丹丹担任主编，并进行统稿。

由于编者水平有限，编写时间紧迫，书中难免存在不足，敬请广大同行、使用本教材的师生批评指正，再版时将加以修订完善。

编 者

2019 年 9 月

目 录
Contents

第一章

绪　论

学习目标 ⬗⬗⬗⬗

1. **掌握** 分子生物学检验技术的概念和在医学中的应用。
2. **熟悉** 分子生物学检验技术的主要任务和主要特点。
3. **了解** 分子生物学检验技术的发展简史。

　　自20世纪70年代以来，分子生物学作为一门新兴学科得到了突飞猛进的发展。以往诊断疾病，只能从某些现象的变化来描述和归纳其规律，体液中各种蛋白质、酶、激素、脂类以及糖的含量变化作为实验室诊断的主要依据，对于基因也仅仅给人们一种抽象的概念，而分子生物学是从分子水平研究生物大分子（核酸、蛋白质）的结构与功能从而阐明生命现象本质的科学。如今，分子生物学技术已经成为破译生命奥秘、探究疾病本质最重要的工具和手段之一，能够对细胞亚结构包括线粒体等细胞器、染色体乃至基因进行分析。为此，分子生物学技术与检验医学融合发展诞生了一门新的学科——分子生物学检验技术。

　　分子生物学检验技术以分子生物学理论为基础，利用分子生物学的技术和方法，检测人体生物大分子结构、功能及表达调控的变化，为疾病的预防、诊断、治疗和转归提供信息和依据。

　　分子生物学检验技术的主要任务是利用基础医学和分子生物学技术的理论和方法，探讨疾病发生、发展及转归的分子机制；为整个疾病过程寻求准确、特异的分子标志物；利用分子生物学技术为这些分子诊断指标建立临床实用、可靠的检测方法。

　　分子生物学检验技术的主要特点是直接以疾病基因为探查对象，可准确诊断疾病的基因型变异、基因表型异常以及由外源性基因侵入引起的疾病；具有早期诊断、自动化、微量化、特异性高、灵敏度高、适用范围广等优点。

第一节　分子生物学检验技术发展简史

　　1949年，Linus Carl Pauling 对镰状红细胞贫血患者的血红蛋白进行电泳分析，发现与正常人血红蛋白有不同的电泳图谱，推测是患者血红蛋白分子结构改变所致，从而首次提出了"分子病"的概念。1953年，James Watson 和 Francis Crick 提出了DNA双螺旋结构模型，为揭开人类生命现象的本质奠定了科学基础，标志着现代分子生物学的开端。DNA双螺旋结构的阐明之所以成为生命科学中最辉煌的里程碑，不仅仅是因为它开辟了分子生物学这门新的分支学科，更重要的是赋予了分子生物学的科学含义——探讨生命的遗传本质和表

扫码"学一学"

1

现真谛。1956年，Arthur Komberg在大肠埃希菌中首次发现DNA聚合酶，推动了DNA聚合酶的研究，并催生了PCR技术的问世。1959年，Ingram发现是珠蛋白第6位由谷氨酸突变为缬氨酸导致的镰状红细胞贫血。1976年，Yuet Wai Kan通过DNA/DNA分子杂交技术进行了α地中海贫血的产前诊断，开创了分子生物学检验技术的临床应用。分子生物学检验技术伴随着现代分子生物学的发展大致经历了以下几个重要阶段。

一、核酸分子杂交技术的发展

核酸是以核苷酸为基本组成单位的生物信息分子，分为DNA和RNA两类。核酸具有变性、复性和杂交特性。不同来源DNA分子上的某些区域如果具有互补的核苷酸序列，在适当的条件下就会复性形成杂交的DNA分子；同样，DNA与互补的RNA之间、RNA与RNA之间也可发生杂交。至今，杂交技术已发展成多种方法，如Southern印迹杂交、Northern印迹杂交、菌落杂交、斑点杂交或狭缝杂交、原位杂交等，可以定性或定量检测DNA或RNA，广泛用于基因检测、基因筛选、基因突变分析、酶切图谱制作、病原体检测、遗传性疾病和白血病的基因诊断等方面。

二、DNA重组技术的发展

1972年，H.Boyer和P.Berg等人发明了DNA重组技术，并获得第一个重组DNA分子，1973年完成第一例细菌基因克隆。1982年，世界上第一个基因工程药物——重组人胰岛素获准生产销售。1992年，我国研制的第二代乙肝疫苗——重组乙肝疫苗（中国仓鼠卵巢细胞，CHO细胞）获得试生产，1996年获得正式生产并用于临床；2000年以后，重组乙肝疫苗（酵母、CHO细胞）逐步取代了血源乙肝疫苗。目前，重组干扰素、重组白细胞介素、重组凝血因子Ⅷ等多种产品已用于临床治疗。1996年，英国爱丁堡罗斯林研究所（Roslin）的Wilmut领导的一个科研小组，首次利用克隆技术培育出一只克隆绵羊"多莉"（Dolly），这是世界上第一只用已经分化成熟的体细胞核（乳腺细胞）通过核移植技术克隆出的绵羊。此后，克隆猪、克隆猴、克隆牛……纷纷问世，这项技术不仅对胚胎学、发育遗传学、医学有重大意义，而且具有巨大的经济潜力。该技术现已被广泛应用于基因修饰和改造、特定蛋白表达、克隆动物、培育抗病植物、开发新药和临床诊断；同时也是分子遗传学、分子生物学、分子医学等很多当代生命科学发展、融合的桥梁；这些学科的融合、发展又促进了DNA重组技术的成熟，使其发展成为一门分子生物学检验的新技术。

三、聚合酶链反应（PCR）技术的发展

1971年，Khorana等最早提出PCR理论：DNA变性解链后与相应引物杂交，用DNA聚合酶延伸引物，重复该过程便可克隆tRNA基因。当时基因序列分析方法尚未成熟，热稳定DNA聚合酶还未被发现，寡核苷酸引物合成仍处于手工和半自动阶段，核酸体外扩增设想似乎不切实际，且Smith等人已发现了DNA限制性内切酶，使体外克隆基因成为可能，所以Khorana等人的早期PCR设想被忽视。1985年，Mullis等人用大肠埃希菌DNA聚合酶的Klenow片段体外扩增哺乳动物单拷贝基因成功，并于当年申请了PCR专利。

1988年，Saiki等人从温泉中分离的一株水生嗜热杆菌中提取到一种耐热DNA聚合酶，即Taq DNA聚合酶，此酶的发现使PCR技术被广泛地应用，成为遗传与分子生物学分析的奠基石。在以后的几十年里，PCR技术被不断地改进：从一种定性分析方法发展到定量测

定；从原先只能扩增几个kb的DNA小片段到目前已能扩增几十个kb的DNA大片段。到目前为止，以PCR技术为基础，衍生出了许多检测技术和方法，如反转录PCR、多重PCR、实时荧光定量PCR、PCR-限制性片段多态性分析（PCR-RFLP）、PCR-单链构象多态性分析（PCR-SSCP）、PCR-等位基因特异性寡核苷酸分析（PCR-ASO）、数字PCR等。实时荧光定量PCR技术于1996年由美国Applied Biosystems公司推出，该技术不仅实现了PCR从定性到定量的飞跃，而且与常规PCR相比，具有特异性更高、高度自动化等特点。目前，实时荧光定量PCR作为一种高效便捷的实验方法，已被广泛地应用于分子生物学研究的各个领域和临床实验室标本检测。由于实时荧光定量PCR技术是基于C_t值的一种相对定量技术，1999年，Bert Vogelstein和Kenneth W.Kinzler正式提出了数字PCR（digital PCR）的概念。与传统定量PCR技术相比，数字PCR技术具有极高的灵敏度、特异性和精确性，属于第三代技术，已应用于科研和精准医学领域，如基因表达差异研究、低丰度DNA模板分子的精确定量、病原体检测、产前诊断、肿瘤辅助诊断等。

四、DNA测序技术的发展

早在20世纪50年代就出现了早期测序技术。1977年，Sanger等人建立的双脱氧核苷酸末端终止法和Gilbert等人发明的化学降解法，标志着第一代测序技术的诞生。Roche公司的454测序技术、Illumina公司的Solexa测序技术和ABI公司的SOLiD测序技术，为第二代测序技术。之后的第三代测序技术包括Heliscope单分子测序技术、单分子实时测序技术和纳米孔单分子测序技术。人类基因组计划主要基于第一代测序技术。随着第三代测序技术的日益成熟，人类已进入生命科学的组学时代，"产前诊断""个性化医疗""个体化基因检测"已广泛应用于临床。

五、生物芯片技术的发展

生物芯片的设想最早产生于20世纪80年代中期。1988年，Bains等人利用在玻片表面固定的寡脱氧核苷酸探针，借助分子杂交技术对DNA进行序列测定。1996年，美国Affymetrix公司成功地制作出世界上首批用于药物筛选和实验室试验用的生物芯片，并制作出芯片系统，这项技术涉及生命科学、计算机、微机械、微电子、物理、化学、数学等领域。此后，世界各国在芯片研究方面突飞猛进，不断有新的突破。1998年，中国科学院利用其在微电子技术、生化技术、物理检测技术方面的优势，研制出肝癌基因差异表达芯片、乙肝病毒多态性检测芯片、多种恶性肿瘤病毒基因芯片。目前，生物芯片技术有基因芯片技术、蛋白质芯片技术和微缩芯片实验室，主要特点是高通量、高集成、微型化、连续性和自动化，其临床应用日趋广泛，已用于筛选遗传病候选基因、病原体实验室诊断、恶性肿瘤基因分型、产前筛查和诊断、药物筛选与临床用药指导等领域。

六、蛋白质组学技术的发展

1994年，澳大利亚Macquaie大学的Marc Wilkins首先提出"蛋白质组"的概念，指由一个基因组，或一个细胞、组织表达的所有蛋白质。蛋白质组学是以蛋白质组为研究对象，研究细胞、组织或生物体蛋白质组成及其变化规律的科学。蛋白质是生理功能的执行者，是生命现象的直接体现者，对蛋白质结构和功能的研究将直接阐明生命在生理或病理条件下的变化机制，而细胞中mRNA水平并不能完全反映蛋白质表达的水平，从

DNA→mRNA→蛋白质，存在四个层次的调控，即转录水平调控、转录后水平调控、翻译水平调控、翻译后水平调控。为此，研究蛋白质的结构和功能是后基因组时代的一项重要任务，利用免疫印迹法、等电聚焦电泳、SDS-聚丙烯酰胺凝胶电泳、双向凝胶电泳、蛋白质芯片技术、生物质谱技术、酵母双杂交技术和免疫共沉淀技术结合生物信息学方法，广泛用于疾病动物模型的蛋白质组学研究、寻找疾病的生物标志物、药物治疗靶点的筛选、代谢性疾病蛋白差异化研究等。我国科学家已经在重大疾病，如肝癌、维甲酸诱导白血病细胞凋亡启动模型及维甲酸定向诱导胚胎干细胞向神经系统分化的模型等比较蛋白质组研究，以及一些重要生理和病理体系的蛋白质组成分研究方面也获得了重要成就。

七、基因编辑技术的发展

基因编辑是对生物体的基因组及其转录产物进行定点修饰或者修改，以改变目的基因或调控元件的序列、表达量或功能。早期的基因编辑技术——归巢核酸内切酶技术始于1996年，该技术依赖于细胞内同源重组途径将外源DNA序列插入基因组，然而真核生物中同源重组发生频率极低，脱靶频率高，从而限制了该技术的广泛应用；1999年开始出现的锌指核酸内切酶（zinc-finger nucleases，ZFN）编辑技术，对于DNA序列的特异性识别主要依赖于锌指蛋白，但锌指核酸内切酶制备复杂，细胞毒性高，且序列的上下文依赖效应会降低编辑效率；随后被类转录激活因子效应物核酸酶（transcription activator-like effector nucleases，TALEN）编辑技术所替代，该技术实验设计相对简单，成功率较高，但模块组装过程烦琐，需要大量的测序工作。1987年，日本微生物学家石野良纯在研究大肠埃希菌碱性磷酸酶同工转化酶时，发现该基因编码区下游存在一段长度为29个核苷酸的重复片段和32~33个核苷酸的非重复片段间隔相连的重复序列，进一步研究发现这种序列存在于90%古生菌和超过40%的细菌中。为了统一描述间隔重复序列的微生物基因座，Jansen等人将其命名为"规律成簇间隔短回文重复序列"（clustered regularly interspersed short palindromic repeats，CRISPR），将位于CRISPR位点侧翼的基因命名为"CRISPR-associated genes"，编码CRISPR相关蛋白（Cas），该蛋白具有核酸内切酶的功能，但当时人们对其功能及生物学特征仍不明确。后来观察到该序列的一些间隔序列与病毒或质粒基因组片段几乎相同，这使人们假设此CRISPR-Cas系统与抵抗外来因子有关。直到2007年，Barrangou等人在研究酵母菌等抵御噬菌体感染时，首次用实验证明：原核生物已经进化形成以核苷酸为基础的免疫系统，其特异性来源于CRISPR间隔序列，而抵抗性归因于重复序列编码的Cas酶的作用。2013年，Cong等人首次阐明如何设计原核生物CRISPRII型系统对哺乳动物细胞完成基因编辑。与ZFN和TALEN相比，CRISPR-Cas系统更易于操作，效率更高，更容易得到纯合子突变体，而且可以在不同的位点同时引入多个突变，自此，CRISPR-Cas系统开辟了广阔的生物研究领域。目前，基因编辑技术已广泛应用于构建动植物模型、检测病原体、基因分型和疾病检测、靶向基因治疗等。

扫码"学一学"

第二节 分子生物学检验技术在医学中的应用

分子生物学检验技术是一门发展迅速且应用前景广阔的新型学科，在分子生物学基础上发展而来，并渗透到生命科学的各个领域，广泛应用于基础研究、疾病诊断及临床治疗。

随着医学技术和医疗设备的不断发展，分子生物学检验技术在检验医学中被广泛应用，在预防、诊断和治疗疾病等方面发挥了重要的作用，促进了检验医学的发展。

一、在感染性疾病诊断中的应用

传统的病原体诊断多以病原体的生物学特性为依据，采用显微镜观察、病原体培养、免疫学检验为主要手段，这些方法存在检测速度慢、灵敏度和特异性低等缺点，利用分子生物学检验技术可以早期、快速、敏感、特异性地检测病原体，还可以对病原体进行分型和耐药性检测。例如：结核分枝杆菌的微生物学检验，传统的细菌培养鉴定需要1个月完成，现在利用PCR技术当天就能完成鉴定且结果准确，检测到结核分枝杆菌ropB位点的突变即可指导临床不能使用利福平；在耐甲氧西林金黄色葡萄球菌（MRSA）中检测出 *mecA* 基因，临床上首选万古霉素进行治疗；用传统的方法是无法对乙型肝炎病毒载量进行检测的，采用实时荧光定量PCR技术则可以实现，不但可以评估抗病毒治疗的效果，而且可以进行病毒的基因分型和耐药性分析；而对人类乳头瘤病毒（HPV）的分型检测，是判断病毒毒力的典型案例，可以辅助临床医生对感染不同型别HPV的患者采用不同的随访和复查方案。目前，医学实验室将分子生物学检验技术广泛用于细菌、病毒、支原体、衣原体、螺旋体、寄生虫等病原体的鉴定、分型和耐药性分析。

二、在遗传性疾病诊断中的应用

目前，OMIM（online mendelian inheritance in man）数据库已收入单基因病8000多种，遗传发病机制明确的单基因病近5000种。原卫生部于2012年发布的《中国出生缺陷防治报告（2012）》统计，我国出生缺陷高达5.6%，每年新增出生缺陷数约90万例，其中 0~30%与遗传因素相关，给家庭和社会带来沉重的负担。传统的遗传性疾病诊断方法以疾病的表型为依据，而表型易受外界环境的影响，在一定程度上影响了诊断的准确性和可靠性，而分子生物学检验技术就是通过分析患者的DNA、RNA、染色体、蛋白质和特定代谢产物来揭示与该遗传病发生相关的基因突变、基因型、染色体核型等生物学标志，具有更准确可靠和早期诊断的优势，有利于在临床上对遗传性疾病进行早期预防、早期诊断和早期治疗，从而达到减少或控制相关遗传病的发病、减轻症状和改善患者预后的目的。如甲型血友病是由于凝血因子Ⅷ缺乏所导致的凝血机制异常的单基因遗传性疾病，可用长距离PCR技术、PCR-RFLP分析和PCR-SSCP分析进行检测。许多分子生物学检验技术也用于多基因疾病的关联性分析，如与高血压相关的基因有血管紧张素原基因、血管紧张素转化酶基因等，都可以用PCR技术、PCR-ASO、PCR-SSCP及扩增产物序列分析，了解基因突变情况。产前诊断，特别是无创伤的、以母体血浆为检测样本，针对胎儿游离DNA片段和有核红细胞DNA进行扩增测序，并对测序结果进行生物信息分析，可以从中得到胎儿的遗传信息，从而检测胎儿是否患21三体综合征（Down syndrome）、13三体综合征（patau syndrome）、18三体综合征（Edwards syndrome）等遗传病。

三、在肿瘤诊断中的应用

迄今为止，形态学检查和免疫学分析仍是诊断肿瘤的主要方法。形态学检查是主要分析肿瘤组织和细胞的结构与形态异常；免疫学检测包括免疫组织化学技术和流式细胞术等，用于分析肿瘤细胞蛋白表达和结构的异常，尽管这两种方法在肿瘤诊断中发挥着重要作用，但是存在着明显的缺陷。目前，临床医学已经证明恶性肿瘤细胞的基因结构（或表达量）、染色体结构、微卫星稳定性、端粒酶异常、肿瘤相关基因的表观遗传变异（如DNA甲基化、组蛋白修饰）等是肿瘤发生发展的基础，其中基因的改变可以表现为扩增、突变、位移或缺失等多种情况。恶性肿瘤的分子生物学检验技术就是利用蛋白质分子、RNA、DNA等为标志物，来检测恶性肿瘤细胞基因中所表现出的基因结构和表达异常，辅助临床诊断肿瘤及其发生发展情况，协助医生做出个性化的治疗策略。例如，采用荧光原位杂交技术可以分析恶性淋巴瘤患者染色体的缺失、易位情况；采用PCR-ASO技术可以检查患者恶性肿瘤细胞点突变的情况；*Ras*基因家族与多种肿瘤密切相关，用PCR-SSCP及测序技术可以确定肿瘤患者*N-ras*原癌基因点突变位置，用PCR扩增技术和核苷酸杂交技术检测*H-ras*基因第12位密码子突变；哺乳动物肿瘤耐药基因（*MDR*）在人类高表达于未经治疗的结肠癌、胰腺癌等恶性肿瘤，用RT-PCR技术、原位PCR杂交技术等方法检测*MDR*表达情况，过度表达的肿瘤细胞往往对多柔比星、紫杉醇、激素等药物产生耐药性。

知识链接

表观遗传学

表观遗传学（epigenetics）是指在DNA序列不发生改变的情况下，通过基因修饰、蛋白修饰、非编码RNA调控来影响表型变化并通过体细胞遗传的现象。目前，表观遗传学的研究主要包括DNA共价修饰和组蛋白修饰、染色质重塑和非编码RNA调控（如miRNA调控作用），从而影响基因的表达水平，并受到DNA甲基化酶、组蛋白乙酰化酶等因素的调控。

四、个性化医疗

又称精准医疗，是指以个人基因组信息为基础，结合蛋白质组、代谢组等相关内环境信息，为患者量身设计出最佳治疗方案，以期达到治疗效果最大化和副作用最小化的一门定制医疗模式。分子生物学检验技术在疾病（尤其是肿瘤）的筛查与诊断、治疗方案的选择、疾病分期与预后预测、病情监控、风险评估等方面都起到重要的作用。在结/直肠癌早期和腺瘤中期，*K-ras*基因先于*P53*基因突变，检测*K-ras*基因可协助结/直肠癌的早期诊断，且比结肠镜检具有更高的特异性和敏感性；化疗时，用荧光定量PCR技术检测TS mRNA、ERCC1 mRNA与BRCA1 mRNA的表达量，可观察铂类、紫杉醇类毒性。利用分子生物学检验技术可将乳腺癌分为五个基因亚型：①基底细胞样型：肿瘤细胞具有高度侵袭性，内分泌治疗无效，对化疗敏感，病理完全缓解率高，但预后较差；②乳腺腔内A型：内分泌治疗效果佳且预后较好；③乳腺腔内B型：用他莫昔芬治疗效果不如芳香化酶抑制剂好；④*Her-2*过度表达型：内分泌治疗基本无效，化疗效果好；⑤正常乳腺样型：对化疗最不敏感，但预后较好。该分型对乳腺癌患者制定个体化治疗方案、疗效和预后评估提供依据。

五、在其他领域的应用

分子生物学检验技术在器官移植、法医学、基因改造等诸多领域也被广泛应用。在器官移植领域，利用DNA测序、PCR-RFLP、序列特异性引物引导的PCR（PCR-SSP）、序列特异性寡核苷酸探针（PCR-SSOP）、PCR-SSCP、基因芯片等技术对供者与受者进行 *HLA-A*、*HLA-B*、*HLA-DR* 基因匹配，以寻找最佳匹配供者，减少器官移植排斥反应。在法医学领域，DNA分析技术已成为法医物证鉴定的主要手段，采用以PCR技术为基础，与电泳技术、荧光技术、质谱、酶联免疫等方法组合，包括RFLP、SSCP、ASO杂交、基因芯片等检测单核苷酸多态性（SNP）、可变数目串联重复序列（VNTR）和线粒体DNA分型，在亲子鉴定和个体识别方面尤为重要。

利用基因编辑技术改造基因，构建理想的动物模型，探究疾病发病机制和治疗效果，造福于人类。目前，科学家们在鼠科动物上实现了多种疾病模型的构建，如利用 CRISPR 技术靶向 *Pten* 和 *p53*（两种抑癌基因）构建的肝癌模型以及诱导 *CD74-ROS1*、*EML4-ALK* 和 *KIF5B-RET* 融合构建的肺癌模型等。对于一些由多基因突变导致的人类复杂疾病，CRISPR/Cas9技术可以同时进行多基因编辑，如 Zuckermann 等人通过在小鼠大脑中单基因敲除（*Ptch1*）和多基因敲除（*Trp53*、*Pten*、*Nf1*），成功构建了成神经管细胞瘤和成胶质细胞瘤疾病模型。此外，研究人员还应用CRISPR/Cas9 技术在小鼠中构建了心肌病和心力衰竭模型。Dever 等人利用 CRISPR-Cas9 技术修复了人体造血干细胞中导致镰刀型细胞贫血症的基因 *β-globin*，并成功注射到小鼠体内，改造的造血干细胞在小鼠体内16周后仍保持正常分化，用于靶向基因治疗。

基因编辑技术也应用于基因诊断与核酸检测，CRISPR 系统具有用一条sgRNA靶向DNA或者RNA的特性，利用该特点研究者开发了一系列的工具用于检测样品中是否存在某种特定的核酸，从而实现即时检测病原体、基因分型和疾病监测等功能。目前，该系统已成功用于寨卡病毒和登革热病毒不同菌株的检测，具有灵敏度高、便利廉价的优势。另外，还可通过基因编辑技术进行动植物品系培育和改良。

本章小结

分子生物学检验技术是以分子生物学理论为基础，在临床检验诊断中发展起来的一门新兴学科。它与传统临床检验技术不同，以DNA、RNA和蛋白质为分子标志物，能从基因水平诊断疾病，具有早期诊断、特异性高、灵敏度高、自动化、微量化、实用性强等优点，在疾病（尤其是遗传病和肿瘤）的筛查与诊断、治疗方案的选择、疾病分期与预后预测、病情监控、风险评估等方面都起到了重要的作用。伴随着现代分子生物学的发展，大致包含了以下几项重要技术：核酸分子杂交技术、DNA重组技术、聚合酶链反应技术、DNA测序技术、生物芯片技术、蛋白质组学技术、基因编辑技术。借助医学技术和医疗设备的快速发展，分子生物学检验技术在检验医学中被广泛应用于感染性疾病、遗传病、肿瘤、个性化医疗、法医学、基因治疗等领域，在检验医学中发挥着越来越重要的作用。

习 题

扫码"练一练"

一、选择题

1. 具有里程碑意义的、标志着现代分子生物学开端的是

A. 遗传规律 　　　　　　　B. 发现DNA聚合酶 　　　　　　　C. PCR技术

D. 基因编辑技术 　　　　　　E. DNA双螺旋结构

2. 不会发生核酸分子杂交的是

A. 异源 DNA 与 DNA

B. DNA 与 RNA

C. 异源 RNA 与 RNA

D. 不同种属间的 DNA 与 DNA

E. DNA 与蛋白质

3. 世界上首次用已经分化成熟的体细胞核通过克隆技术培育的动物是

A. 克隆绵羊

B. 克隆奶牛

C. 克隆猪

D. 克隆猴

E. 克隆鼠

4. 目前，临床实验室最常用的 PCR 技术是

A. 定性 PCR

B. 实时荧光定量 PCR

C. 反转录 PCR

D. 多重 PCR

E. 数字 PCR

5. 机体生理功能的直接执行者是

A. 基因

B. mRNA

C. 蛋白质

D. 糖类

E. 脂类

二、简答题

1. 现代分子生物学检验技术主要包括哪些？各项技术在临床上分别有何医学意义？请举例说明。

2. 什么是精准医疗？其在临床诊断和治疗中有何重要意义？

（金耀建）

第二章

基因组与基因组学

学习目标

1. **掌握** 基因、基因组、基因组学、质粒、癌基因、抑癌基因的概念。

2. **熟悉** 原核生物、病毒、真核生物基因组的特征；质粒的一般性质；癌基因的分类；原癌基因的激活机制。

3. **了解** 人类基因组计划的内容及意义；常见的癌基因和抑癌基因。

从低等的细菌到高等的动植物，遗传信息都是以基因（gene）的形式储存在DNA中，RNA病毒的遗传信息储存在RNA中。基因的概念一直处于不断的变化和发展中，不同的学者根据当时的研究成果提出过多种假说，例如"一个基因一种酶""一个基因一种蛋白质""一个基因一条多肽链"等。目前一般认为，基因是能够编码蛋白质或RNA等具有特定功能产物的、负载遗传信息的基本单位，除RNA病毒外，通常是一段DNA序列。基因通过复制、转录和翻译，以及不同水平的调控机制，实现对生物个体遗传性状的控制。基因包括编码序列（外显子）和单个编码序列间的间隔序列（内含子）。具体来说，基因的基本结构包含编码蛋白质或RNA的编码序列及相关的非编码序列，后者包括单个编码序列间的间隔序列以及转录起始点后的基因5′端非翻译区、3′端非翻译区。

基因组（genome）是指一个生物体内所有遗传信息的总和。基因组包括所有基因和基因间区域，即包括编码序列和大量非编码序列。基因组可以指核基因组（整套核DNA），也可用于拥有自身遗传物质的细胞器基因组，如线粒体基因组。各种生物都具有自己独特的基因组，这正是自然界生物种类丰富、绚丽多彩的根本原因，一般而言进化程度越高的生物其基因组就越复杂。阐明整个基因组的结构、结构与功能关系以及基因之间相互作用的科学称为基因组学（genomics），主要研究内容包括结构基因组学、功能基因组学和比较基因组学。基因组学的研究成果必将有助于解决人类重大疾病的诊断、治疗和预防中的各类问题。

第一节 原核生物基因组

原核生物（prokaryote）是细菌、螺旋体、立克次体、衣原体、支原体、蓝藻和放线菌等生物的总称，是最简单的细胞生物。原核生物的核物质没有核膜包绕，无核仁，细胞器不完善，只有核糖体，mRNA转录和蛋白质翻译同时进行。

扫码"学一学"

一、基因组特征

1. 基因组较小 原核生物基因组通常是由一条环状双链DNA组成，习惯上也称之为染色体。除了染色体DNA外，细胞质中也可能存在有遗传物质，如质粒。基因组较小，一般在$10^6 \sim 10^7$碱基对。例如梅毒螺旋体的基因组由1.1×10^6bp组成，幽门螺杆菌1.6×10^6bp，大肠埃希菌4.6×10^6bp。原核生物基因数目也较少，从几百个到几千个不等。

2. 具有类核结构 原核细胞没有核膜，故核基质与胞质之间没有明显的间隔，基因组DNA在蛋白质的协助下以一定的形式盘曲折叠起来，形成一个较为致密的区域，称为类核（nucleoid）。类核的中央部分由支架蛋白和RNA组成，外围是双链闭环的DNA超螺旋扭结成许多花瓣状结构。类核中80%为DNA，其余为蛋白质和RNA。

3. 一个复制起始点 原核生物的基因组通常只有一个DNA的复制起始点，基因组中具有多种功能的识别区域，如复制起始区、复制终止区、转录启动区和终止区等。

4. 具有操纵子结构 原核生物的基因多以操纵子的形式存在，操纵子由调控区和信息区组成，上游是启动子（promoter，P）和操纵元件（operator，O）组成的调控区。启动子是与RNA聚合酶结合并能启动转录的特异性DNA序列，操纵元件是特异的阻遏物结合区。原核生物绝大多数的结构基因按照功能的相关性成簇地串联于染色体上，连同其上游的调控区（启动子和操纵元件）以及下游的转录终止信号共同组成了一个基因表达单位，即操纵子（operon）结构。一个操纵子只含一个启动序列及数个可转录的结构基因（通常为2~6个，有的多达20个以上）。大肠埃希菌基因组中大约有600个操纵子，对色氨酸（*trp*）操纵子、阿拉伯糖（*ara*）操纵子及乳糖（*lac*）操纵子等的研究表明，不同操纵子的转录具有不同的复合调控机制（图2-1）。

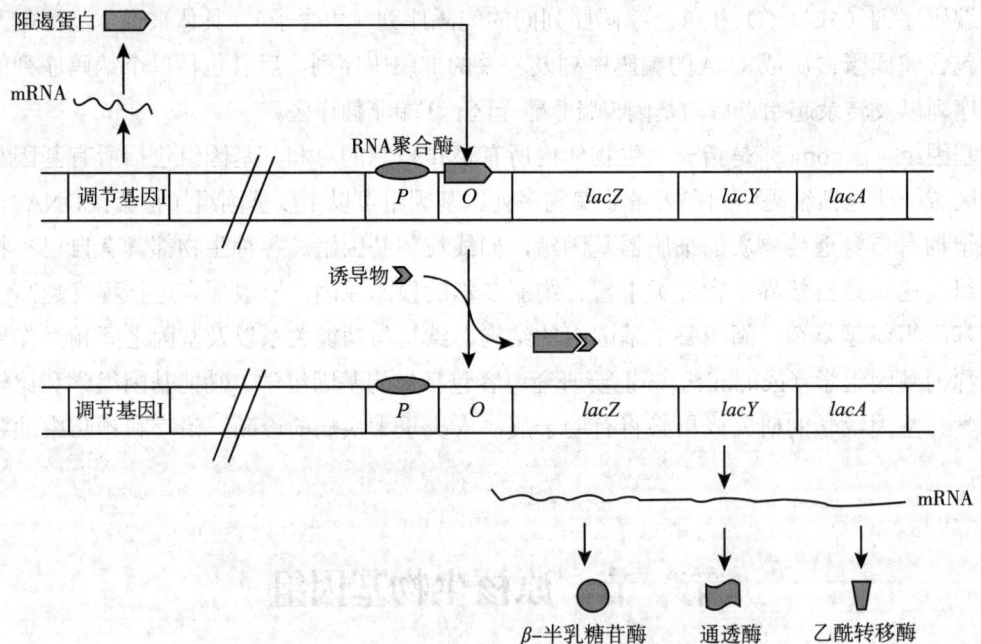

图2-1 乳糖操纵子的结构与调控机制

5. 编码区在基因组中的比例 原核生物基因组中编码区所占的比例约为50%，远大于真核基因组，但远小于病毒基因组。非编码区主要是一些调控序列。原核生物基因组中的重复序列很少。

6. 结构基因常为单拷贝　原核生物的结构基因是连续的，无内含子成分，其RNA合成后不需要经过剪辑加工过程。编码蛋白质的结构基因常为单拷贝，但编码rRNA基因常是多拷贝。在原核生物基因组中含有编码同工酶的基因。这类基因结构上不完全相同，但表达产物的功能相同。例如大肠埃希菌基因组中含有两个编码分支酸变位酶同工酶的基因。

7. 含有转座因子　基因组中含有转座因子（transposable element），是可移动的DNA序列，包括插入序列、转座子及可转座的噬菌体。这些可移动DNA序列通过不同的转移方式发生基因重组，改变生物体的遗传性状，使生物体更适应环境的变化。

二、质粒

质粒（plasmid）是细菌细胞染色体以外，能独立进行复制的共价闭合环状DNA分子（covalent closed circular DNA，cccDNA）。质粒的相对分子质量一般为$10^6 \sim 10^8$Da，小型质粒的长度一般为1.5~15kb，大型质粒为60~120kb。质粒广泛存在于细菌内，酵母和其他一些真菌中也有质粒。绝大多数细菌来源的质粒核酸是环状双链DNA分子。质粒核酸也有RNA，如酵母杀伤质粒。DNA质粒没有蛋白质包裹，而RNA质粒多数有蛋白质外壳。质粒不是宿主菌生存所必需的物质，但质粒所携带的遗传信息能赋予细菌特定的遗传性状。例如：耐药性质粒（R质粒）带有耐药基因，可以使宿主菌获得耐受相应抗生素的能力；毒力质粒（Vi质粒）编码与细菌致病性有关的毒力因子，如荚膜、血浆凝固酶等；致育性质粒（F质粒）可以决定细菌的性别；细菌素质粒，如Col质粒使大肠埃希菌能合成大肠埃希菌素，而大肠埃希菌素可以杀死不含Col质粒的亲缘细菌；代谢质粒，编码与代谢相关的酶类。

（一）质粒的遗传控制

质粒只能在宿主菌细胞内才能完成自我复制。质粒能在不断分裂增殖的细胞中以一定的拷贝数稳定遗传，这是由于质粒遗传方式具有以下几个特点。

1. 复制调控系统　质粒带有一个复制调控系统以控制复制的频率，该系统由质粒上的复制起点（ori）、*rep*基因和*cop*基因组成。*rep*基因所编码的Rep蛋白结合于ori，启动质粒的复制。*cop*基因可以通过自身序列或表达产物对复制起抑制作用。当Rep蛋白过量时可抑制自身基因的继续转录，从而使质粒的复制保持一定的频率。

2. 分配系统　能够使质粒在细菌分裂过程中精确分配到子细胞中。质粒中对其稳定存在非常重要的区域称分配区，该区突变或缺失可引起质粒丢失频率增高。

3. 细胞分裂控制系统　能抑制细胞分裂，使细胞分裂与质粒复制协调，避免过多不含质粒的子代细菌出现，这一点对低拷贝数质粒的稳定遗传十分重要。

4. 质粒具有不相容性　含有相同复制起始点和分配区的两种质粒不能共存于同一个宿主菌，这是因为它们在复制及随后分配到子细胞的过程中存在竞争，导致两种质粒在一个单细胞中拷贝数不一样，仅需几代细胞分裂就会丢失其中一种质粒。也存在质粒相容性，如果是不同的复制起始点和分配区，则两种质粒可以在细胞内稳定共存。

（二）质粒的类型

1. 松弛型和严紧型质粒　松弛型质粒即高拷贝数质粒，每个细菌内可含10~200个拷贝。严紧型质粒是低拷贝数质粒，一个细菌内仅含一个拷贝或几个拷贝。

2. 接合型质粒、可移动型质粒和自传递型质粒　接合型质粒只能使细菌接合，本身不能被传递。可移动型质粒可以被动传递，但不能使细菌接合。自传递型质粒兼具前述两种质粒的功能，因而无须其他质粒的辅助即可自传递。

3. 广宿主谱和窄宿主谱质粒　质粒的宿主范围是由质粒复制时对宿主的依赖程度决定的。广宿主谱质粒可以在不同科属种的细菌之间传递，而窄宿主谱质粒只存在于一种或数种密切相关的宿主中。例如pC194可以在大肠埃希菌、枯草杆菌、肺炎球菌等细菌中存在，ColE I 主要存在大肠埃希菌类中。

> 📋 **知识链接**
>
> ### 质粒作为分子克隆载体的基本要求
>
> 　　将外源DNA带入宿主细胞并进行复制的运载工具称为载体（vector）。质粒是基因工程中常见的一类载体。作为克隆载体的质粒一般应具备以下特征：能进行自我复制；携带易于筛选的选择标记，例如含有对抗生素的抗性基因；含有多种限制性核酸内切酶的单一识别位点，便于插入外源基因；质粒应尽可能小，以利于导入细胞和进行增殖；具有安全性，不能离开工程宿主自由扩散，不产生有害性状，不在体内进行重组。

三、转座因子

　　转座因子是指可移动的基因成分，即能在一个DNA分子内部或两个DNA分子之间移动的DNA片段，又称为转座元件。一个转座因子从基因组的一个位置转移到另一个位置的过程称为转座。通过转座因子的移动，可以使遗传物质优化组合，积累有意义的遗传信息，使细菌获得一种新的适应能力。所以，转座是基因重组的一种方式，对基因组的进化具有推动作用。

（一）转座因子的种类及结构特征

1. 插入序列（insertion sequence, IS）　最简单的转座因子，长度为700~2000bp，由一个转位酶基因及两侧16~41bp的反向重复序列（inverted repeat, IR）组成。反向重复序列的对称结构使IS可以双向插入靶位点，并在插入后于两侧形成一定长度（3~11bp）的顺向重复序列。IS本身不具有表型效应，只有当它转座到某一基因附近或插入某一基因内部后，引起该基因失活或产生极性效应时，才能判断其存在。所引起的效应与其插入的位置和方向有关。

2. 转座子（transposon, Tn）　一类复杂的转座因子，长度为2~20kb，除了携带有关转座的必需基因外，Tn至少带有一个与转座作用无关但决定宿主菌遗传性状的基因。例如，Tn10带有四环素抗性基因（*ter*^{r}），Tn5、Tn903带有卡那霉素抗性基因（*kan*^{r}）。根据Tn的结构特征不同，可以分成三类：复合型Tn、TnA族Tn、接合型Tn。

　　（1）复合型Tn　由一个基因序列及两侧臂构成，两侧臂即为IS序列或类IS序列（结构功能与IS类似，但不能单独存在）。IS（或类IS）编码的转座酶发挥转座作用，帮助IS之间的基因转移。

　　（2）TnA族Tn　两端没有IS或类IS序列，由三部分组成。两端是正向或反向重复序列，中间为与Tn功能相关的基因（编码转座酶）及抗生素抗性基因等。这类Tn总是作为一个单位进行转座，其末端不能单独转座，如Tn3。

（3）接合型Tn 一类可以在不同细菌间通过接合进行转移的Tn，其典型代表是Tn1415、Tn169。此类Tn末端没有反向重复序列，转座后也不产生顺向重复序列。

3. 可转座的噬菌体（transposable phage） 一类具有转座功能的溶源性噬菌体，包括D108和Mu等。Mu噬菌体是大肠埃希菌的一种温和致突变噬菌体，它兼有转座因子与温和噬菌体的特性，但不含末端反向重复序列，其溶源性整合和裂解周期的复制均以转座方式进行，并且对于转座位点的选择是随机的。

（二）转座因子的遗传效应

1. 引起突变 转座可引起多种基因突变。当转座因子插入一个基因内部时，会引起这个基因的插入失活；当插入染色体或质粒时常引起缺失或倒位，例如IS1能使其插入位点旁边的染色体发生缺失，缺失发生的频率超出自发频率的100~1000倍；当插入操纵子前端的基因中时，由于转座因子中多含ρ依赖的转录终止信号，可引起操纵子下游的所有基因停止转录。

2. 基因重排 在个体发育和种系进化过程中，基因在DNA分子上有一定的排列和组合方式，但这种排列和组合也可能发生改变，转座作用是基因重排的重要机制之一。相隔很远的基因可以通过转座而临近，组合在一起构成一个操纵子从而进行协调的表达。

3. 引入新的基因 在插入位点引入新的基因。由于携带有标志基因，如抗氨苄青霉素amp^r、抗四环素ter^r、抗卡那霉素kan^r等的转座因子插入受体基因组内，给受体基因组增添了新的基因。

第二节 病毒基因组

扫码"学一学"

病毒是形态最微小、结构最简单的微生物。病毒无细胞结构，只有一种核酸作为遗传物质，必须在活细胞内才能显示生命活动，是非细胞型微生物。病毒的基本结构是由核心和衣壳构成的核衣壳；核心的主要成分是核酸，构成病毒的基因组，除核酸外还可能有少量病毒的非结构蛋白；衣壳是包绕在核酸外面的蛋白质外壳，衣壳可保护核酸免遭破坏并能介导病毒进入宿主细胞。有些病毒核衣壳外有包膜和刺突。

一、基因组特征

1. 基因组核酸 每一种病毒颗粒中的核酸成分只能是一种，或为DNA，或为RNA，而其他生物体类型往往DNA和RNA共存。病毒基因组的DNA或RNA可以是单链，也可以是双链；可以是环状分子，也可以是线性分子。

2. 基因组大小 与原核或真核生物相比，病毒的基因组很小，基因数少，所含的信息也少。不同的病毒其基因组大小存在较大差异，一般在1.5×10^3~3.6×10^6 bp之间。如痘病毒基因组DNA为300kb，可以编码几百种蛋白质；而乙型肝炎病毒基因组为3.2kb，仅编码6种蛋白。

3. 基因组主要是单倍体 除反转录病毒的基因组有两个拷贝外，其他病毒的基因组都是单倍体，即在病毒颗粒中每个基因只出现一次。

4. 基因组中非编码区少　病毒基因组的编码序列大于90%，只有很少一部分不编码蛋白质，非编码区通常是基因表达的调控区。如噬菌体ΦX174基因组中，不翻译的部分只占不到5%。

5. 基因组中重复序列少　病毒基因组不像真核生物基因组存在大量的重复序列，基因组中没有或仅有少量重复序列。

6. 相关基因丛集　病毒基因组中功能相关的蛋白质基因常丛集在基因组的一个或几个特定的部位，形成一个功能单元或转录单元。它们可被一起转录成多顺反子mRNA，然后加工成各种蛋白质的mRNA模板。如腺病毒晚期基因编码表达12种外壳蛋白，在一个启动子作用下生成多顺反子mRNA，然后加工成各种mRNA，编码病毒的各种外壳蛋白。

7. 基因组中有基因重叠现象　1977年，Sanger在研究ΦX174时发现有基因重叠现象。病毒基因组一般比较小，而需编码的蛋白质又较多，故有些病毒基因之间可以互相重叠，即同一段核酸序列能够编码2~3种蛋白质，这种现象在其他生物细胞中仅见于线粒体DNA和质粒DNA。基因重叠的意义在于较小的基因组能够携带较多的遗传信息。基因重叠虽可同享一段核酸序列，但由于密码子阅读框不同，同一段核酸序列可翻译出几种多肽。

8. 病毒基因可连续也可间断　有些真核生物病毒，如腺病毒、细小病毒、反转录病毒，基因中也存在内含子，转录后需要拼接加工才能成为成熟的mRNA；而噬菌体（细菌病毒）基因组无内含子。

9. 含有不规则的结构基因　有些病毒基因的结构不规则，转录出的mRNA也不规范。有的病毒mRNA在5′端没有帽子结构，但能利用5′端非编码区形成特殊的空间结构，作为翻译增强子。有时几个结构基因的编码区是连续的、不间断的，翻译成一条多肽链后再切割成几个蛋白质。有的病毒mRNA没有起始密码子，必须在转录后进行加工、剪接，与其他基因的密码子连接，成为有翻译功能完整的mRNA。

二、DNA病毒

DNA病毒包括乳多空病毒科、疱疹病毒科、嗜肝病毒科、痘病毒科、小DNA病毒科、腺病毒科等。

（一）DNA病毒基因组的一般特点

DNA病毒基因组以双链DNA为多数，少数是单链DNA；可以是线性分子，也可以是环状分子。如腺病毒是线性双链DNA病毒，在DNA分子两端含有反向重复序列；SV40病毒是环状双链DNA；大肠埃希菌噬菌体ΦX174是环状单链DNA。

有的DNA病毒，不同基因可以不同的链作为转录模板，没有正链和负链的区分；也有些DNA病毒有正链和负链之分。几乎所有的真核DNA病毒都是在活宿主细胞核内复制，且能利用宿主细胞的复制、转录和翻译系统。有的DNA病毒不能直接复制，必须先转录出一个RNA中间体（前基因组），然后通过反转录过程才能完成基因组复制，如乙型肝炎病毒。

较小的DNA病毒常常能反式激活宿主细胞复制系统，导致病毒和细胞都进行复制，会在宿主体内诱发肿瘤。较大的双链DNA病毒往往有比较复杂的生活周期，并可侵袭许多脊椎动物，引起多种严重疾病。

（二）典型的DNA病毒

1. 乙型肝炎病毒基因组　乙型肝炎病毒（HBV）是乙型肝炎的病原体。HBV感染是全球性的公共卫生问题，估计全球HBV携带者高达3.7亿人，我国是乙型肝炎的高流行区。HBV基因组为不完全双链环状DNA，两条链的长度不一致，长链为负链，约为3200bp。短链为正链，长度为负链的50%~100%不等。正负链的5′端各有250bp可相互配对，构成黏性末端，使DNA分子形成环状结构。负链的5′端有一低分子量蛋白共价结合，正链的5′端有一段短的RNA。HBV负链含有4个开放读码框（ORF），分别称为S、C、P和X区（图2-2）。

（1）S区 由S基因、preS2基因和preS1基因组成；S基因编码S蛋白，即HBsAg；S基因和preS2基因编码M蛋白，即HBsAg+ PreS2Ag；S基因、preS2基因和preS1基因编码L蛋白，即HBsAg+ PreS2Ag+ PreS1Ag。

（2）C区 由preC基因和C基因组成；preC基因和C基因共同编码Pre-C蛋白，经切割加工后形成HBeAg；C基因编码核心蛋白，即HBcAg。

（3）P区 最长，与其他区有重叠，P基因编码DNA聚合酶，该酶既有DNA聚合酶功能，也有反转录酶和RNA酶H活性。

（4）X区 编码的HBxAg是一种多功能蛋白质，具有广泛的反式激活作用，与肝癌的发生发展有密切关系。

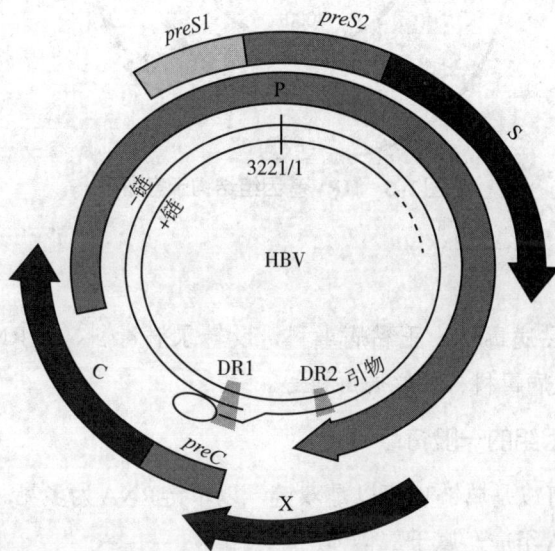

图2-2 HBV基因组结构模式图

2. 人乳头瘤病毒基因组 人乳头瘤病毒（human papillomavirus，HPV）主要引起人类皮肤、黏膜的增生性病变，其中高危型HPV（16型、18型等）与宫颈癌、肛门癌等恶性肿瘤的发生密切相关，低危性HPV（6型、11型等）引起生殖器官尖锐湿疣。HPV基因组是一双链闭环DNA分子（图2-3），长度约7.9kb，只有其中一条DNA链可作为转录模板，分为早期区（early region，ER）、晚期区（late region，LR）和非编码区（NCR）。NCR也称长控制区（long control region，LCR）或上游调节区（upstream regulatory region，URR）。

（1）LR区 长约3kb，包括2个ORF可读框（L1和L2），分别编码病毒主要衣壳蛋白L1和次要衣壳蛋白L2。根据L1基因核苷酸序列的差异，可进行HPV分型，现已发现100余型。与已知HPV型别DNA相比，如果L1基因序列只有2%~10%的差异，则可看作同一型别的不同亚型；如果基因序列差异大于10%，则认为是新的HPV型别。

（2）ER区　长约4kb，含8个ORF，其中*E1*、*E2*、*E4*、*E5*、*E6*和*E7*，编码与病毒复制、转录调控、翻译和细胞转化有关的早期蛋白，而*E3*和*E8*不是所有HPV基因组都存在。*E1*的表达产物参与病毒DNA复制，在病毒复制早期起关键作用。*E6*和*E7*是潜在的致癌基因，分别编码158个氨基酸残基和98个氨基酸残基的病毒原癌蛋白，在持续性HPV感染中高水平表达。*E2*的表达产物负性调节*E6*和*E7*，保持细胞的分化和成熟。*E4*表达产物能溶解细胞骨架蛋白，出现挖空细胞的改变。

（3）LCR区　长约1kb，位于ER区与LR区之间，该区含有DNA复制和转录调节所必需的顺势作用元件，负责转录和复制的调控。

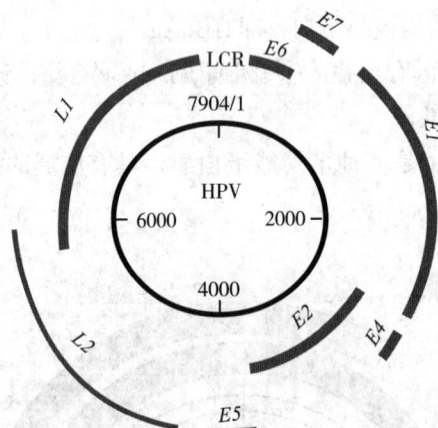
图2-3　HPV基因组结构示意图

三、RNA病毒

RNA病毒包括副黏病毒科、正黏病毒科、反转录病毒科、小RNA病毒科、冠状病毒科、沙粒病毒科、弹状病毒科、纤丝病毒科等。

（一）RNA病毒基因组的一般特点

RNA病毒基因组可以是单链也可以是双链，以单链RNA为多见。反转录病毒基因组由两条相同的单正链RNA组成，属于二倍体。

RNA病毒基因组所携带的遗传信息一般都在同一条链上，故病毒RNA链有正负之分。正链RNA本身具有mRNA的模板功能，能翻译出所编码的蛋白质。而负链RNA必须先合成互补的mRNA，才能翻译出蛋白质。

许多RNA病毒在宿主细胞的细胞质中进行复制，但反转录病毒和正黏病毒除外。宿主细胞没有依赖于RNA的RNA聚合酶，只能靠病毒基因组自身编码。RNA病毒基因组突变率很高，使RNA病毒能很快适应改变的新环境。

（二）典型的RNA病毒

1. 人类免疫缺陷病毒基因组　人类免疫缺陷病毒（human immunodeficiency virus，HIV）是获得性免疫缺陷综合征（AIDS）即艾滋病的病原体，属于反转录病毒。HIV分为两型：HIV-1和HIV-2。HIV主要通过性接触、血液、垂直感染等方式传播，病毒感染后损伤机体免疫系统，最终并发各种致死性的机会感染和恶性肿瘤。AIDS蔓延迅速，全世界有数千万人感染HIV。

HIV基因组为两条相同的单正链RNA，以二聚体的形式存在。HIV-1基因组长度为9181bp，HIV-2基因组长度为10 395bp。基因组中间含有3个结构基因和6个调节基因；结构基因分别是 env、pol、gag；调节基因分别是 tat、rev、nef、vif、vpr、vpu；基因组的两端是长末端重复（LTR），包含增强子、启动子以及其他与转录调控因子结合的序列（图2-4）。

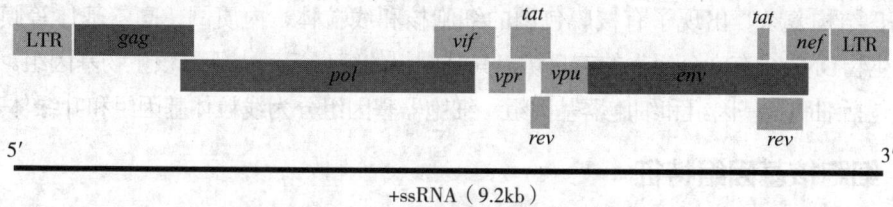

图2-4 HIV基因组结构示意图

3个结构基因编码病毒的酶和结构蛋白。env基因编码包膜糖蛋白前体gp160，随后被裂解为gp120和gp41两种糖蛋白。pol基因编码合成的前体蛋白经切割后形成整合酶（p32）、RNA酶H（p15）、反转录酶（p51）、蛋白酶（p11）。gag基因编码的蛋白经酶切割后形成内膜蛋白（p17）、衣壳蛋白（p24）、核衣壳蛋白（p7）等结构蛋白。6个调节基因的编码产物控制着HIV的基因表达，在致病中起重要作用。Tat蛋白可激活HIV基因的转录，是反式激活转录因子。Vpr蛋白转运病毒DNA至细胞核，抑制细胞生长。Rev蛋白促进病毒mRNA转运至细胞质，为HIV结构蛋白表达所必需。Vif蛋白促进病毒装配与成熟。Vpu蛋白介导 CD_4 降解，促进病毒释放。Nef蛋白通过多种机制促进HIV感染，如增强病毒的复制和感染性，下调感染细胞表面MHCⅠ类分子的表达，抑制感染细胞凋亡。

2. 丙型肝炎病毒基因组 丙型肝炎病毒（hepatits C virus，HCV）是丙型肝炎的病原体，主要经血和血制品、性接触、母婴等传播。50%以上的HCV感染者可以演变为慢性肝炎，部分患者进一步发展为肝硬化或肝癌。HCV基因组为单正链RNA（图2-5），长度约9.5kb，由5′端非编码区（5′UTR）、编码区和3′非编码区组成（3′UTR）。

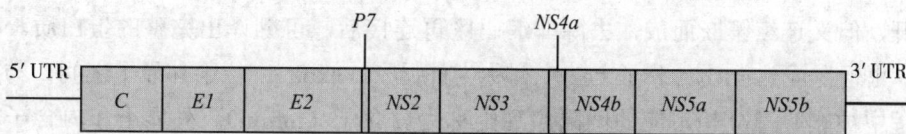

图2-5 HCV基因组结构示意图

编码区仅含一个ORF，编码一条由3010～3033个氨基酸组成的聚蛋白前体，该蛋白前体在宿主信号肽酶和病毒蛋白酶的作用下切割产生病毒的3种结构蛋白和7种非结构蛋白。结构蛋白包括衣壳蛋白（C蛋白）和包膜蛋白E1和E2。C蛋白含有多个CTL表位可诱导细胞免疫应答；编码包膜蛋白E1和E2的基因具有高度变异性，这种变异引起的免疫逃逸是病毒在体内持续存在、感染易于慢性化的主要原因。非结构蛋白包括P7、NS2、NS3、NS4a、NS4b、NS5a和NS5b。NS3蛋白具有丝氨酸蛋白酶（需要NS4a作为辅助因子）和解旋酶活性，NS5b是依赖RNA的RNA聚合酶，这两种非结构蛋白在病毒复制过程中起重要作用。

5′端非编码区由319～341个核苷酸组成，是基因组中最保守的序列，是设计诊断用PCR引物的首选部位，该区还存在一个内部核糖体进入位点，对基因表达起调控作用。3′非编码区包括3个结构域，靠近5′端为基因型特异的多变区，居中部分为多聚U区域，3′尾部为高度保守的发夹样结构，此区对病毒复制同样重要。

扫码"学一学"

第三节　真核生物基因组

真核生物（eukaryote）包括原生动物、真菌、植物、动物和人类。真核细胞比原核细胞进化程度高、结构复杂，出现了有核膜包围的细胞核和线粒体、内质网、高尔基体等膜性细胞器。真核生物DNA含有十分巨大的信息量，其基因组的容量远远大于原核生物基因组。真核生物基因组包括细胞核基因组和细胞器基因组，细胞器基因组分为线粒体基因组和叶绿体基因组。

一、细胞核基因组特征

1. 体细胞基因组为二倍体　真核生物的基因组DNA与蛋白质结合经盘绕压缩后，以染色体的形式储存于细胞核内。除了配子细胞为单倍体外，体细胞一般为二倍体，即有两份同源的基因组。

2. 真核基因组远大于原核基因组　真核生物的基因组比较庞大，低等真核生物的为$10^7 \sim 10^8$ bp，比原核生物大10倍以上，而高等真核生物可达到$5 \times 10^8 \sim 10^{10}$ bp，有些植物和两栖类可达到10^{11} bp。

3. 非编码序列所占比例高　真核基因组的编码序列所占比例远低于非编码序列，非编码序列一般达到90%以上。人类基因组中编码序列仅占1%。

4. 基因组具有许多复制起始点　真核生物细胞一般有多条呈线状的染色体，每条染色体有多个复制起始点。高等真核的复制有数以万计的复制子，复制子长度差别很大，在13~900kb之间。

5. 单顺反子结构　真核生物基本上没有操纵子结构，真核基因由一个结构基因与相关的调控区构成，转录产物为单顺反子（monocistron），即一条mRNA链只编码一条多肽链；原核的一条mRNA可指导几种蛋白质的合成，称为多顺反子mRNA。

6. 断裂基因　绝大部分真核基因是断裂基因（split gene），由若干编码区和非编码区相互间隔开，但又连续镶嵌而成，去除非编码区再连接后，可翻译出完整的蛋白质。在基因序列中，出现在成熟mRNA分子上的序列称为外显子（exon）；位于外显子之间，与mRNA剪接过程中被删除部分相对应的间隔序列则称为内含子（intron）。外显子和内含子相间排列，共同组成断裂基因（图2-6）。组蛋白的编码基因没有内含子。

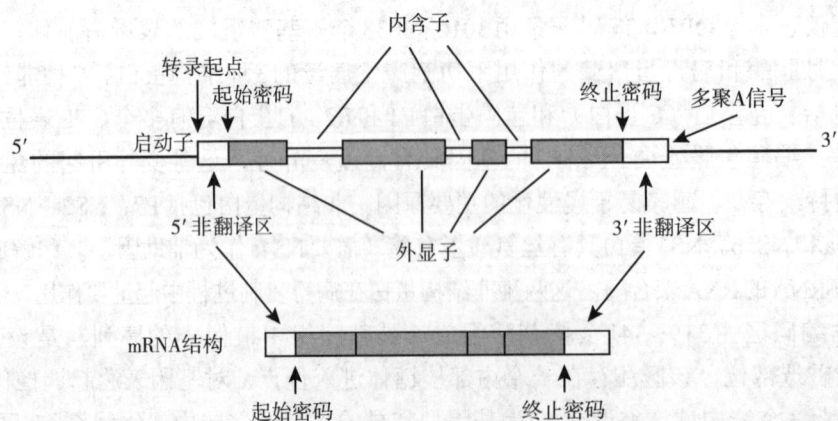

图2-6　真核生物断裂基因

18

考点提示 原核基因是连续的，无内含子；绝大部分真核基因是断裂基因，包括外显子和内含子。

7. 重复序列 真核基因组中存在大量的重复序列，人基因组中的重复序列占50%以上。根据重复的频次不同，可以分为低度重复序列（单拷贝序列）、中度重复序列、高度重复序列。

（1）低度重复序列 在单倍体基因组中只出现一次或少数几次，大多数编码蛋白质的基因属于这一类。

（2）中度重复序列 重复数十至数千次的核苷酸序列，通常占整个单倍体基因组的1%~30%。中度重复序列可以分为短散在核元件（SINEs）和长散在核元件（LINEs）；短散在核元件，又称为短散在重复序列，平均长度为300~500bp，与平均长度约为1000bp的单拷贝序列间隔排列，拷贝数可达到数十万，*Hinf*家族、*KpnI*家族、*Alu*家族等属于这种类型；长散在核元件，也称为长散在重复序列，平均长度为3500~5000bp，与平均长度约为13 000bp的单拷贝序列间隔排列。中度重复序列大多不编码蛋白质。

（3）高度重复序列 重复频次可达10^6次以上的短核苷酸序列，不编码RNA或蛋白质。高度重复序列按结构特点分为卫星DNA（satellite DNA）和反向重复序列（inverted repeat sequence）。卫星DNA包括α卫星DNA（171bp）、小卫星DNA（10~100bp）、微卫星DNA（1~6bp），重复单位成串排列，主要存在于染色体的着丝粒区域。反向重复序列由两个相同顺序的互补拷贝在同一DNA链上反向排列而成；长度约为300bp；反向重复序列在基因组中大多是散在的。

8. 存在大量的多基因家族和假基因 多基因家族（multigene family）是指某一祖先基因经过重复和突变所产生的一组结构上相似、功能相关的基因。多基因家族在染色体上的分布分为两种情况：一种是基因家族成簇地分布在某一条染色体上，如组蛋白基因家族就成簇地分布在第7号染色体长臂3区2带至6带区域内；另一种是一个基因家族的不同成员成簇地分布在不同的染色体上。在多基因家族中，有些成员并不产生有功能的基因产物，是假基因（pseudogene）。假基因是一种畸变基因，即核苷酸序列与有功能的正常基因有很大的同源性，但由于突变、缺失或插入以致不能表达，因而没有功能。

9. 基因多态性 不同种类的真核生物，基因组的结构有显著的差异。同种生物的不同个体之间，基因组DNA序列也不是完全一致，存在差异，这些差异大多发生在没有重要调节功能的区域和不编码蛋白质的区域。基因多态性（gene polymorphism）是指同种生物的不同个体中，某个基因存在两种或两种以上的变异型或基因型的现象。多态性的分析技术包括限制性片段长度多态性（restriction fragment length polymorphism，RFLP）和单核苷酸多态性（single nucleotide polymorphism，SNP）等。

（1）RFLP 用同一种限制性核酸内切酶作用不同个体的同一段DNA时，由于碱基的组成发生变化而导致酶切位点的改变，从而产生不同长度的DNA片段。

（2）SNP 不同个体DNA序列中在基因组内特定核苷酸位置上的差别。整个人类基因组至少有300万个SNP位点。SNP是人类进化、种族差异、个体遗传多样性的遗传标志物，可用于分析不同个体在疾病易感性、药物反应性等方面的差异。

10. 端粒 真核生物染色体是线性分子，在进行DNA复制时，新链5′端的引物被降解后留下一段空隙，染色体DNA可能面临复制一次就缩短一些的问题，事实上染色体虽经多次复制，却不会越来越短。在某些情况下染色体发生断裂，断裂端可能发生融合或被DNA酶降解，但是，正常染色体的末端不会互相融合，也不会被酶降解而出现遗传信息的丢失。一种被称为端粒（telomere）的结构对DNA复制完整性和染色体稳定性有重要作用。端粒是真核生物染色体线性DNA分子末端的结构。在形态学上，染色体末端膨大成粒状，这是因为DNA和它的结合蛋白紧密结合，像两顶帽子那样盖在染色体的两端。端粒结构的共同特点是富含T-G短序列的多次重复。

端粒DNA由端粒酶（telomerase）合成并维持。人类的端粒酶由三部分组成：端粒酶反转录酶（hTRT）、端粒酶协同蛋白1（hTP1）、端粒酶RNA（hTR）。端粒酶通过一种称为爬行模型（inchworm model）的机制催化端粒的延长，保证DNA分子不会在复制过程中逐渐缩短，维持染色体的完整。适度的端粒酶活性对于细胞的正常增殖非常重要。研究发现，胚胎细胞端粒长于成年人细胞，生殖细胞端粒长于体细胞。当缺乏端粒酶活性时，细胞连续分裂将使端粒不断缩短，短到一定程度即引起细胞停止生长、衰老凋亡；而在增殖活跃的肿瘤细胞中端粒酶活性增高。值得注意的是某些肿瘤细胞的端粒比正常同类细胞显著缩短，可见端粒酶活性不一定与端粒的长度成正比。端粒和端粒酶在抗衰老和抗肿瘤研究中有非常重要的意义。

二、细胞器基因组特征

真核生物除细胞核外还有两类细胞器能携带遗传物质，即线粒体和叶绿体，称为细胞器基因组，或染色体外基因组。叶绿体只存在于绿色植物中，而线粒体存在所有的真核生物中，下面介绍线粒体基因组。

线粒体的主要功能是通过电子在呼吸链中传递产生生命活动所必需的能量。一个细胞内线粒体的数量不等，可以是数百至上千个。线粒体基因组是一条环状双链DNA分子，称为线粒体DNA（mitochondrial DNA，mtDNA），mtDNA是裸露的，不与组蛋白结合，存在于线粒体基质内或依附于线粒体内膜。在一个线粒体内往往有一至数个mtDNA分子。各种生物的mtDNA大小不一样，动物的mtDNA较小，植物的mtDNA较大。人类的线粒体基因组含有16 569bp，环状双链可区分为重链和轻链，两条链均有编码功能，共编码37个基因（2个rRNA基因、22个tRNA基因、13个与氧化磷酸化有关的多肽链基因）。

线粒体基因组具有以下独特的遗传特点。

1. mtDNA复制具有半自主性 mtDNA能够独立复制、转录和翻译，但这些过程需要的DNA聚合酶、RNA聚合酶、蛋白因子等均是染色体DNA编码的，因此mtDNA复制受染色体DNA的制约。

2. mtDNA突变率高 mtDNA裸露无组蛋白的保护、线粒体中缺乏有效的DNA损伤修复系统、线粒体中产生的自由基，这些因素导致mtDNA的突变率是染色体DNA的10~20倍。

3. mtDNA的母系遗传 在受精过程中，精子提供的仅是细胞核DNA，受精卵所含有的线粒体几乎都是从卵子的细胞中保留的，因此mtDNA总是由母亲传递给下一代。

4. 异质性和复制分离 若线粒体中mtDNA分子多个拷贝间存在差异，分为野生型mtDNA和突变型mtDNA，即表现为异质性（heterogeneity）；在细胞分裂过程中，野生型和突变型mtDNA分子复制后，不均等地进入子细胞，即发生复制分离（replicative segregation），其结果是mtDNA杂合子向野生纯合子或突变纯合子方向转变。

5. mtDNA分子是多拷贝 体细胞核基因组为二倍体，而mtDNA为多倍体。

6. mtDNA的遗传密码与核基因组不完全一样 如UGA在人类的线粒体中编码色氨酸，而核基因组中是终止密码。

7. mtDNA中存在基因重叠的情况 编码多肽链的基因中没有内含子，成熟mRNA的5′端没有帽子结构，3′端有多聚A尾（约55个）。

第四节 肿瘤相关基因

肿瘤（tumor）是机体的局部组织细胞在基因水平上失去了对增殖的正常调控，导致细胞异常分化和增生形成的新生物，常表现为局部肿块。正常机体内，细胞增殖主要受具有正、负调节信号的两大类基因表达产物的调控。正调节信号促进细胞生长和增殖，阻止细胞的终末分化，支持细胞的存活；负调节信号抑制细胞增殖、促进分化和凋亡。正调节信号以癌基因及其表达产物为代表，负调节信号以抑癌基因及其编码的蛋白为代表。两类信号在细胞内的效应相互拮抗，维持平衡。如果平衡被打破，则有可能引起细胞增殖失控而导致肿瘤的发生。本节主要阐述肿瘤相关基因的基本概念，说明它们在肿瘤发生、发展和转移中的作用。

一、癌基因

癌基因（oncology，onc）是基因组内正常存在的基因，其编码产物通常作为正调控信号，促进细胞的生长和增殖；它们一旦活化（突变或异常表达）将能使人或动物的正常细胞发生癌变。癌基因可以分成病毒癌基因（virus oncology，v-onc）和细胞癌基因（cellular oncology，c-onc）两类。

（一）病毒癌基因

病毒癌基因是一类存在于病毒基因组中，可使敏感宿主产生肿瘤、体外诱导和维持培养细胞恶性转化的基因。目前已发现的病毒癌基因有30多种，主要是RNA病毒，大多数是反转录病毒，如罗氏肉瘤病毒（RSV）；也可以是DNA病毒，如乙肝病毒。研究发现，病毒癌基因与对应的细胞癌基因有序列的同源性和相似的表达产物，并证明病毒癌基因其实来源于宿主细胞。原癌基因在整合重组到病毒基因组的过程中，结构发生了许多变化，如内含子丢失、编码区截短、突变等。正是由于这些变化，病毒癌基因对细胞的恶性转化能力明显强于细胞中的原癌基因。

（二）细胞癌基因

细胞癌基因广泛存在于生物界，从酵母、无脊椎动物到人的正常细胞都普遍存在，是正常基因组不可或缺的成员。在进化过程中，细胞癌基因序列高度保守。细胞癌基因的表达产物在生命活动中是必需的，对细胞的生长增殖分化起着精确的调控作用。在正常细胞内未被激活的细胞癌基因称为原癌基因（proto-oncology，proto-onc）。在受到某些化学、物理或生物因素作用下，细胞癌基因结构发生改变或表达异常，引起细胞失控性生长、最终转为恶性。

目前已知的原癌基因有百种以上，按其结构特点可分为多个基因家族。例如*ras*基因家族，主要包括*N-ras*、*K-ras*、*H-ras*三个成员，分别来自人神经母细胞瘤、Kirsten鼠科肉瘤病毒、Harvey大鼠肉瘤病毒。*ras*基因含有4个外显子，其表达产物是含188或189个氨基酸残基的21kDa的蛋白质，称为P21蛋白。P21是位于细胞膜内的小G蛋白，可以与GTP结

合，有GTP酶活性。

原癌基因表达的产物其功能可以分为以下几类：①生长因子；②生长因子受体及蛋白激酶（如蛋白酪氨酸激酶）；③信号转导蛋白（如非受体型蛋白激酶、GTP结合蛋白）；④核内调节蛋白（如转录因子）；⑤细胞周期调节蛋白（周期蛋白、周期蛋白依赖激酶）；⑥抑制凋亡蛋白等。部分已知与肿瘤发生相关的原癌基因见表2-1。

表2-1 部分原癌基因

原癌基因	编码产物的类别	相关肿瘤
sis	生长因子	骨肉瘤、星状细胞瘤
hst	生长因子	乳腺癌、膀胱癌、胃癌
int-2	生长因子	膀胱癌、乳腺癌、黑色素瘤
fms	生长因子受体	髓性白血病
erb-B1	生长因子受体	胶质瘤、唾液腺癌
erb-B2	生长因子受体	乳腺癌、卵巢癌、肺癌、胃癌
ret	生长因子受体	甲状腺癌、多发性内分泌肿瘤
ras	信号转导蛋白	胰腺癌、肺癌、结肠癌、膀胱癌
abl	信号转导蛋白	慢性髓性白血病、急性淋巴细胞白血病
src	信号转导蛋白	鲁斯肉瘤
fos	转录因子	骨肉瘤
jun	转录因子	肺癌
myb	转录因子	结肠癌、白血病
N-myc	转录因子	神经母细胞瘤、小细胞肺癌
L-myc	转录因子	小细胞肺癌
c-myc	转录因子	Burkitt淋巴瘤、神经母细胞瘤、肺癌、白血病
cyclinD	细胞周期调节蛋白	乳腺癌、胃癌、食管癌
CDK4	细胞周期调节蛋白	胰腺癌、胶质母细胞瘤、黑色素瘤、胃癌
survivin	抑制凋亡蛋白	结肠癌、前列腺癌、肝癌、肺癌、胰腺癌、脑胶质瘤

原癌基因通常处于相对静止状态，不表达或有限制地表达，不会导致癌变。从正常的原癌基因转变为具有使细胞转化功能的癌基因的过程称为原癌基因的激活。细胞癌基因激活的机制有以下几种。

1. 原癌基因突变 原癌基因在化学致癌剂或放射线作用下可能发生碱基的替换、缺失或插入，从而改变表达蛋白的氨基酸组成，导致蛋白质结构和功能的变异。例如H-*ras*的表达产物Ras的第12位氨基酸是甘氨酸，密码子是GGC；而在膀胱癌中，这个密码子变成GTC，编码缬氨酸，导致Ras失去GTP酶活性，Ras始终以GTP结合的活性形式存在，以致细胞内增殖信号通路持续开放。

2. 获得启动子或增强子导致原癌基因表达增强 恶性细胞中某些原癌基因的转录活性明显增强，原因之一是这些基因获得了强的启动子或增强子。例如反转录病毒的前病毒

DNA正好插入细胞原癌基因的附近或内部，由于前病毒DNA的长末端重复序列（LTR）含有较强的启动子、增强子元件，从而导致原癌基因过量表达。例如鸡的白血病增生病毒的LTR序列插入宿主正常细胞的原癌基因c-myc附近，为c-myc提供了强启动子，因而产生大量的c-Myc蛋白，过量的c-Myc蛋白导致淋巴瘤。

3. 基因扩增导致原癌基因过量表达　原癌基因通过某些机制使基因拷贝数升高几十甚至上千倍，称为基因扩增。多拷贝必然编码过量相应癌蛋白，使细胞功能紊乱。例如神经母细胞瘤中可找到N-myc扩增，小细胞肺癌中有c-myc扩增。

4. 染色体易位导致原癌基因表达增强或产生新的融合基因　原癌基因有时会从染色体的正常位置转移到另一个染色体的某个位置，使其调节环境发生改变，例如转移到某些强的启动子或增强子附近，导致转录水平大大提高。研究表明，人Burkitt淋巴瘤细胞中存在染色体易位，原本处于8号染色体q24的c-myc基因转移到14号染色体q32的免疫球蛋白重链基因的增强子附近。c-Myc蛋白的合成本来被严密抑制，当c-myc基因易位到增强子附近后则过量表达。另外，染色体易位也可能导致产生新的融合基因。

5. 原癌基因甲基化程度降低　DNA分子中甲基化对阻抑基因的转录具有重要作用，一般认为DNA甲基化与基因表达成反比关系。研究发现，在结肠癌和小细胞肺癌的细胞中，ras基因的DNA甲基化水平比临近的正常细胞明显偏低。

二、抑癌基因

抑癌基因（anti-oncology）也称肿瘤抑制基因，是一类抑制细胞过度生长、增殖从而遏制肿瘤形成的基因。与原癌基因的活化诱发癌变的作用相反，抑癌基因的失活可能导致肿瘤的发生。抑癌基因通过抑制细胞增殖、调控细胞周期检查点、促进凋亡、参与DNA损伤修复等方式对细胞增殖起负性调控作用。目前已被克隆的抑癌基因及其编码产物的功能见表2-2。

表2-2　常见的抑癌基因

名称	染色体定位	编码产物及功能	相关肿瘤
Rb	13q14.2	转录因子P105 Rb，细胞周期负调节	视网膜母细胞瘤、骨肉瘤
p53	17p13.1	转录因子P53，细胞周期负调节和 DNA损伤后诱发凋亡	多种肿瘤
WT1	11p13	转录因子	横纹肌肉瘤、肾母细胞瘤
NF1	7q12.2	GTP酶激活剂，催化Ras失活	神经纤维瘤、胶质瘤
NF2	22q12.2	连接膜与细胞骨架的蛋白质	神经鞘膜瘤、脑膜瘤
p21	6p21	抑制CDK1、2、4和6	前列腺癌
p16	9p21	P16蛋白，细胞周期负调节	黑色素瘤、食道癌、肺癌
BRCA	17q21	核内磷酸化蛋白	乳腺癌、卵巢癌
DCC	18q21	细胞黏附分子	结肠癌、直肠癌
APC	5q22.2	G蛋白，参与信号转导	结肠癌
VHL	3p25.3	转录调节蛋白	肾癌、宫颈癌
PTEN	10q23.3	抑制PI3K-AKT通路	膀胱癌、胶质瘤、子宫内膜癌

（一）抑癌基因的作用机制

1. Rb基因　第一个发现的肿瘤抑制基因，最早发现于儿童的视网膜母细胞瘤。Rb基因位于人染色体13q14，全部序列长约200kb，含有27个外显子，转录产物为4.7kb的mRNA，编码由928个氨基酸组成的105kDa的Rb蛋白。Rb蛋白有磷酸化和去磷酸化（或低磷酸化）两种形式，去磷酸化形式为活化型，能促进细胞分化，抑制细胞增殖。Rb蛋白的磷酸化程度受细胞周期蛋白（cyclin）和细胞周期蛋白依赖性激酶（CDK）的调控。

细胞周期分为G_1、S、G_2、M期，细胞周期的进程在检查点（checkpoint）的严格监控下进行，只有通过该检查点后，细胞周期才能进入下一步运转。低磷酸化的Rb蛋白使得细胞不能通过G_1/S期检查点。低磷酸化Rb能与转录因子E2F-1结合，使得E2F-1失去转录激活功能，导致DNAα-聚合酶、胸苷激酶、二氢叶酸还原酶等不能合成，因此阻止了细胞从G_1期进入S期。

当细胞增殖信号通过依赖于cyclin D1的激酶CDK4的活化导致Rb磷酸化后，高磷酸化Rb不能与转录因子E2F-1结合，E2F-1与一种DP1蛋白形成二聚体，使一系列相关基因得以开放，促进细胞通过G_1-S关卡。当Rb基因发生缺失或突变时，Rb蛋白就会丧失结合抑制E2F-1的能力，于是细胞增殖活跃，导致肿瘤发生。

2. p53基因　在人类肿瘤中发生突变最广泛的抑癌基因，约50%以上的肿瘤与p53基因突变有关。人类p53基因定位于染色体17p13.1，全长16~20kb，含有11个外显子，转录2.8kb的mRNA，编码由393个氨基酸组成的53kDa的P53蛋白，此蛋白具有转录因子活性，在体内以四聚体形式存在。P53蛋白含有多个结构域，如DNA结合结构域、转录激活结构域、寡聚结构域、富含脯氨酸区、核定位序列等。多数p53基因突变都发生在编码其DNA结合结构域的序列中。

野生型P53蛋白在维持细胞正常生长、抑制恶性增殖中起着重要作用，被誉为"基因组卫士"。当DNA受到损伤时，细胞中的P53蛋白含量迅速升高，P53蛋白中的一些丝氨酸残基被磷酸化，使P53蛋白活化，活化的P53蛋白从细胞质移位至细胞核内，调控大量靶基因的转录而发挥功能。P53蛋白可以激活p21基因的转录，P21蛋白水平增加，当P21与cyclin E/CDK2结合时抑制其活性，使细胞不能通过G_1/S期检查点，有利于受损伤的DNA有足够的时间修复。P53也可促进GADD45基因的表达，其表达产物是DNA修复蛋白。当DNA损伤比较严重不能修复时，P53蛋白就会激活bax基因等的转录，启动细胞程序性死亡过程，阻止有癌变倾向突变细胞的生成。当p53突变后，由于P53蛋白空间构象改变影响到转录激化功能及P53蛋白的磷酸化过程，DNA损伤不能得到有效修复并不断累积，于是导致肿瘤发生。

3. p16基因　位于人染色体9p21，全长8.5kb，含有3个外显子，编码细胞周期蛋白依赖性激酶抑制因子2（CDKI2）。CDKI2的分子量是15.8kDa，故称为P16蛋白。cyclin D1与CDK4结合后可刺激细胞生长分裂。P16蛋白是cyclin D1的竞争者，当P16蛋白与CDK4结合能特异性抑制CDK4的活性，从而阻止细胞增殖。当p16基因异常不能正常表达时，细胞生长失去控制，导致形成肿瘤。

4. PTEN基因　位于人染色体10q23.3，含有9个外显子，转录产物为5.15kb的mRNA，编码由403个氨基酸组成的56kDa的PTEN蛋白。PTEN含3个结构功能域：由N-端1~185位氨基酸残基组成的N-端磷酸酶结构域；由186~351位氨基酸残基组成的C2区；由羧基端的50个氨基酸残基组成的C-端区。N-端磷酸酶结构域是发挥抑制肿瘤活性的主要功能区。

PTEN具有磷酸酶活性，能催化磷脂酰肌醇-3，4，5-三磷酸（PIP_3）水解成磷脂酰肌醇-4，5-二磷酸（PIP_2）。PIP_3是胰岛素、表皮生长因子等细胞生长因子的信号转导分子，故当PIP_3被水解为PIP_2后，PI3k/AKT信号通路被抑制，从而阻止细胞的增殖。

（二）抑癌基因的失活

抑癌基因的失活与原癌基因的激活一样，都可能导致肿瘤发生。一般来说抑癌基因的两个等位基因都失活才会使其抑癌功能完全丧失，呈隐性的特点；而原癌基因的两个等位基因只要激活一个就能发挥促癌的作用，呈显性的特点。但是也有一些抑癌基因只失活其等位基因的一个拷贝就会引起肿瘤。抑癌基因的失活可由突变、等位基因丢失、甲基化引起。

1. 突变 抑癌基因发生突变后，所编码的蛋白质功能丧失或降低，导致癌变。突变是许多抑癌基因较常见的失活方式，如*p53*基因的突变存在于50%~60%的人类各系统肿瘤中。

2. 等位基因丢失 分为杂合性丢失和纯合性丢失。

（1）纯合性丢失 两个等位基因均发生丢失，如视网膜母细胞瘤中*Rb*基因发生两次突变致使两个等位基因均丢失。

（2）杂合性丢失 杂合状态的基因位点上一个等位基因的丢失，这种现象更为普遍。等位基因丢失后，抑癌基因的抑制作用就会降低或消失。

3. 高甲基化 真核生物基因启动子区域CpG岛的甲基化修饰对于调节基因转录活性很重要。正常细胞中，抑癌基因启动子区域CpG岛处于低甲基化水平或未甲基化状态，使抑癌基因处于正常的开放状态，不断表达从而抑制肿瘤的发生。当该区域CpG岛呈高甲基化时，相应的抑癌基因不表达或低表达。

三、肿瘤转移相关基因

侵袭和转移是肿瘤患者死亡的主要原因，是一个涉及肿瘤与机体之间错综复杂相互作用的多步骤过程，受许多相关基因调控，是多种肿瘤转移基因（tumor metastasis gene，TMG）和肿瘤转移抑制基因（tumor metastasis suppressor gene，TMSG）综合作用的结果。

在细胞基因组中，具有促进肿瘤细胞浸润或转移潜能的一类基因称为肿瘤转移基因，也称为肿瘤转移促进基因。1989年，Ebralidze等人首先在鼠乳腺肉瘤细胞株中分离到一种与肿瘤转移密切相关的*mts1*基因。人的*mts1*基因定位于1q21，编码产物与鼠的十分相似。临床研究发现，*mts1*基因在肿瘤转移细胞中高表达，38.2%胃癌和38.9%大肠癌中有*mts1*的过度表达，在肝癌转移中其表达也明显增高，并且与肿瘤浸润深度、淋巴转移和血管侵犯等恶性表型显著相关。肿瘤转移基因*TIAM1*、*S100A4*和*CD44*的表达产物都可促进肿瘤的扩散。此外，部分癌基因与肿瘤转移有关，如编码丝氨酸、苏氨酸激酶的*ras*、*mos*，编码酪氨酸激酶的*fms*、*fes*、*src*，编码生长因子的*sis*。将这些癌基因转移给适宜的受体细胞，可引起浸润或转移表型。

能抑制肿瘤细胞的转移而对原发肿瘤生长无影响的一类基因称为肿瘤转移抑制基因。如*nm23*、*WDNM*基因产物可抑制肿瘤转移。此类基因在非转移肿瘤中呈高表达，而在转移肿瘤中低表达。人类基因组存在两个*nm23*基因，即*nm23-H1*和*nm23-H2*，都编码由152个氨基酸残基组成的二磷酸核苷激酶A（NAPK-A）。NAPK能催化NTP的γ-磷酸基团转移到NDP上，使靶蛋白失活。*nm23*在乳腺癌、骨肉瘤、肠癌等具有转移潜能的肿瘤细胞中呈低表达。

四、肿瘤血管生成相关基因

新生毛细血管和微循环网的形成对原发肿瘤细胞本身的生长和增殖是必不可少的，同时也是肿瘤侵袭转移的必要条件。促血管生成因子主要是一些生长因子，血管内皮生长因子（VEGF）在血管生成中发挥关键作用。其他生成因子还包括促血管生成素（angiopoietin）、血小板源生长因子（PDGF）、转化生长因子（TGF）、碱性成纤维细胞生长因子（bFGF）等。此外，癌基因（如 *erb-B2*、*src*、*ras*、*raf* 等）的活化或抑癌基因（*p53*、*VHL*、*p16* 等）的失活也可促进新血管生成。肿瘤还能分泌多种血管生成抑制因子，如内皮抑素、血管抑素、血小板因子-4等。

五、肿瘤的发生

（一）肿瘤的发生发展涉及多个相关基因的改变

基因水平上，或通过外界致癌因素，或由于细胞内环境的恶化，突变基因数目增多，基因组变异逐步扩大；在细胞水平上，失控细胞的生长特性逐步得到强化，经过永生化、分化逆转、转化等多个阶段；组织水平上是相关组织从增生、异型变、良性肿瘤、原位癌发展到浸润癌和转移癌。

肿瘤的发生发展是多个原癌基因和抑癌基因突变累积的结果，经过启动、促进和癌变几个阶段逐步演化而成。

1. 启动阶段 细胞中未被修复的DNA损伤，引起原癌基因的活化、抑癌基因的失活，这是核心的肿瘤起始事件，这些改变使启动细胞具备了癌变倾向。

2. 促进阶段 启动细胞在促进剂的作用下更快地生长和分裂，形成细胞群体，伴随着细胞分裂突变的基因数目增多，这一细胞群体处于进一步遗传学改变和癌变风险之中。

3. 癌变阶段 由癌前细胞转变为表达恶性表型的细胞，这些细胞生长增殖不受调控、能避免衰老和凋亡、具有侵袭和转移的能力、具有自主的血管生成能力。

（二）细胞周期和细胞凋亡的分子调控是肿瘤进展的关键

原癌基因和抑癌基因是调控细胞周期进程的重要基因。肿瘤细胞的最基本特征是细胞的失控性增殖，而失控性增殖的根本原因就是细胞周期的调控机制的破坏。正常情况下，当出现DNA损伤后，细胞周期的调控机制会觉察到这种DNA损伤，接着使细胞生长停滞，修复损伤的DNA。若DNA损伤得到完全修复，细胞生长继续，细胞周期进入下一个时相；如果DNA损伤修复失败，细胞凋亡机制将被启动，损伤细胞进入凋亡，避免了DNA损伤带到子代细胞，从而避免肿瘤发生的潜在可能。当细胞周期的调控机制破坏后，DNA损伤未被修复，突变基因增多，包括原癌基因和抑癌基因的突变，导致肿瘤的发生，特别是一些原癌基因和抑癌基因本来是细胞周期调控机制的组成部分，使得调控机制进一步恶化。

细胞凋亡是机体在生长发育过程中或受到有害刺激时清除多余、衰老或异常细胞，以保持机体内环境的稳定和维持正常生理活动的一种具有明显形态学特征的细胞主动死亡形式。有些抑癌基因的过量表达可诱导细胞发生凋亡，而与细胞生存有关的原癌基因的激活则可抑制凋亡。细胞凋亡异常与肿瘤的发生发展密切相关。

六、肿瘤相关基因的检测

在恶性肿瘤的发生演化进程中，常常累积了一系列的基因突变，涉及原癌基因、抑癌基因、细胞周期调节基因、细胞凋亡相关基因、维持细胞基因组稳定性基因、肿瘤转移相关基因、肿瘤血管生成相关基因等。这些基因都可以被选为肿瘤诊断的生物标志物。通过检测肿瘤相关基因的存在、基因结构改变、基因表达异常及功能异常，为肿瘤的预测、诊断、治疗、预后及转归提供分子水平的诊断信息。采用的检测技术和方法包括 PCR、DNA 测序、分子杂交、分子显像、基因芯片、免疫组化等。

（一）肿瘤相关基因结构的检测

1. 癌基因的检测

（1）*ras* 癌基因　人类肿瘤中最易被激活的癌基因，最常见的突变点是 12、13 和 61 位密码子的突变，以第 12 位密码子突变最为常见。*ras* 突变存在于 30% 的人类肿瘤中，其中 *K-ras* 的点突变率约为 85%，*N-ras* 的点突变率约为 15%。胰腺癌、结肠癌、肺癌以 *K-ras* 突变为主，急性淋巴细胞白血病等血液系统肿瘤以 *N-ras* 突变为主。

（2）*myc* 基因　产物主要是能与 DNA 直接结合的核内蛋白。*myc* 基因的突变已在许多恶性肿瘤中发现。几乎所有的 Burkitt 淋巴瘤和部分 T 淋巴细胞白血病可见 *c-myc* 基因易位。10%~20% 大肠癌有 *c-myc* 基因扩增，20% 神经母细胞瘤有 *N-myc* 基因扩增。

2. 抑癌基因的检测　
p53 基因是突变频率最高的抑癌基因，其中密码子第 175、248、249、273 及 282 位点易发生突变。50% 的卵巢癌、61% 的膀胱癌、40% 的乳腺癌患者中有 *p53* 基因突变。*p53* 基因突变以点突变为主，另有少量缺失和插入突变。

（二）基因表达水平的检测

从分子生物学的角度讲，人类疾病发生的一个重要原因是基因表达水平的改变。原癌基因过量表达或抑癌基因不表达都可能导致肿瘤发生。例如在乳腺癌中，若 *erb-B2* 基因表达的蛋白增加，则患者预后较差，极易复发。在家族性腺瘤息肉所致的结肠癌中，*APC* 基因的转录受到抑制，导致 APC 蛋白不表达。蛋白质可以应用特异的抗体采用免疫学方法测定。例如应用免疫组织化学方法在保持组织结构的条件下，原位检测组织中蛋白质产物。应用蛋白质芯片、ELISA、化学发光法、Western 免疫印迹等方法检测肿瘤组织细胞或血清中的蛋白质。

第五节　人类基因组与人类基因组计划

扫码"学一学"

一、人类基因组

人类基因组（human genome）是人体所有遗传信息的总和，包括细胞核内的核基因组和细胞质内的线粒体基因组。核基因组由约 3.0×10^9 bp 组成，线粒体基因组由 16 569bp 组成。核基因组包含在 22 条常染色体和 X、Y 性染色体内。如果不特别注明，人类基因组通常指核基因组。

人类基因组中含有大量重复序列，占比达到 50% 以上。基因组中编码序列很少，编码序列仅占全基因组的 1%，编码约 2 万个基因，存在 1.5 万个基因家族。大约 60% 的基因转录后具有可变剪接，80% 的可变剪接会使蛋白质的序列发生变化。人体的染色体大小在 47~250Mb 之间。最小的 21 号染色体，约 46.71Mb，含有 756 个基因。最长的 1 号染色体约 248.96Mb，含有 5078 个基因。值得注意的是人的基因在染色体上并不是均匀分布。

二、人类基因组计划

人类基因组计划（human genome project，HGP）最初由诺贝尔奖获得者、美国科学家 Dulbecco 在 1985 年率先提出，旨在确定人类基因组的全部核苷酸序列，发现所有人类基因并定位其在染色体上的位置，破译人类全部遗传信息。1990 年 10 月美国正式启动人类基因组计划，全球有多个国家参与了这个重大科学项目。HGP 被誉为可与"曼哈顿原子弹计划""阿波罗登月计划"相媲美的伟大系统工程。2000 年 6 月完成了人类基因组草图，2003 年 4 月最终完成了人类基因组的精细图谱。

HGP 的基本研究任务是完成四张图的绘制工作，即遗传图、物理图、转录图和序列图。

1. 遗传图（genetic map） 又称连锁图（linkage map），遗传作图就是确定连锁的遗传标志位点在一条染色体上的排列顺序以及它们之间的相对遗传距离。遗传距离用以厘摩尔根（centi-Morgan，cM）表示，当两个遗传标志之间的重组值是 1% 时，图距即为 1cM（约为 10^6bp）。随着对 HGP 研究和认识的深入，遗传标志经历了由粗到细的转变过程，第一代标志是 RFLP，第二代标志 VNTR、STR，第三代标志 SNP。

2. 物理图（physical map） 以序列标签位点（sequence tagged site，STS）为"位标"，以 bp、kb、Mb 作为图距的基因组图。STS 是已知核苷酸序列的 DNA 片段，在染色体上定位也明确，通常是单拷贝。在 STS 基础上构建覆盖每条染色体的大片段 DNA 的重叠连续克隆系，以知晓特异大片段 DNA 在染色体上的位置。

3. 转录图（transcription map） 以表达序列标签（expression sequence tag，EST）为"位标"的基因组图，又称表达图（expression map）或 cDNA 图。不同种类细胞或同一细胞的不同发育阶段，基因表达谱是不一样的。将 mRNA 反转录可以合成 cDNA，EST 是部分 cDNA 片段，即 cDNA 的 5′ 端或 3′ 端序列，一般长 300~500bp。以 cDNA 或 EST 为探针进行分子杂交，可以鉴别出与转录有关的基因。转录图和 EST 为估计人类基因的数目提供可靠的依据，提供不同组织、不同发育阶段的基因表达的数目、种类、结构等信息。

4. 序列图（sequence map） 人类基因组的全部核苷酸的排列顺序图。序列图是物理图的延伸，是最详尽的物理图。遗传图和物理图都是为绘制序列图所制的。

三、功能基因组计划

HGP 完成之后，基因组的研究重点转向了基因组的功能，目的是识别人类基因组中所有功能元件并阐明其功能，以便人类更精确地理解生命奥秘和疾病发生发展机制。2003 年 9 月，"DNA 元件百科全书"（the encyclopedia of DNA elements，ENCODE）计划正式启动，其目标在于鉴定人类基因组中所有的功能片段。生物信息技术、芯片技术、质谱、色谱、核磁共振等工具有力地推动了功能基因组的深入研究。

1. 功能基因组学（functional genomics） 在全基因组序列测定的基础上，分析和鉴定基因组中所有基因的功能，即从整体水平来研究基因及其产物在不同时间、空间、条件下的结构与功能关系及表达调控机制。包括对 RNA 编码基因、蛋白质编码基因、转录调控元件、其他功能性序列的功能进行注释。在研究中主要采用信息技术扫描鉴定 DNA 序列中的基因，使用 BLAST 等程序进行序列比对搜索同源基因，利用基因敲除、基因过表达、基因沉默等实验确定基因功能，通过转录物组和蛋白质组阐述基因表达及调控模式。

2. 转录物组学（transcriptomics） 转录物组（transcriptome）是指一个细胞所能转录

出来的全部RNA，包括mRNA、tRNA、rRNA和snRNA、snoRNA、scRNA、siRNA等其他非编码RNA。转录物组学是在整体水平上研究基因转录产生的全部转录物的种类、结构与功能及其相互作用的科学。基因是否转录、转录水平高低受到各种因素的影响，因此不同类型的细胞、不同的时间段、不同的生理病理状态，具有不同的转录物组表型，即不同的基因表达谱。通过对转录物组测序、比对基因表达谱的差异，可以推断基因的功能、基因的相互作用，揭示基因与疾病的关系。目前用于转录物组研究的技术包括微阵列（microarray）、大规模平行信号测序系统（MPSS）和基因表达系列分析（SAGE）等。

3. 蛋白质组学（proteomics）　蛋白质组（proteome）指机体、组织或细胞在特定时间和空间上表达的所有蛋白质。蛋白质是基因功能的实施者，虽然根据基因转录翻译而成，但还存在翻译后加工修饰、转移定位、构象变化、蛋白质与蛋白质及蛋白质与其他生物分子相互作用等自身特点，这些信息都难以从DNA或mRNA水平获得。蛋白质在执行生理功能时，其表达水平、修饰状态等往往是动态变化的，需要多个蛋白质的同时或级联参与，而且受多种因素的影响。基于此，蛋白质组学以蛋白质组为研究对象，分析细胞内动态变化的蛋白质组成、表达水平与修饰状态，了解蛋白质之间的相互作用和联系，并在整体水平上阐明蛋白质调控的活动规律。蛋白质组的研究为生命活动规律提供物质基础，也为众多疾病机制的阐明及治疗提供理论根据和解决途径。研究采用的主要技术有二维凝胶电泳、色谱、X射线晶体学、磁共振、质谱分析等。

4. 比较基因组学（comparative genomics）　以跨物种、跨群体的基因组数据为对象，在整个基因组层次上进行核苷酸序列比较，并且对基因组的大小、基因数量的多少、基因的位置及排列顺序、特定基因的存在或缺失进行比较，为研究生物进化、基因功能的演变、基因的调控、预测新基因的功能提供依据。

5. 疾病基因组学（morbid genomics）　恶性肿瘤、自身免疫病、心血管疾病、神经系统退行性疾病及代谢性疾病均涉及基因的先天性缺陷与后天的基因突变。疾病基因组学主要任务是发现、鉴定疾病基因或疾病相关基因，分析疾病易感性的遗传学基础，阐明疾病发生的分子基础。定位克隆技术的发展极大地推动了对疾病基因的确定。通过比较患者和健康人群之间的SNP，鉴定与疾病有关的SNP，可以阐明疾病易感人群的遗传学背景，为疾病的诊断和治疗提供新的理论基础。

6. 药物基因组学（pharmacogenomics）　药物代谢酶、药物转运蛋白、药物作用靶蛋白等基因的多态性，使药物疗效、毒副作用存在个体差异。药物基因组学以提高药物效应及安全性为目标，研究各种基因亚型与药效及安全性的关系。通过研究个体的遗传组成，预测药物反应性，指导个体合理用药，减少药物治疗的风险和费用。药物基因组学为药物开发开辟了一个全新领域，将使药物开发进入以基因为基础的药物发现和开发的新阶段，改变传统的"一个药物适用所有人"的药物开发模式和观点，根据基因多态性为某个群体，甚至个体设计药物，具有广泛的应用前景。

本 章 小 结

基因是能够编码蛋白质或RNA等具有特定功能产物的、负载遗传信息的基本单位，除RNA病毒外，通常是一段DNA序列。基因组是指一个生物体内所有遗传信息的总和。阐明整个基因组的结构、结构与功能关系以及基因之间相互作用的科学称为基因组学。

原核生物基因组是由一条环状双链DNA组成，与支架蛋白和RNA一起构成为类核。基因多以操纵子的形式存在，编码蛋白质的基因是连续的，没有内含子。基因组中含有转座因子。质粒是细菌细胞染色体以外，能独立进行复制的共价闭合环状DNA分子。

病毒基因组除反转录病毒外都是单倍体。一种病毒只含有一种核酸成分，或DNA，或RNA。核酸可以是单链、双链、环状、线性。基因组很小，有基因重叠情况，编码序列大于90%。

真核生物基因组比较庞大，基因组DNA与蛋白质结合以染色体的形式储存于细胞核内。基因组的非编码序列达到90%以上，存在大量的重复序列。基本上没有操纵子结构，转录产物为单顺反子。绝大部分真核基因是断裂基因。

癌基因是基因组内正常存在的基因，其编码产物通常作为正调控信号，促进细胞的生长和增殖；它们一旦突变或异常表达，将能使人或动物的正常细胞发生癌变。抑癌基因是一类抑制细胞过度生长、增殖从而遏制肿瘤形成的基因。抑癌基因的失活可能导致肿瘤的发生。

扫码"练一练"

习　题

一、选择题

1. 基因可以是

A. RNA　　　　　B. 蛋白质　　　　　C. DNA　　　　　D. 多糖

E. DNA和RNA

2. 关于癌基因论述正确的是

A. 细胞癌基因来源于病毒癌基因

B. 细胞癌基因是细胞的正常基因

C. 有癌基因的细胞一定会发生癌变

D. 癌基因只存在于病毒中

E. 甲基化程度增高导致原癌基因被激活

3. 最早发现的抑癌基因是

A. *Rb*　　　　　B. *p53*　　　　　C. *DCC*　　　　　D. *APC*　　　　　E. *VHL*

4. 原核生物的基因组主要存在于

A. 类核　　　　　　　　　B. 核糖体　　　　　　　　　C. 线粒体

D. 质粒　　　　　　　　　E. 转座因子

5. 关于质粒描述正确的是

A. 为细菌生命活动所必需　　　B. 为双股未闭合的DNA　　　C. 能进行自我复制

D. 各种质粒具有相容性　　　E. R质粒决定细菌的性别

6. 关于基因组，说法错误的是

A. 基因组包括编码序列和非编码序列

B. 各种生物都具有自己独特的基因组

C. 原核生物和真核生物的基因组都是DNA

D. 基因组是一套完整的单倍体的遗传物质的总和

E. 基因组是一个细胞内全部DNA的总和

7. 有关原核基因组的说法正确的是

A. 结构基因中存在大量内含子

B. 原核生物的基因多以操纵子的形式存在

C. 基因组中的重复序列很多

D. 基因组通常有多个DNA复制起始点

E. 基因组较小，存在大量基因重叠情况

8. 有关真核基因组的说法错误的是

A. 基因组DNA以染色体的形式储存在细胞核内

B. 结构基因大多为断裂基因

C. 真核基因的转录产物为单顺反子

D. 基因组的编码序列所占比例远低于非编码序列

E. 真核生物基因组不包括线粒体基因组

9. 关于病毒的基因组，说法正确的是

A. 病毒基因组的大小介于原核基因组和真核基因组之间

B. 病毒基因组的重复序列多

C. 病毒基因组主要是单倍体

D. 病毒基因组都是双链的DNA或RNA

E. 病毒基因组的基因都是癌基因

10. 关于人类基因组和HGP叙述错误的是

A. 人类基因组是人体所有遗传信息的总和

B. 基因组由约 3.0×10^9 bp组成

C. 人的基因在染色体上不是均匀分布

D. HGP的完成标志着破译了人体所有的生命奥秘

E. HGP的基本任务是绘制遗传图、物理图、转录图和序列图

二、简答题

1. 何谓癌基因？原癌基因激活的方式有哪些？

2. 真核基因组的特点是什么？

（陆伟宏）

第三章

生物大分子的分离与纯化

学习目标

1. **掌握** 基因组DNA的分离纯化；全血基因组的分离纯化以及RNA的分离纯化和蛋白质分离纯化的基本原理。
2. **熟悉** 核酸、蛋白质分离纯化的技术路线；核酸、蛋白质的鉴定与保存。
3. **了解** 质粒的分离与纯化。
4. 具备利用相关提取方法从各种标本中分离纯化核酸与蛋白质的能力。

生物大分子是指生物体内存在的蛋白质（包括酶）、核酸（DNA、RNA）、多糖等大分子，是构成生命的基础物质。每个生物大分子内有几千到几十万个原子，分子量从几万到几百万以上。随着分子生物学检验技术在临床疾病的诊断和监测中日益发挥着重要的作用，其赖以完成的前提——生物大分子的分离与纯化技术也得到了快速发展，在经典提取方法的基础上也衍生出很多新的方法和技术，尤其是商品化提取试剂盒的面世，加速了临床分子生物学检验方法向规范化和标准化发展。本章主要学习核酸与蛋白质的分离与纯化。

扫码"学一学"

第一节 核酸的分离与纯化

细胞内的核酸包括脱氧核糖核酸（DNA）与核糖核酸（RNA）两类，均与蛋白质结合成核蛋白。其中真核生物的DNA又有染色体DNA与细胞器DNA之分。染色体DNA约占95%，位于细胞核内，为双链线性分子；细胞器DNA约占5%，位于线粒体或叶绿体等细胞器内，为双链环状分子。除此之外，在原核生物中还有双链环状的质粒DNA，在非细胞型的病毒颗粒内，DNA的存在形式多种多样，有双链环状、单链环状、双链线状和单链线状之分。DNA分子的总长度在不同生物间差异很大，一般随生物的进化程度而增长，如人的DNA大约由 3.0×10^9 bp组成。RNA分子比DNA分子要小得多，种类、功能和结构都较DNA多样化，其中以rRNA的数量最多，占80%~85%，tRNA及核内小分子RNA占15%~20%，mRNA占1%~5%。DNA与RNA性质上的差异决定了两者的分离与纯化的条件是不一样的。

一、材料与方法的选择

1. 选择原则 核酸分离与纯化的方法很多，应根据具体生物材料的性质与起始量、待分离核酸的性质与用途而采取不同的方案。无论采取何种方法，都应遵循总的原则：①保

证核酸一级结构的完整性，因为完整的一级结构是核酸结构和功能研究的最基本的要求，遗传信息全部储存于一级结构之中；②尽量排除其他分子的污染，保证核酸样品的纯度。

2. 材料（标本）　核酸主要存在于各种动植物细胞核和微生物中，临床常见的标本有血液、尿液、痰液、组织及培养细胞等。不同标本的处理和保存也各不相同，各类标本的采集都应遵循标准操作程序进行，正确的采集与保存可以保证后续结果测定的可靠性，同时标本采集需注意临床标本采集时间要合适，正确使用抗凝剂，保证结果准确。标本采集后及时送检，若不能，则应保持样本处于低温环境，用于DNA检测的样本，可在2~8℃保存一周，用于RNA检测的标本，短期保存于-20℃，长期保存则需要在-70℃以下或液氮中。

血液标本包括全血标本、血清标本和外周血单个核细胞，其中全血（静脉血）是医学检验使用最广泛的标本，用于核酸检测的全血标本采集，可用EDTA、枸橼酸盐作为抗凝剂，不能使用肝素，因为肝素对 Taq DNA聚合酶有强抑制作用。血清标本则适用于某些感染性疾病病原体检测，比如HBV的DNA检测等。

痰液标本主要用于结核杆菌、肺炎支原体等DNA检测，因其属于分泌物，含有较多的黏蛋白和杂质，故提取之前要做一些处理。若用于结核杆菌检测，使用1mol/L NaOH或变性剂液化；若用于肺炎支原体DNA检测，痰液则悬浮于生理盐水中，充分振荡混匀，待大量黏性物质沉淀后，取上清液离心，下层沉淀物则用来提取核酸。

组织标本有新鲜标本与切片标本之分，新鲜组织提取时，将其放入液氮中碾磨捣碎或者使用组织匀浆机匀浆，再进行后续步骤；如果是切片组织，则需要先用二甲苯脱蜡，再在浓度逐级降低的乙醇溶液中复水。

细胞标本，对于贴壁细胞，先用胰蛋白酶消化，离心收集细胞，再用PBS重悬，离心收集，继续后续操作；如果是悬浮细胞则直接离心收集，PBS重悬后使用。

3. 方法和试剂　为了保证核酸的完整性，在操作过程中，首先应尽量避免各种有害因素对核酸的破坏。影响核酸完整性的因素很多，包括物理、化学与生物学的因素，其中有些是可以避免的，有些是不可以避免的。可以避免的，如：过酸或过碱对核酸链中的磷酸二酯键有破坏作用，在核酸的提取过程中，应采用适宜的缓冲液，始终控制pH在4~10，就可以很好地避免其危害；另外如高温加热，除高温本身对核酸分子中的化学键的破坏作用外，还可能因煮沸带来液体剪切力，因此核酸提取常常在0~4℃的条件下进行。不可避免的有害因素，应采取多种措施，如简化分离纯化的步骤，缩短提取的时间，减轻各种有害因素对核酸完整性的破坏。DNA酶（DNase）的激活需要 Mg^{2+}、Ca^{2+} 等二价金属离子，若使用EDTA、枸橼酸盐并在低温条件下操作，基本上就可以抑制DNA酶的活性。RNA酶（RNase）分布广泛，极易污染样品，而且耐高温、耐酸、耐碱，不易失活，是RNA提取过程中的主要危害因素。

此外，分离与纯化核酸所需的时间与成本也往往需要考虑，在不影响核酸质量的情况下，应选择安全无毒的试剂与方案。近年来，有关试剂盒的开发与自动化仪器的使用，能批量制备核酸样品，大大提高了分离与纯化的效率。

二、技术路线

1. 细胞裂解　在正常情况下，无论是DNA还是RNA均位于细胞内，因此核酸分离与纯化的第一步就是破碎细胞、释放核酸。细胞的破碎方法很多，包括机械法与非机械法两大类。

（1）机械法　又可分为液体剪切法与固体剪切法。机械剪切作用的主要危害对象是高分子量的线性DNA分子，因此该类方法不适合于染色体DNA的分离与纯化。

（2）非机械法　可分为干燥法与溶胞法，目前大多采用溶胞法。采用适宜的化学试剂与酶裂解细胞的溶胞法因裂解效率高，方法温和，能保证较高的获得率与较好地保持核酸的完整性而得到广泛的应用。

2. 分离与纯化　细胞裂解物是含核酸分子的复杂混合物，核酸分子本身可能仍与蛋白质结合在一起。在保证核酸分子完整性的前提下，要从中分离出一定量的、符合纯度要求的核酸分子，并不是一件很容易的事情，这需要我们在对核酸分子有关性质充分认识的基础上，利用核酸与其他物质在一个或多个性质上的差异而设计有效方案并加以分离，这种差异是多方面的，包括细胞定位与组织分布上的差异、物理化学性质上的不同以及各自独特的生物学特性。应该去除的污染物主要包括三个部分：非核酸的大分子污染物，非需要的核酸分子和在核酸的分离纯化过程中加入的对后继实验与应用有影响的溶液与试剂。非核酸大分子污染物主要包括蛋白质、多糖和脂类物质等；非需要的核酸分子，是指制备DNA时，RNA为污染物，制备RNA时，DNA为污染物，制备某一特定核酸分子时，其他的核酸分子均为污染物；至于在核酸分离纯化过程中加入的有机溶剂和某些金属离子，由于对后继实验有影响，往往需要很好地去除。

一般分离纯化步骤越多，核酸的纯度也越高，但获得率会逐渐下降，完整性也难以保证。相反，通过分离纯化步骤少的实验方案，可以得到比较多的完整性较好的核酸分子，但纯度不一定很高。这需要结合核酸的用途而加以选择。

3. 浓缩、沉淀和洗涤　随着核酸提取试剂的逐步加入，以及去除污染物过程中核酸分子不可避免的丢失，样品中核酸的浓度会逐渐下降，及至影响后面的实验操作或不能满足后继研究与应用的需要时，需要对核酸进行浓缩。沉淀是核酸浓缩最常用的方法，其优点在于核酸沉淀后，可以很容易地改变溶解缓冲液和调整核酸溶液至所需浓度；另外，核酸沉淀还能去除部分杂质与某些盐离子，有一定的纯化作用。加入一定浓度的盐类后，用有机溶剂沉淀核酸，其中常用的盐类有醋酸钠、醋酸钾、醋酸铵、氯化钠、氯化钾及氯化镁等，常用的有机溶剂则有乙醇、异丙醇和聚乙二醇。核酸沉淀往往含有少量共沉淀的盐，需用70%～75%的乙醇洗涤去除。对于浓度低并且体积较大的核酸样品，可在有机溶剂沉淀前，采用固体的聚乙二醇或丁醇对其进行浓缩处理。

三、核酸的鉴定与保存

（一）核酸的鉴定

1. 浓度测定　可采用紫外分光光度法与荧光光度法进行测定。

（1）紫外分光光度法　原理是基于核酸分子碱基中均有共轭双键，具有紫外吸收特性，最大吸收波长为260nm，该物理特性为测定溶液中核酸的浓度奠定了基础，通过测定波长为260nm处溶液吸光度值的变化来计算核酸样品的浓度，$A_{260}=1$时，双链DNA的含量大约相当于50μg/ml，单链DNA或单链RNA的含量为40μg/ml，单链寡聚核苷酸的含量为33μg/ml。紫外分光光度法适用于测定浓度大于0.25μg/ml的核酸溶液。

（2）荧光光度法　核酸分子本身不产生荧光，荧光光度法以荧光染料溴化乙锭（ethidium bromide，EB）嵌入核酸碱基配对平面，形成荧光配合物，在紫外线激发下，发出荧光，且荧光强度与核酸含量成正比。该法灵敏度可达1~5ng，适合低浓度核酸溶液的定量分析。但EB有较强的致癌致畸作用，目前有多种新型的荧光染料如SYBR Green Ⅰ、Gene Finder、Gold View等，均与双链DNA有较高的亲和力，检测的灵敏度是EB的25~100倍，且毒性较低，可以替代EB而广为选用。

2. 纯度分析　也可以通过紫外分光光度法与荧光光度法进行。

（1）紫外分光光度法　主要通过A_{260}与A_{280}的比值来判定DNA和RNA的纯度，核酸的最大吸收峰在260nm波长处，蛋白质的最大吸收峰在280nm处，盐和小分子的最大吸收峰在230nm处，核酸提取中加入的酚在270nm有高吸收峰。通常纯DNA溶液的A_{260}/A_{280}比值为1.8±0.1，若比值高说明RNA污染，比值较低提示蛋白质污染。纯RNA的A_{260}/A_{280}比值为1.8~2.0，比值升高与降低均表示不纯。因此$A_{260}/A_{280} < 1.8$时说明提取的DNA样品中有蛋白质的污染或者是酚的污染；而RNA的污染可致DNA样品的$A_{260}/A_{280} > 1.8$。故比值为1.8的DNA溶液不一定为纯的DNA溶液，可能兼有蛋白质、酚与RNA的污染，需结合其他方法加以鉴定。A_{260}/A_{280}的比值是衡量蛋白质污染程度的一个良好指标，2.0是高质量RNA的标志。另外，由于受RNA二级结构不同的影响，其读数可能会有一些波动，鉴定RNA纯度所用溶液的pH也会影响A_{260}/A_{280}的读数，因此质量较好的RNA样品一般A_{260}/A_{280}在1.8~2.0都是可以接受的。

（2）荧光光度法　用溴化乙锭等荧光染料示踪的核酸电泳结果可用于判定核酸的纯度。由于DNA分子较RNA大许多，电泳速率较低，有较明显的条带。而总RNA电泳后呈现特征性的三条带，RNA中以rRNA最多，占到80%~85%，tRNA及核内小分子RNA占15%~20%，mRNA占1%~5%。在原核生物为明显可见23S、16S的rRNA条带及由5S的rRNA与tRNA组成的有些相对扩散得快的迁移条带。在真核生物为28S、18S、5.8S的RNA构成的三条带。mRNA因量少且分子大小不一，一般是看不见的。通过分析以溴化乙锭为示踪染料的核酸凝胶电泳结果，我们可以鉴定DNA制品中有无RNA的干扰，也可鉴定在RNA制品中有无DNA的污染。

3. 核酸分子完整性鉴定　常规使用方法是凝胶电泳法。核酸分子带负电荷。

（1）基因组DNA　可由负极向正极泳动，迁移率与核酸分子量大小成反比。以溴化乙锭为示踪染料的核酸凝胶电泳结果可用于判定核酸的完整性。基因组DNA的分子量很大，在电场中泳动很慢，如果有降解的小分子DNA片段，在电泳图上可以直观显示出来（图3-1）。

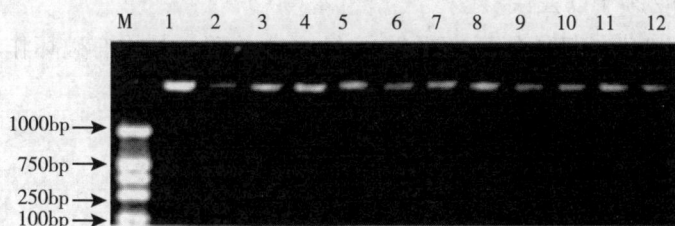

图3-1　DNA电泳图

（2）总RNA　完整的无降解或降解很少的总RNA电泳图，除具特征性的三条带外，三条带的荧光强度积分应为一特定的比值。沉降系数大的核酸条带，分子量大，电泳迁移率低，荧光强度积分高；反之，分子量小，电泳迁移率高，荧光强度积分低，一般28S RNA的荧光强度约为18S RNA的2倍，否则提示有RNA的降解；如果在加样槽附近有着色条带，则说明有DNA的污染（图3-2）。

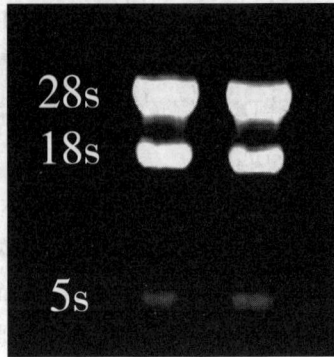

图3-2 RNA电泳图

（二）核酸的保存

核酸的结构与性质相对稳定，无须每次制备新鲜的核酸样品，且一次性制备的核酸样品往往可以满足多次实验研究的需要，因此有必要探讨核酸的贮存环境与条件。与分离纯化一样，DNA与RNA的保存条件也因性质不同而不同。

1. DNA样品的保存 对于DNA来讲，溶于TE缓冲液（Tris-EDTA缓冲液）在-70℃可以储存数年。其中TE的pH为8.0，可以减少DNA的脱氨反应，而pH低于7.0时DNA容易变性；EDTA作为二价金属离子的螯合剂，通过螯合Mg^{2+}、Ca^{2+}等二价金属离子以抑制DNA酶的活性；低温条件则有利于减少DNA分子的各种反应；双链DNA因结构上的特点具有很大的惰性，常规4℃亦可保存较长时间；在DNA样品中加入少量氯仿，可以有效避免细菌与核酸的污染。

2. RNA样品的保存 RNA可溶于0.3mol/L的醋酸钠溶液或双蒸消毒水中，-70～-80℃保存。若以焦碳酸二乙酯（dielhylpyrocarbonate，DEPC）水溶解RNA或者在RNA溶液中加入RNA酶阻抑蛋白（RNasin）或氧钒核糖核苷复合物（vanadyl-fibonucleoside complex，VRC），则可抑制RNA酶对RNA的降解而延长保存时间。另外，RNA沉淀于70%的乙醇溶液或去离子的甲酰胺溶液中，可于-20℃长期保存，其中，甲酰胺溶液能避免RNase对RNA的降解，而且RNA极易溶于甲酰胺溶液，其浓度可高达4mg/ml。需要注意的是，这些所谓RNA酶抑制剂或有机溶剂的加入，只是一种暂时保存的需要，如果它们对后继的实验研究与应用有影响，则必须予以去除。

由于反复冻融产生的机械剪切力对DNA与RNA核酸样品均有破坏作用，在实际操作中，应将核酸样品进行的小量分装。

考点提示 核酸提取的总技术路线；核酸的鉴定与保存。

第二节 DNA的分离与纯化

扫码"学一学"

DNA是以两条多核苷酸链为基础的生物信息大分子，具有复杂的结构和生物学功能。双链DNA分子量大，如人的染色体DNA平均长度为100~150Mb，结构为很长的线性分子且缺乏稳定性，因此很容易断裂。在溶液中，由于碱基堆砌力的相互作用与磷酸基团的静

电排斥作用，DNA分子沉淀后很难溶解，而且也增加了它对剪切力的敏感性。即便是很轻柔的方式，高分子量的DNA也很容易因剪切力发生断裂。常规方法分离基因组DNA时，大于150kb的DNA分子很容易发生断裂。

一、基因组DNA的分离与纯化

1. 酚-三氯甲烷抽提法　本方法是目前提取基因组DNA最经典的方法。最初于1976年由Stafford及其同事提出，通过改进，原理是利用核酸与蛋白质对酚和三氯甲烷变性作用的反应性不同而分离出核酸。具体步骤将待提取DNA的组织、培养细胞、血液细胞和细菌等样品悬浮于含EDTA、蛋白酶K、十二烷基硫酸钠（SDS）及无DNA酶和RNA酶的裂解缓冲液中裂解细胞，消化细胞膜和核膜，变性蛋白质，使DNA从核蛋白中游离出来，用pH 8.0的Tris饱和酚、三氯甲烷抽提DNA，使蛋白质和DNA分开，重复抽提至一定纯度后，根据不同需要可透析或沉淀处理，获得所需的DNA样品。多次抽提可提高DNA的纯度。一般在第三次抽提后，离心分层，移出含DNA的水相，通常使用无水乙醇沉淀DNA，并用75%的乙醇洗涤DNA，最后得到的DNA大小在100~150kb。如果需要得到200kb的高分子量DNA则选用透析处理，因其可减少对DNA的剪切效应。具体流程见图3-3。

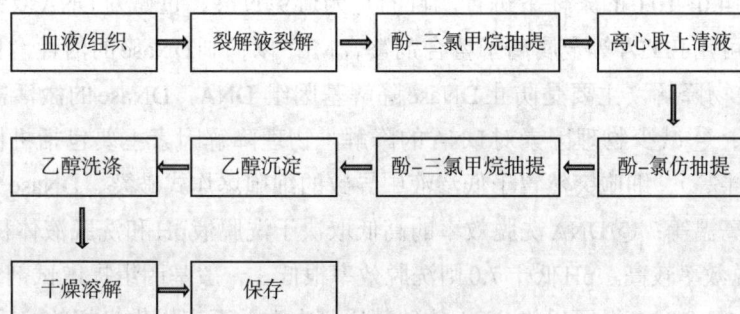

```
[血液/组织] → [裂解液裂解] → [酚-三氯甲烷抽提] → [离心取上清液]
                                                        ↓
[乙醇洗涤] ← [乙醇沉淀] ← [酚-三氯甲烷抽提] ← [酚-氯仿抽提]
    ↓
[干燥溶解] → [保存]
```

图3-3　酚-氯仿抽提法

在图3-3中，裂解液主要包括EDTA、SDS、蛋白酶K、RNA酶等。EDTA为二价金属离子螯合剂，可以抑制DNA酶的活性，同时降低细胞膜的稳定性；SDS为阴离子去垢剂，主要引起细胞膜的降解并能乳化脂质和蛋白质，与这些脂质和蛋白质的结合可以使它们沉淀，其非极性端与膜磷脂结合，极性端使蛋白质变性、解聚，所以SDS同时还有降解DNA酶的作用；无DNA酶的RNA酶可以有效水解RNA，而避免DNA的消化；蛋白酶K则有水解蛋白质的作用，可以消化DNA酶、DNA上的蛋白质，也有裂解细胞的作用；酚-三氯甲烷可以使蛋白质变性沉淀，也可抑制DNA酶的活性；pH 8.0的Tris溶液能保证抽提后DNA进入水相，而避免滞留于蛋白质层。

运用酚-三氯甲烷抽提法，适合于从单层或悬浮培养细胞、新鲜组织及血液标本中制备10μg至数百mg的DNA样品，最后得到的DNA样品中分子量大小主要在100kb以内，主要是由于分离纯化的每一步都有剪切力的影响，但这种大小的DNA足以作为PCR反应的模板和进行Southern blot分析以及构建以噬菌体为载体的基因组DNA文库。如用20ml血液可制备250μgDNA。

2. 硅胶膜柱抽提法　采用上述的方法破碎细胞后，可使用吸附材料去除杂质以纯化DNA，常用的吸附材料主要有硅基质材料、阴离子交换树脂和磁珠等。

硅胶膜柱抽提法利用硅基质吸附材料，其具有高效、特异吸附核酸分子的特点，也是DNA提取的常用方法。此种方法使用方便、快捷，特别适合规模化生产，既可快速分离和纯化核酸，又克服了传统核酸纯化方法中有毒试剂如苯酚、三氯甲烷等的使用，更适合于临床检测工作中需要大量微量核酸分离纯化的特点。随着商品化试剂盒的开发与使用，硅基质膜材料吸附法已成为大规模分离纯化核酸，去除蛋白质、多糖、盐类和有机溶剂等杂质的通用方法。

硅胶膜柱抽提法的原理是在高盐、低 pH 情况下可吸附 DNA；低盐、高 pH 情况下释放DNA。主要机制是高浓度盐离子破坏了硅基质水分子结构，形成阳离子桥，当盐被清除后，再水化的硅石破坏了基质和 DNA 之间的吸引力，因而 DNA 从硅基质上被洗脱下来。主要操作包括三个步骤：①利用裂解液裂解细胞，使核酸释放出来；②释放的核酸特异性的吸附于特定的硅载体上；③将吸附于特定载体上的 DNA 洗脱下来，从而得到纯的 DNA。如果采用独特的离心吸附柱式结构，利用常规台式高速离心机，在几分钟之内即可以高效回收核酸片段。

采用硅基质吸附材料提取 DNA 时应注意以下几点：①尽量简化操作步骤，缩短提取过程，以减少各种有害不利因素对核酸的破坏，如减少化学物质对 DNA 的降解；②操作时，在 pH 保持 4.0~10.0 的条件下进行，目的是为避免过酸、过碱对 DNA 双链中磷酸二酯键的破坏；③可用 EDTA 等金属离子螯合剂螯合 Mg^{2+} 以抑制 DNase 的活性，目的是防止基因组 DNA 的生物降解，主要是防止 DNase 降解基因组 DNA，DNase 的激活需二价金属阳离子如 Mg^{2+} 等；④减少物理因素对 DNA 的降解，物理降解因素主要包括机械剪切力（如剧烈振荡、搅拌等）、细胞突然置于低渗液中导致的细胞爆炸式破裂、DNase 大量释放、样品反复冻融和高温等；⑤DNA 洗脱效率的高低取决于洗脱液 pH 和洗脱液体积，洗脱液 pH 在 7.0~8.5 洗脱效率较高，pH 低于 7.0 则洗脱效率很低。一般基因组提取试剂盒中的洗脱缓冲液就是 TE（pH 8.0），既可以为 DNA 从硅基质膜上洗脱下来提供良好的 pH 环境，其中的EDTA 又能保证 DNA 不被 DNase 降解，同时由于 EDTA 浓度非常低，对核酸内切酶、DNA聚合酶的影响非常微弱，不影响后续实验，可放心使用。洗脱液体积：当洗脱液体积小于30μl 时，洗脱效率很低且不稳定；当洗脱液体积在 50~200μl 时，洗脱效率稳定在 80%～90%，并可保证得到最大产量，因此洗脱液体积不能小于 30μl。

3. 缠绕法 适于同时从不同的细胞或组织标本中提取 DNA。与前述两种方案不同，它有两个关键步骤：①基因组 DNA 沉淀于细胞裂解液与乙醇液的交界面；②要将沉淀的 DNA缠绕于带钩玻璃棒上。通过带钩玻璃棒将高分子量 DNA 沉淀从乙醇溶液中转移到 pH 8.0的 TE 溶液中重新溶解。小的 DNA 片段与 RNA 不能有效形成凝胶状线卷。该方案以盐酸胍裂解细胞，制备的 DNA 分子量只有大约 80kb，不能有效构建基因组 DNA 文库，但可用于Southern 杂交和 PCR 反应。

二、质粒 DNA 的分离与纯化

质粒是存在于细菌染色体外的双链闭合环状小分子 DNA。质粒 DNA 通常具有 3种不同的构型，其中大多数质粒都是双链共价闭合环状 DNA，简称闭环质粒（closed circularplasmid，CCplasmid）。作为携带外源基因在细菌中扩增或表达的重要载体，质粒在基因工程中应用十分广泛。

质粒 DNA 分离与纯化的方法很多，经典的方法包括碱裂解法、煮沸裂解法、SDS 裂解法等。这些方法主要由细菌的培养（质粒DNA的扩增）、细菌的裂解（质粒DNA的释放）及质粒 DNA 的分离与纯化等三个步骤组成。按制备量的不同，质粒DNA分离与纯化的方法可分为质粒DNA的小量（1~2ml）制备、中量（20~50ml）制备及大量（500ml）制备。

（一）质粒DNA的提取方法

1. 碱裂解法 该方法简单、重复性好而且成本低，是使用最广泛的方法。在NaOH提供的高pH（12.0~12.6）条件下，用强阴离子去垢剂SDS破坏细胞壁，裂解细胞，与NaOH共同使宿主细胞的蛋白质与染色体DNA发生变性，释放出质粒DNA。尽管碱液能破坏核酸的碱基配对，但质粒DNA因缠结紧密而不会解链。只要不在碱性条件下变性太久，当pH调至中性时，质粒DNA就可重新恢复其天然状态。裂解后，细胞壁碎片与变性的蛋白质和染色体DNA形成大的复合物，这些复合物在高钾盐条件下，可有效沉淀，而质粒DNA保留于上清中。直接通过无水乙醇沉淀质粒DNA，并用70%的乙醇洗涤，其纯度可满足DNA测序与PCR等实验的要求。

碱裂解法是一种适用范围很广的方法，能从几乎所有的大肠埃希菌（*E.coli*）菌株中分离出质粒DNA，制备量可大可小。

2. 硅胶膜柱抽提法 该方法的关键是其填充的树脂。以硅基质作为填充材料的柱层析，其原理是在多盐条件下，依靠DNA与硅基质的可逆性结合来进行纯化。多盐造成磷酸二酯骨架的脱水，通过暴露的磷酸盐残基，DNA吸附到硅基质上，以50%的乙醇溶液洗去RNA和糖类等生物大分子，然后加入TE或水溶液使DNA分子重新水合，并通过离心洗脱出来。DNA与硅基质的吸附作用与DNA的碱基组成和拓扑结构无关，因此可用于环形质粒 DNA和线性DNA的纯化。小于100~200bp的DNA分子由于与硅基质的吸附力很弱，不能用于小分子DNA片段的纯化。但在纯化大分子DNA时，可有效去除小分子DNA的污染。

其他方法如小量一步提取法、牙签少量制备法及Triton-溶菌酶法等，各有特点与适用范围。小量一步提取法，直接将酚/三氯甲烷与细菌培养物混合，同时完成细胞裂解与蛋白质变性两个过程，然后离心去除大部分胞核DNA与蛋白质，最后从上清中回收质粒DNA，该法简单快速、经济可行，可用于内切酶图谱分析。

3. 煮沸裂解法 将细菌悬浮于含Triton X-100和溶菌酶的缓冲液中，Triton X-100和溶菌酶破坏细胞壁后，沸水浴裂解细胞的同时可破坏DNA链的碱基配对，并使宿主细胞的蛋白质与染色体DNA变性，但质粒DNA因结构紧密不会解链。当温度下降后，质粒DNA可重新恢复其超螺旋结构。通过离心去除变性的蛋白质和染色体DNA，然后回收上清中的质粒DNA。

煮沸裂解法是一种条件比较剧烈的方法，对于大质粒（>15kb）有明显的剪切作用，故只能用于小质粒DNA（<15kb）的制备。该法能用于小质粒DNA的小量与大量制备，并且适用于大多数的*E.coli*菌株。由于糖类很难去除，而且糖抑制限制性酶和聚合酶的活性，故该法不适用于在去污剂、溶菌酶和加热情况下可释放大量糖类的*E.coli*菌株，如*HBi01*及其衍生菌株。另外，煮沸不能完全灭活核酸内切酶A（endonucleaseA，endA）的活性，故表达endA的菌株亦不适用于本法。在细菌培养过程中，加入氯霉素可抑制细菌的蛋白质合成和细菌分裂，有利于质粒DNA的选择性扩增。

4. SDS裂解法 大于15kb的质粒DNA容易因细胞裂解和后继操作而遭到破坏，因此需要温和的裂解方法。SDS裂解法是将细菌悬浮于等渗的蔗糖溶液中，用溶菌酶和EDTA破坏细胞壁，去壁细菌再用SDS裂解，从而温和地释放质粒DNA到等渗液中，然后用酚-氯仿抽提。

由于条件温和，SDS裂解法有利于大质粒DNA的提取，但该法在处理过程中，有一部分质粒DNA因缠结在细胞碎片上而丢失，故产率不高。

（二）质粒DNA的鉴定

关于质粒DNA鉴定的方法与方案都利用了质粒相对较小和共价闭环的结构特点。其中，纯化好的质粒鉴定使用的常规方法是凝胶电泳法。凝胶电泳法以溴化乙锭为示踪染料，质粒DNA有三种构型，在电场中泳动速率不同，在电泳图上可以显著地表现出来。

三、线粒体DNA的分离与纯化

线粒体是存在于绝大多数真核细胞内的一种细胞器，是细胞进行氧化磷酸化的场所。线粒体DNA（mtDNA）不仅是研究DNA结构与复制转录的良好模型，也是研究真核细胞与蛋白质合成的场所。线粒体DNA不与组蛋白相结合，为环状的双链DNA，具有分子量小，结构简单、母系遗传和进化速度快等优点。自有文献报道糖尿病、阿尔茨海默病等疾病与线粒体DNA变异有关开始，线粒体DNA分析变得盛行，线粒体DNA的临床地位也越来越重要。现将线粒体DNA分离纯化的原理和方法介绍如下。

1. 碱裂解法 此法是用差速离心获得线粒体DNA后，通过碱变性，高盐溶液复性，分离出环状的线粒体DNA。具体方法步骤如下：提取线粒体DNA首先需要破碎线粒体膜，将其DNA释放出来。溶液A（0.2mol/L NaOH、1% SDS）中的1%SDS能够破碎线粒体膜，使线粒体DNA释放出来，0.2mol/L NaOH提供了一个强碱环境，使基因组DNA和线粒体DNA的氢键都发生断裂而变性。溶液B（KAc-HAc或者NaAc-HAc缓冲液）呈酸性，可以中和溶液A的强碱性而使溶液呈中性，便于线粒体DNA复性，而核基因组DNA不能复性。复性的线粒体DNA溶于水溶液中，不能复性的基核因组DNA则沉淀，通过离心可将两者分离出来，之后用0.6倍体积的异丙醇和2~2.5倍体积的无水乙醇沉淀线粒体DNA。

2. 柱层析法 此法是一种物理的分离方法。它利用混合物中的各组分物理化学性质的差别（如吸附力、分子形状和大小、分子极性、分子亲和力、分配系数等），在层析柱中的流速不同而将各组分分离。此方法操作简单、效果好、重复性高、应用广泛，也可用于线粒体DNA的分离。

四、血浆中游离DNA的分离与纯化

体细胞在凋亡过程中，DNA会被片段化，并分泌到细胞外。健康细胞、肿瘤细胞、胎儿细胞以及移植细胞等都可释放已部分降解的内源性DNA到细胞外的血液中，这些DNA称为血浆游离DNA（cell free DNA，cfDNA），又称为循环DNA（circulating DNA）。通过这种游离DNA的分析，我们能够非侵入性地进行肿瘤诊断和治疗监测产前诊断，或了解移植排斥。但是由于血浆中游离DNA的量非常低，通常低于10ng/ml，所以需要高效地从血浆中分离游离DNA，可以加入carrier RNA以帮助提高回收效率。现在市面上已经有成熟高效的试剂盒。从血浆中分离游离DNA的方法主要有：磁珠法、酚-三氯甲烷法、蛋白酶消化法、碱裂解法、PEG沉淀结合碱裂解法等，但磁珠法是大多数实验室采用的方法。

1. 磁珠法 由高效吸附核酸的超顺磁性纳米微球和安全环保的提取试剂体系组成，主要原理类似于硅胶膜离心柱分离原理，运用纳米技术对超顺磁性纳米颗粒的表面进行改良和表面修饰后，制备成超顺磁性氧化硅纳米磁珠。该磁珠能在微观界面上与核酸分子特异性地识别和高效结合。在盐和外磁场的作用下，核酸可以定向移动或居中，撤去外磁场后稍加振荡或抽吸又可均匀分散于液体中，从而使固液相的分离变得十分快捷方便，通过简单的洗脱可以得到纯度很高的DNA。

本法适合于从血浆等无细胞组织液中分离游离DNA片段。磁珠法采用磁珠吸附，磁场分离的原理，操作简便、快速，获得的DNA纯度高，产量大，对血浆游离DNA的提取效率最高，相对丢失率最小，重复性好，尤其适合于小片段DNA的提取。但它对组织或细胞的最大处理量每次不超过1g，而且磁珠很贵并需要专门的磁性分离架。

2. 酚–三氯甲烷抽提法 原理参见基因组DNA的分离与纯化。具体操作：取100μl血清加TES（10mmol/L Tris–HCl，pH 8.0，5mmol/L EDTA，0.5% SDS，150μg/ml 蛋白酶K），65℃ 3小时，常规酚–三氯甲烷提取，乙醇沉淀，DNA溶解于20μl双重蒸馏水中。

3. PEG沉淀结合碱裂解法 取100μl血清标本与100μl PEG沉淀剂充分混合，13000 r/min离心10分钟，吸弃上清液；加裂解液20μl，漩涡振荡10分钟，煮沸10分钟，3000 r/min离心10分钟，上清液可用于后续反应。

血浆标本有一些特殊的处理，采血时应注意以下几点：①采用无菌试管或无菌真空采血管；②使用抗凝剂时，可使用EDTA或枸橼酸钠，不能使用肝素；另外，取血的量要准确，尤其是用于定量检测的标本；③分离血清或血浆时，应采用相应的生物防护措施，存放血浆的样本管应无菌。红细胞成分（血红素）、SDS、高盐浓度等都可以抑制 *Taq* DNA聚合酶的活性。因此，将样本直接煮沸裂解，势必会有抑制物的存在，造成假阴性或结果偏低。通常，煮沸裂解的提取方法，都采用加入少量样本避免抑制作用，但这样做会明显降低其灵敏度。目前试剂盒都做了相应的改进。

> **考点提示** 血浆游离DNA的提取方法以及基因组DNA的提取方法。

知识链接

DNA目的片段的回收

DNA片段提取后，对核酸纯度要求较高的如亚克隆、探针标记的后续分子生物学实验，往往需要对特定DNA电泳片段进行回收和纯化。回收目的DNA片段的方法很多，常用的有透析、层析、电泳及选择性沉淀等，其中最常用的方法是电泳法，包括从琼脂糖凝胶电泳（AGE）和聚丙烯酰胺凝胶电泳（PAGE）中回收。从琼脂糖凝胶中回收DNA片段的方法主要包括二乙基氨基乙基（diethylaminoethyl, DEAE）纤维素膜插片电泳法、电泳洗脱法、冷冻挤压法及低熔点琼脂糖凝胶挖块回收法等；从聚丙烯酰胺凝胶中回收DNA的标准方法是压碎与浸泡法。无论采用何种方法从何种支持介质中回收DNA片段，都要注意两个原则：①提高DNA片段的回收率；②去除回收DNA样品中的污染。

扫码"看一看"

第三节　RNA 的分离与纯化

RNA是一种重要的遗传信息分子，细胞中的RNA可以分为信使RNA（mRNA）、转运RNA（tRNA）和核糖体 RNA（rRNA）三大类，这三类RNA都存在于细胞质中，因此不同组织总RNA提取的实质就是将细胞裂解，释放出RNA，并通过不同方式去除蛋白、DNA等杂质，最终获得高纯度RNA产物的过程。

一、RNA分离与纯化的环境条件

RNA的提取条件总的来说较DNA更为严格，主要是因为临床标本及实验室中存在大量的RNase，而且RNase耐高温，可降解RNA。为防止RNase对RNA的水解，一要全力避免细胞外RNase的污染并抑制其活性，对广泛存在的细胞外RNase，应在RNA制备的全过程中保持高度的警惕，并采取严格的措施以避免其污染和抑制其活性；二要尽快地抑制细胞内RNase的活性并极力地去除RNase。从RNA提取的初始阶段开始，就选择性地使用针对RNase的蛋白质变性剂（如酚、三氯甲烷等有机溶剂以及强烈的胍类变性剂）、蛋白质水解酶（如蛋白酶K）和能与蛋白质结合的阴离子去污剂（如SDS、脱氧胆酸钠等），并联合使用RNase的特异性抑制剂（如RNasin与DEPC等）能极大地防止内源性RNase对RNA的水解。另外，在变性液中加入β–巯基乙醇、二硫苏糖醇（dithiothreitol，DTT）等还原剂可以破坏RNase中的二硫键，有利于RNase的变性、水解与灭活。

二、总RNA的分离与纯化

从各种不同来源样品（如细菌、酵母、血液、动物组织、植物组织和培养细胞），或同一来源样品的不同组织（如植物幼嫩叶片，成熟根、茎等）中提取高质量的RNA，因细胞结构及所含的成分不同，样品预处理的方式也各有差异。提取RNA的样品最好使用新鲜样品或取样后立即在低温（-20℃或-70℃）冷冻保存的样品，避免反复冻融，因为这会导致提取的RNA降解和提取量下降。

RNA样品中不应存在对酶（如反转录酶）有抑制作用的有机溶剂和过高浓度的金属离子，避免其他生物大分子如蛋白质、多糖和脂类分子的污染，排除DNA分子的污染。RNA提取流程包括：样品处理、细胞裂解、RNA纯化。

1. 异硫氰酸胍–酚三氯甲烷法　一种传统的RNA提取方法，适用于大部分动植物材料，由Chomc zynski和Sacchi于1987年提出。主要原理是异硫氰酸胍能使核蛋白复合体解离，并将RNA释放到溶液中，采用酸性酚–三氯甲烷混合液抽提，低pH的酚使RNA进入水相，而蛋白质和DNA仍留在有机相，通过离心分离上清液，从而可以完成RNA的提取工作，目前已有成品试剂盒。

异硫氰酸胍–酚三氯甲烷法（Trizol）是经典的一步法，它以含4mmol/L的异硫氰酸胍与0.1mmol/L的β–巯基乙醇的变性溶液裂解细胞，然后在pH 4.0的酸性条件下，用酚–三氯甲烷抽提裂解溶液，最后通过异丙醇沉淀与75%的乙醇洗涤来制备RNA。由于RNase的影响，为获得完整的RNA分子，就必须在总RNA分离纯化的最初阶段，尽可能快地灭活胞内RNase的活性。在β–巯基乙醇的协同作用下，高浓度的异硫氰酸胍可以极大、极快、有效地抑制RNase的活性，能从胰腺等富含RNase的组织细胞中分离出完整的RNA分子，是常规使用的试剂之一。pH 8.0的Tris饱和酚用于DNA的制备，但在RNA纯化时，应使用pH 4.5～5.5的水饱和酸性酚，这既有利于DNA的变性又有利于RNA的分离。该法具有简便、经济和高效的特点，能同时迅速地处理多个标本，且RNA的完整性与纯度均很高。目前用于从培养细胞和大多数动物组织中分离纯化总RNA。

2. 其他分离方法　随着实验方法的改进，现已发展出采用吸附材料纯化核酸的方法。目前较常见的有：硅基质吸附材料、阴离子交换树脂和磁珠等。硅基质吸附材料因其具有可特异吸附核酸，使用方便、快捷，不使用有毒溶剂如苯酚、三氯甲烷等优点，成为核酸纯化的首选。常用的总RNA提取试剂盒就是采用硅基质吸附达到RNA分离纯化目的。通过专一结合RNA的离心吸附柱和独特的缓冲液系统，使样品在高盐条件下与硅胶膜特异结合，而蛋白质、有机溶剂等杂质不能结合到膜上而被洗脱，盐类则被含有乙醇的漂洗液洗涤，最后用RNase-free ddH$_2$O（双重蒸馏水）将RNA从硅胶膜上洗脱下来。

考点提示　总RNA的提取方法及原理。

三、mRNA的分离与纯化

从细胞或组织中得到RNA是一种混合物，其中包括tRNA、rRNA和mRNA，提取的总RNA不能满足所有的用途，其中rRNA为75%～85%，tRNA占10%～16%，而mRNA仅占1%～5%，并且mRNA基因序列不同，分子量大小不均一，需进一步提纯出mRNA。每克细胞可分离出5～10mg mRNA。

真核生物mRNA最显著的特征是具有5′端帽子结构（m7G）和3′端的poly（A）尾巴。绝大多数哺乳动物细胞的3′端存在20～300个腺苷酸组成的poly（A）尾，这种结构为真核mRNA分子的分离和纯化，提供了极为方便的条件和选择性标志，一般mRNA分离纯化的原理就是根据mRNA 3′端含有poly（A）尾巴结构特性设计的。分离纯化mRNA方法主要包括寡聚（dT）-纤维素或寡聚polyU琼脂糖柱亲和层析法、寡聚（dT）纤维素或寡聚（U）琼脂糖液相离心法、寡聚（dT）纤维素或寡聚（U）-磁珠法等。

知识链接

常用mRNA分离纯化方法的原理

寡聚（dT）纤维素或寡聚（U）琼脂糖柱亲和层析法的原理：当总RNA流经寡聚（dT）纤维素柱时，在高盐缓冲液作用下，mRNA被特异地吸附在寡聚（dT）纤维素柱上，在低盐浓度或蒸馏水中，mRNA可被洗下，经过寡聚（dT）纤维素柱吸附和解吸附，即可得到较纯的mRNA。

寡聚（dT）纤维素或寡聚（U）琼脂糖液相离心法的原理：用寡聚（dT）纤维素或寡聚（U）琼脂糖直接加入总的RNA溶液中并使mRNA与寡聚（dT）纤维素结合，离心收集寡聚（dT）纤维素或寡聚（U）琼脂糖-mRNA复合物，再用洗脱液分离mRNA，然后离心除去寡聚（dT）纤维素，即可得到纯化的mRNA。

四、RNA提取分离的注意事项

提取得到RNA溶液后，我们需要对RNA进行相关的质量检测，以确定它是否符合后续实验的要求。RNA用于不同的后续实验，对其质量要求不尽相同。cDNA文库构建要求RNA完整且无酶等抑制物残留；Northern blot实验对RNA完整性要求较高，对酶反应抑制物残留要求较低；RT-PCR实验对RNA完整性要求不太高，但对酶反应抑制物残留要求严格。因此在进行不同的实验时应选择不同的方法纯化RNA，以达到最佳的实验效果。

与DNA的提取相比，RNA的提取常常较为困难，这主要是由于RNA非常容易降解，而造成RNA降解的原因来自内因和外因两个方面。内因：RNA核糖残基的2′和3′位置带有羟基，易被水解；外因：生物体内和外部环境中存在大量RNase，并且RNase不易失活，高温后仍然能够正确折叠恢复活性。因此，从样品的储存、RNA的提取以及RNA提取完成后的保存，我们都需要格外小心，处处防范RNase对RNA的降解作用，做到严格的防护。

1. 提取前的RNA保护 材料样品中的RNA保护：一般而言，在收集材料样品准备提取RNA时，我们首先应该选择新鲜的材料，取样后迅速液氮研磨或匀浆处理，以保证我们所要提取材料中的RNA本身是完整的。如果收集好材料后，不能马上进行RNA的提取工作，就需要先将材料保存好，冰冻材料保证低温储存，防止反复冻融，以保证材料中的RNA在保存过程中不被降解。液氮低温保存法是一种常用的保存方法，先将材料在液氮中速冻后保存于-70℃冰箱或直接保存在液氮中。实验室中RNA提取工作区RNase的清除：自然界中的RNase含量非常丰富，在空气中会有许多RNase存在。因此，在RNA提取实验中应该辟出RNA提取专区，该区域要进行RNase的清除处理，同时要注意避免同其他实验区发生交叉污染。实验耗材、玻璃器皿上的RNase的清除：所有提取RNA要用到的耗材和器皿都要进行RNase清除处理。使用无RNase的塑料制品、枪头、移液器、电泳槽等避免交叉污染，实验台面等要彻底处理。玻璃器皿可在150℃烘烤4小时以上，塑料器皿可用DEPC处理后再高压灭菌，即可去除RNase。实验所用的试剂或溶液，必须确保无RNase。配制溶液应使用无RNase的蒸馏水。

2. 提取过程中的RNA保护 选择合适的匀浆方法，尽可能减少匀浆的时间，保持低温匀浆。在进行细胞裂解之前，一般要先将组织块破碎。破碎所采用的方法主要有液氮研磨或匀浆处理。液氮研磨时注意不要让液氮挥发干净，因为液氮可以充分抑制RNase，一旦液氮挥发干净，就可能造成内源RNase对RNA的降解作用。选择合适的裂解液，裂解液的量要足够，裂解要充分。在裂解液加量一定的情况下，所加入的提取材料的量就应该按说明书中的比例加入，如果材料太多，会造成裂解不充分和RNase抑制不充分的双重后果，从而使RNA的获得率、完整性和纯度都受到破坏。在提取RNA的过程中，实验操作者本身也应该注意相关问题，因为我们的手上、唾液中都会有大量的RNase存在。所以，在进行RNA提取实验时，应该戴上口罩，并及时更换手套，这不仅是对RNA的保护措施，同时也是对实验操作者自身的保护。

3. 保存过程中的RNA保护 RNA保存请参见本章第一节内容，其中最关键的问题就是避免保存过程中RNA被降解。通常在RNA保存过程中加入RNase抑制剂，使其能够高效去除溶液中可能存在的RNase污染，保证RNA完整性不受破坏。

第四节　蛋白质的分离与纯化

扫码"学一学"

随着DNA重组技术的问世，在生命科学基础研究和生物技术研发生产领域，蛋白质的表达和分离纯化技术得到了广泛的应用。近年来，微生物疫苗、细胞因子、激素以及人源化单克隆抗体等基因工程产品对于人类疾病的预防和治疗起到了重要的作用，相关重组蛋白质抗原的应用也显著提高了诸如人类免疫缺陷病毒、肝炎病毒免疫诊断试剂的质量。

人们将重组DNA分子导入大肠埃希菌、酵母、昆虫或哺乳动物细胞等表达系统中进行高效表达，从细胞裂解液中纯化目的蛋白质。如果是分泌型表达系统，则从细胞培养上清液中获得目的蛋白质。细胞裂解液中含有成千上万种蛋白质，需要从混合物中分离、纯化出单一蛋白质。蛋白质的分离纯化通常就是利用其相应的理化性质，采取盐析、透析、离心、电泳以及色谱等不破坏蛋白质空间构象的方法，获得高纯度目的蛋白质。

蛋白质分离纯化是生物医药领域的核心技术之一，分离纯化占到基因工程产品研发生产总成本的60%～90%。

一、蛋白质分离与纯化的原则

（一）蛋白质的性质与纯化原则

蛋白质纯化要利用不同蛋白质内在的相似性与差异，利用各种蛋白质间的相似性来除去非蛋白质物质的污染，而利用蛋白质间的差异将目的蛋白质从其他蛋白质中纯化出来。每种蛋白质的分子大小、性质、所带电荷、溶解度、疏水性等都有一定的差异，利用这些差异可分离出蛋白质。

在蛋白质纯化过程中，需采取一些措施尽可能地保持其生物活性，如操作时保持一定的低温环境、选择合适的缓冲液溶解、使用蛋白酶抑制剂以防止蛋白酶对蛋白质的降解，同时操作时避免样品反复冻融和剧烈搅动，防止蛋白质变性等。

（二）材料选择与细胞破碎方法

1. 材料选择　蛋白质分离纯化的原料往往选择含量高、来源丰富、成本低廉、分离制备工艺简便的生物材料。早期多选择细胞外体液为原料，因为体液中的蛋白质比较稳定，例如以孕妇尿为原料来提取绒毛膜促性腺激素；后来发现细胞内不太稳定的蛋白质含量比体液中高，如微管蛋白就是从牛或猪脑组织中提取得到的。进入基因工程时代后，导入目的基因并经诱导表达的大肠埃希菌、酵母、昆虫或哺乳动物细胞理所当然地成为首选的原料。

2. 细胞破碎方法　主要方法包括机械破碎法、化学法、酶法等。

（1）机械破碎法　利用匀浆器、组织分散器、细菌磨、超声仪或高压挤压设备来破碎细胞，其中匀浆器主要用于少量样品的破碎，组织分散器利用高速旋转的剪切力破碎细胞组织等，高压挤压设备常适用于大量标本的制作、工业化生产等。

（2）化学法　用脂溶性溶剂如丙酮、去垢剂如 Triton X–100 等使细胞膜结构溶解的方法。

（3）酶法　溶菌酶具有降解细胞壁的功能。利用这一性能处理微生物细胞，可将其完全破碎。

在实验室规模的制备中，组织匀浆、细胞超声操作很容易进行。大规模生产时，细菌磨和高压挤压方法则更为有效。化学法和酶法只能依具体的蛋白质产品而选用。

生物材料破碎时，通常加入适当的裂解缓冲溶液，使细胞中的蛋白质释放到溶液中，这就是所谓的提取作用。在细胞破碎后，根据目的蛋白质是在上清溶液中还是在固相沉淀（如包涵体）中进行分别处理。若蛋白质在提取液中，先通过离心方法除去不溶物，蛋白质上清液进行后续的纯化处理。在破碎、提取及后续纯化过程中，最好在4℃（冰浴或冷库）条件下进行，以防温度过高引起蛋白质变性失活。

二、蛋白质初步分离与纯化的常用方法

很多情况下蛋白质提取液并不适合直接进行下一步分离，比如缓冲体系相差较大、pH 不合适、盐浓度太高、蛋白质浓度太低或体积太大，这时往往通过沉淀、透析、超滤等方法，调整溶液的状态。此类分离方法主要根据蛋白质溶解度的不同而分离纯化，根据蛋白质分子结构的特点，适当地改变外部条件，就可以选择性地控制蛋白质混合物中某一成分的溶解度，达到分离纯化蛋白质的目的，常用的方法有等电点沉淀法、盐析法、有机溶剂沉淀法等。

1. 盐析法　盐析（salting out method）是将硫酸铵等中性盐固体粉末或饱和溶液缓慢加入蛋白质溶液中，使蛋白质表面电荷被中和且水化膜被破坏，蛋白质在水溶液中的稳定性丧失而形成沉淀。例如血清中的白蛋白和球蛋白，前者溶于 pH 7.0 左右的半饱和硫酸铵溶液，而后者则形成沉淀。当继续加入硫酸铵达到饱和，白蛋白也随之析出。盐析法的操作简单，使用范围广，不易造成蛋白质失活；缺点是分辨率比较差。

2. 有机溶剂沉淀法　丙酮、乙醇等有机溶剂通过剥夺蛋白质表面的水化膜使蛋白质易于沉淀。此方法已有100余年的应用历史，尤其在大工业生产中。最成功的例子是国内现在采用的血液制品低温乙醇工艺。分辨率比盐析法高，但易使蛋白质失活。

3. 选择性沉淀法　温度、pH 的改变、酸碱变性都可以有选择地使某些蛋白质发生沉淀。比如热变性沉淀法尤其适用于大肠埃希菌中表达的外源性耐热蛋白质的纯化。具体的操作可将细胞提取物加热到足够高的温度，使几乎所有的大肠埃希菌蛋白质变性沉淀，而热稳定的蛋白质存留于上清溶液中。即使不经过进一步的色谱纯化，粗提得到的热稳定蛋白质已近乎纯净。由此可见，根据蛋白质的理化特性，设计合理的分离工艺，可有效分离纯化蛋白质。

三、蛋白质精提取分离与纯化的常用方法

经过粗提取的处理，样本中去除了主要的杂质、缩小了体积并提高了目的蛋白质的浓度，随后可利用更加高分辨率、高选择性的色谱技术（chromatography，亦称为层析技术）来获得目的蛋白质。

蛋白质是由一条或者多条肽链组成的生物大分子，不同蛋白质的分子量不同。蛋白质色谱技术就是利用蛋白质颗粒的大小、电荷多少、疏水作用力的强弱以及亲和力等物理化学特性不同，理化性质相差不大的蛋白质混合物中各组分经过与填料成百上千次的结合解离而得到分离。例如含有A、B两种蛋白质及其他杂质的混合样品，用一般方法不能有效分离。如果将此混合样品加至一填充多孔颗粒物的玻璃柱中，然后用一适当的溶剂不断地从柱顶流入，经过一定时间后，经检测器发现A先从柱子流出，B和其他蛋白质还在柱子中，于是达到分离的要求。多孔颗粒物称为固定相（又称为填料），溶剂称为流动相，填充了固定相的玻璃柱称为色谱柱或层析柱。分离的原理是因为流动相在柱中往下流动时，已被结合在柱顶端颗粒上的A和B部分解离并溶于流动相中，随着流动相往下移动，当遇到新的填料颗粒时，已解离的溶质又有部分被重新结合在颗粒上，就这样随着流动相的不断加入，在色谱柱中就不断发生结合、解离、再结合、再解离。由于B与颗粒的结合能力略大于A，因此，在柱中往下移动的速度也略慢于A。经过多次反复，微小的差异可积累为大的差异，一定时间后，A和B分离形成两条区带，A首先从柱中流出。如果不断加入流动相，就可以将B和其他蛋白质从柱上洗脱下来，依次流出柱外。按一定时间或一定体积收集一管洗脱液，经定量分析测定每管中蛋白质的浓度、时间或体积对浓度作图，可得到一张各组分的分离图，称为色谱图或层析图。

蛋白质可以结合于固定相又可以进入流动相，这个过程称为分配过程。分配的程度可以用分配系数来表示。K是广义的分配系数，C_s是蛋白质在固定相的浓度，C_m是蛋白质在流动相的浓度。因此，蛋白质的色谱过程可以说是蛋白质在两相间进行分配的过程。由于不同的蛋白质理化性质不同，分配系数也不同，从而在色谱柱中往下移动的速度也不同，产生了差速迁移而达到分离的目的。

色谱的分类对色谱技术的应用具有重要的指导意义。色谱的种类较多，按照色谱填料可耐受最高压力，可以分为常压色谱（不超过0.5Mpa）、中压色谱（不超过5Mpa或10Mpa）和高压色谱（可耐30~50Mpa），实验室中或工业生产中蛋白质的分离纯化往往是在常压色谱系统中完成的。按色谱柱大小可以分为3种：一般柱径小于20mm为分析型色谱柱，柱径大于50mm为制备色谱柱，柱径大于100mm为工业制备柱。按色谱原理或色谱填料分类，有离子交换色谱、亲和色谱和凝胶过滤色谱等。各种色谱填料颗粒均具有三维空间多孔网状结构，当吸收一定量液体后溶胀成一种柔软而富有弹性的凝胶。

（一）离子交换色谱

离子交换色谱（ionexchangechromatography，IEC）是目前蛋白质纯化过程中应用最广泛的方法之一。由于不同蛋白质的等电点有差异，所带电荷的性质和电荷量不同，因此与具有相反电荷的离子交换填料的结合强度不同，被流动相洗脱时保留时间不同，从而蛋白质各组分得到分离。1956年，Sober和Peterson首次将离子交换基团结合到纤维素上，制成离子交换纤维素并成功地用于蛋白质的分离。之后，随着更多新型的离子交换填料的出现，生物大分子分离纯化工艺的水平得以不断提高。

1. 填料　以一类不溶于水相的高分子聚合物作为基质，基质颗粒内部为三维网状结构，溶剂和离子能够自由出入。在颗粒表面和网孔内部结合有电荷基团，此活性基团参与离子交换反应。能与溶液中阳离子起交换反应的称为阳离子交换填料，与阴离子起交换反应的称为阴离子交换填料。离子交换填料由基质、电荷基团和反离子构成。离子交换填料相关指标如下。

（1）交换容量　离子交换填料能够提供交换离子的量，它反映离子交换填料与溶液中离子进行交换的能力，这个值取决于单位量交换填料中交换基团的量。对于一些常用蛋白质分离的离子交换填料通常用每毫克或每毫升交换剂能够吸附某种蛋白质的量来表示交换容量，这种方法对于分离蛋白质等生物大分子具有更大的参考价值。实验前可以参阅相应的产品介绍了解各种离子交换填料的交换容量。

（2）最大耐压和最大流速　离子交换填料的最大耐压值是其机械强度的指标之一，它表示填料允许使用的最大压力，超过此压力凝胶会变形，再加大压力凝胶会破碎。允许使用的最大压力所对应的流速为最大流速，一般用线性流速（cm/h）表示，商品化的离子交换填料均有最大线性流速值。

2. 基质　填料中的固体支持物，赋予填料一定的形状，通常呈球形。基质多由多种材料制成，如聚苯乙烯离子交换填料是以苯乙烯和二乙烯苯合成的具有多空网状结构的聚苯乙烯为基质。应用于色谱分离的理想基质应具备以下特征：①尽可能小的非特异吸附；②基质表面高度亲水，避免蛋白质变性失活；③具有相当量的化学基团可供活化；④具有较好的物理和化学稳定性，能适应溶液中pH、离子强度、变性剂浓度的较大变化；⑤具备良好机械强度的多孔网状结构，能在一定的操作压力下工作，比表面积大，有不同的孔径规格。常用于分离蛋白质的基质主要有树脂、纤维素（cellulose）、葡聚糖凝胶（sephadex）、琼脂糖凝胶（sepharose）等几类。

3. 电荷基团　固定在基质骨架上的离子交换基团，阳离子交换填料的电荷基团带负电，可以交换阳离子物质。根据电荷基团的解离度不同，又可以分为强酸型、中等酸型和弱酸型三类。它们的区别在于电荷基团完全解离的pH范围，强酸型则pH范围越广，弱酸型则pH范围小。一般来讲强酸型离子交换填料对H^+的结合力比Na^+小，弱酸型离子交换填料对H^+的结合力比Na^+大。阴离子交换填料的电荷基团带正电，可以交换阴离子物质。同样，根据电荷基团的解离度不同，又可以分为强碱型、中等碱型和弱碱型三类。一般来讲强碱型离子交换填料对OH^-的结合力比Cl^-小，弱碱型离子交换填料对OH^-的结合力比Cl^-大。阳离子交换填料有：①强酸型离子交换填料：如结合磺酸基团的，磺酸基丙基 $[—(CH_2)_3SO_3^-H^+]$（简称SP）、磺酸甲基（SM）；②中等酸型离子交换填料：如结合磷酸基团和亚磷酸基团的；③弱酸型离子交换填料：如结合酚羟基或者羧基的，羧甲基（$—CH_2COOH$）（简称CM）。阴离子交换填料有：①强碱型离子交换填料：如结合季胺基团的，如季胺乙基（QAE）；②中等碱型离子交换填料：如结合叔胺、仲胺、伯胺的；③弱碱型离子交换填料：如结合二乙胺基乙基 $[(CH_3CH_2)_2N(CH_2)_2—]$（简称DEAE），在一定的pH范围内可解离成季铵阳离子 $[(CH_3CH_2)_2N^+(CH_2)_2—]$。

4. 离子交换过程　溶液中离子与填料上的离子互相置换的过程。以阳离子交换填料为例，其交换过程如下式表示。

$$▲—R—X^+ + Y^+ \rightleftharpoons ▲—R—Y^+ + X^+$$

式中，▲为基质，R—为固定于基质骨架上不能移动的电荷基团，反离子X^+和样品离子Y^+都可以随流动相移动，都可以与R—发生可逆的交换反应。若Y^+与R—作用强，反离子X^+不容易置换Y^+，则Y^+的保留时间就长；若Y^+与R—作用弱，反离子X^+容易置换Y^+，则Y^+的保留时间就短。在通过柱子的过程中，样品组分被吸附于填料，被吸附的组分被反离子置换下来，进入流动相，并随着流动相往下移动，当遇到新的颗粒时，已解离的样品组分又有部分被重新吸附在颗粒上，就这样随着流动相的不断加入，在色谱柱中不断发生吸附、解吸、再吸附、再解吸。由于样品中不同组分对电荷基团R–的作用力不同，被洗脱的难易程度不同，保留时间不同，经过多次反复，微小的差异可积累为大的差异，不同组分得到分离。

5. 色谱条件

（1）离子交换填料的选择　任何一种离子交换填料不可能适用于分离所有的样品物质。因此，选择合适的离子交换填料，有助于提高有效成分的获得率和分辨率。应根据被分离的对象来选择合适的离子交换填料类型。

1）对阴、阳离子交换填料的选择　在实际工作中，究竟是选择阳离子交换填料还是选择阴离子交换填料，这取决于被分离的物质在其稳定的pH下所带的电荷，如果带正电荷，则选择阳离子交换填料；如带负电荷，则选择阴离子交换填料。一般来讲，中性或酸性蛋白质的分离纯化选用阴离子交换填料，中性或碱性蛋白质采用阳离子交换填料，例如待分离的蛋白等电点为4，其稳定的pH范围为6~9，在此pH范围内蛋白质带负电荷，故应选择阴离子交换填料进行分离。

2）对强弱离子交换填料的选择　强酸或强碱型离子交换填料适用的pH范围较广，常用于制备去离子水和分离一些小分子物质或在极端pH下物质的分离。由于弱酸型或弱碱型离子交换填料不易使蛋白质失活，因此蛋白质等大分子物质的分离一般采用弱酸型或弱碱型离子交换填料。

3）对不同基质骨架离子交换填料的选择　在纤维素、葡聚糖、琼脂糖三类多糖基质中，琼脂糖类基质有更大的刚性，物理化学稳定性更好，有很高的流速和分辨能力。目前离子交换色谱用得最多的是以琼脂糖作为基质的填料（在疏水色谱、亲和色谱中均如此），凝胶色谱和脱盐用得最多的是葡聚糖。纤维素类填料因流速太慢，使用不方便，目前已较少使用。

（2）缓冲溶液的选择　离子交换填料不仅可以与被分离物质进行交换，而且也可以与缓冲溶液中的离子进行交换。因此，缓冲溶液的性质、pH和离子强度与离子交换色谱的分离效率有着密切的关系。

1）缓冲液pH的选择　确定缓冲液的pH需要遵循以下3个原则：①根据选定的离子交换填料的电荷基团种类和目的蛋白质的等电点来确定缓冲液pH，在阳离子交换色谱中，pH应比pI小1~2个pH单位，使蛋白质带正电荷；在阴离子交换色谱中，pH应比pI大1~2个pH单位，使蛋白质带负电荷。②选定的pH处于离子交换填料的pH使用范围内，以保证填料有一定的解离度，有一定的吸附量，而且填料不会被破坏，如阴离子交换填料DEAE-Cellulose，pK_a值为9.5，缓冲液pH应在pH 8.6以下；而阳离子交换填料CM—Cellulose，pK_a值为3.6，缓冲液pH应在pH 4.0以上。③目标蛋白质在此pH下稳定，生物活性得以保全。综上可知，缓冲液合适的pH必然介于离子交换填料电荷基团pK_a值和蛋白质pI之间，目的蛋白质和离子交换填料的电荷基团带有相反的电荷。

2）缓冲液组分的选择　为了避免缓冲液中的离子对离子交换填料的干扰作用，一般在使用阴离子交换填料时，选用阳离子缓冲液（如乙醇胺、Tris等）；在使用阳离子交换填料时，选用阴离子缓冲液（如HEPES、磷酸盐等）。确定缓冲液pH后，选择pK_a靠近该pH的共轭酸碱作为缓冲对。

3）缓冲液的离子强度 起始缓冲液的离子强度要尽可能低些（如20mmol/L），使色谱柱上能结合更多的被分离物质。

4）色谱柱的选择 与凝胶色谱相比，离子交换色谱宜采用短柱。国内已有不同长度的K16、K26型柱子可供选用。如果应用时要增加离子交换填料的柱床体积，宜增加柱子的直径。如果柱子较长，就增加了从吸附位置到收集位置的流程距离，从而增加扩散的机会。阶段洗脱时尤其要注意使用短柱，以避免梯度的急剧变化，降低分辨能力。但在应用连续梯度洗脱时，适当地增加柱长可增加分辨能力。

6. 操作技术 作为一种常用的纯化技术，往往用在精制阶段的第一步纯化。当然还需考虑目的蛋白质的理化特性和工艺流程的上下衔接性。

在确定填料和缓冲系统等条件后涉及具体的操作流程，包括装柱、平衡、样品准备和上样、洗脱、分部收集和柱再生维护等步骤。不同种类的离子交换填料的填料操作有所不同，以下内容以琼脂糖为基质的离子交换填料为例。

（1）填料预处理 离子交换填料的预处理十分重要。除了预装柱外，商品化的琼脂糖离子交换填料往往保存于20%乙醇中，混匀后量取凝胶至玻璃砂芯漏斗过滤，再以去离子水清洗几次后转移到烧杯，用初始缓冲液（凝胶：缓冲液=3：1）配成匀浆。

（2）装柱及平衡 匀浆倒入连有装柱器的柱子，先重力沉降再荷压装柱，使柱床稳定。以2~3个柱床体积的缓冲液平衡至电导、pH和UV值处于基线水平。

（3）样品准备及上样 样品需要符合电导、pH要求，无微粒，否则需要处理样品。在柱床顶端上样或以上样环方式上样。

（4）洗涤平衡 上样后以平衡液洗柱至电导、pH和UV回至基线。

（5）洗脱 用离子强度大于缓冲液的洗脱液，或以改变缓冲液pH的方法使蛋白质从填料中解离，并收集洗脱峰蛋白质。通常往缓冲液中加入NaCl、KCl来置换被吸附的蛋白质。按洗脱液成分变化分为等浓度洗脱、分段洗脱和梯度洗脱。为使有些复杂的组分完全分离，常需用梯度洗脱，即从低到高改变洗脱液中NaCl或KCl的离子强度，而达到洗脱目的的一种方法。梯度洗脱一般采用二元泵的方式来进行，也可采用专门的梯度装置。pH梯度洗脱改变了洗脱液的pH，使蛋白质的电荷降低，从吸附状态转变为解吸状态。但从保持蛋白质生物活性的角度考虑，尽量不使用此洗脱方法。

（6）组分收集 蛋白质被洗脱出来后要收集再处理。有两种收集方式：①将整个洗脱过程按一定的体积或时间收集；②根据色谱图出峰收集。当UV值增加时开始收集直至UV值降低到基线。如此，出一个峰收一次样品，直至洗脱完成。

（7）填料再生、消毒和保存 使用过的色谱填料经过再生、在线清洗、消毒后，注入20%乙醇（高于填料平面），于4℃保存。

（二）亲和色谱

亲和色谱（affinity chromatography，AC）是利用结合于填料的配体和目的蛋白质之间特异性、可逆性的亲和作用，从而实现目的蛋白质与其他蛋白质之间的分离，是一种非常有效的蛋白质纯化方法。可发生亲和作用的一对分子中的一方以共价键形式与不溶性填料基质相连接，作为固定相吸附剂。当含有混合组分的样品通过固定相时，只有和固相分子有特殊亲和力的物质，即一对分子中的另一方（亲和物）才能被固相吸附结合，而没有亲和力的无关组分就随流动相流出，然后改变流动相的成分，将结合的亲和物洗脱下来。

亲和色谱填料由在基质骨架上共价结合一种特定的配体制得。例如酶的底物（包括辅酶或辅基）、酶的可逆性抑制剂、酶的变构效应物、凝集素、蛋白质（A/G）、抗体或抗原、激素的结合蛋白、谷胱甘肽等都可以作为配体，用于分离相应的酶、糖蛋白、抗体、抗原或抗体、激素、谷胱甘肽—S—转移酶的重组融合蛋白等。有些配体只是选择性地对一种生物大分子进行吸附，如抗体对抗原；有些配体可以用于对一类蛋白质的吸附纯化，如伴刀豆球蛋白可以特异性地结合糖蛋白。

亲和层析的优点是纯化过程简单、迅速，分离效率高。经过一次亲和色谱，产物可被纯化成百倍甚至上千倍，有时目的蛋白质纯度可达到90%。亲和色谱纯化条件温和，可避免一些不稳定的生物活性物质在纯化过程中变性失活。近年来，随着新型亲和填料的问世，高效亲和色谱技术得到了发展。这项技术具有高选择性和高速度的特点，将在分离纯化实验室和产业界中发挥更大作用。

亲和色谱基本上可分为亲和填料的制备和色谱分离纯化两部分。亲和填料的制备过程包括基质、配体的选择以及基质与配体之间的连接。亲和色谱纯化过程包括装柱、亲和吸附、洗脱及再生等几个步骤。

1. 填料　由基质、间隔臂和配体组成。

（1）基质　有一定刚性、内部为多孔网状结构、表面有大量反应基团的颗粒物质，用于支撑间隔臂和配体。在其表面通过反应共价结合上间隔臂和配体后制得亲和色谱填料。亲和色谱中应用的基质有多孔玻璃、硅胶、聚苯乙烯、纤维素、葡聚糖凝胶、聚丙烯酰胺凝胶和琼脂糖凝胶等，以琼脂糖凝胶基质（见离子交换填料）的应用最为广泛。

（2）配体　它的选择是亲和色谱的关键，分为两类：一类是特异性配体，只对一种蛋白质具有结合能力（如酶的抑制剂）；另一类是组特异性配体，也称为通用性配体（如整合金属离子配体），尽管特异性较差，但是具有容量高、费用低、寿命较长和通用性高等优点，此类配体在研发生产活动中得到了广泛应用。已用于亲和色谱的常见配体及借此配体纯化的蛋白质见表3-1。

表3-1　亲和配体的种类及分离对象

配体	分离蛋白
抗原	抗体
抗体	抗原、病毒、细胞
蛋白质A、蛋白质G	免疫球蛋白
蛋白酶抑制剂、底物	蛋白酶
凝集素	多糖、糖蛋白、细胞表面因子受体、细胞
核酸	互补碱基序列、组蛋白、核酸结合蛋白
激素、维生素	受体、载体蛋白
螯合金属离子	含有组氨酸、半胱氨酸、色氨酸残基的蛋白质
酶	底物类似物、抑制剂、辅助因子
肝素	脂蛋白、脂肪酶、甾体受体、抗凝血酶

（3）配体的固相化　将配体以共价键方式连接于固相基质上制成固相填料，此技术称

为固相化技术。固相化后的配体不能丧失原有对某种蛋白质的高亲和力。固相化过程包括以下步骤。

1）活化　基质在配体固相化前常需先经活化，如分子中有许多羟基的琼脂糖可在碱化条件下用溴化氰（CNBr）活化，引入活泼的氰酸酯基团（—O—CONH$_2$），再在弱碱性条件下直接与含有游离氨基的配体化合物偶联，生成带有异脲、羰亚胺、氨基碳酸等基团的配体衍生物。

2）接臂　如果以大分子蛋白质或其他带有氨基的大分子化合物为配体，可直接偶联于活化的琼脂糖上。但是亲和层析中常用小分子化合物作为配体，而小分子的配体直接连于琼脂糖基质上往往会影响亲和物的结合，这是由于配体过分接近基质骨架，基质的空间位阻效应影响了配体与蛋白质的结合。为了解决这一问题，在琼脂糖基质和小分子配体之间引入一定长度的"手臂"——间隔臂。目前，带有不同长度及不同功能团的间隔臂的一系列琼脂糖衍生物已有商品供应。

2. 操作技术　亲和色谱的操作和其他色谱类似，但是也有不少特殊性，需要注意两点：①亲和色谱配体类型众多，配体和目的蛋白质的作用机制不同，色谱条件可能不同；②有些亲和配体本身就是蛋白质，在使用和保存这些填料时，应避免蛋白质配体变性失活。

（1）样品制备　制备前需要考虑以下三个问题：①需要确定相应的亲和色谱填料和平衡缓冲液；②最好用平衡缓冲液来制备样品，这样样品与平衡缓冲液的pH、盐离子种类和离子强度一致，有利于目的蛋白质结合在填料上；③综合考虑分离纯化效率，必要时可以先用其他分离方法如盐析、离子交换色谱除去大部分杂质后再进行亲和色谱纯化。

（2）装柱和平衡　将亲和色谱填料悬浮于平衡缓冲液中，然后加至装有少量平衡缓冲液的垂直色谱柱中，待自然沉降形成柱床后，以缓冲液平衡备用。

（3）上样及洗涤　上样就是亲和色谱填料对目的蛋白质的特异结合过程。将混合组分的样品上柱，使目的蛋白质与固相上的配体结合，再用平衡缓冲液洗去无亲和力的无关组分，流出液中如含有未被结合的目的蛋白质，收集再行上柱，重复2~3次，直至流出液中无目的蛋白质为止。

上样时选择较慢的流速，以保证样品与亲和色谱填料有充分的接触时间。一般情况下，亲和色谱填料吸附作用的强度随温度的升高而减小，在0~10℃范围内尤其明显。因此，上样时，选择较低的温度，使目的蛋白质与配体有较大的亲和力，并能够充分结合；而在洗脱时，可以适当升高温度，使待分离的目的蛋白质与配体的亲和力下降，从配体上洗脱下来。上完样品后用平衡缓冲液洗涤，洗去残留在柱床内未结合的杂质。

（4）洗脱　用洗脱液使目的蛋白质从柱填料上解离下来的过程。这一过程是亲和色谱的最关键步骤，需要选择合适的洗脱条件。主要有下列三种洗脱条件。

1）改变缓冲液的离子强度　如果配体与蛋白质间的静电吸附占优势，则在平衡液中加入1mol/L NaCl，破坏配体和蛋白质间的静电吸附作用，就能实现蛋白质的有效解吸。

2）改变缓冲液的pH　这样就会改变蛋白质与配体带电基团的电性和电量，降低两者间的相互作用力。甘氨酸–盐酸缓冲液（pH 2.5）可以解离抗原与抗体复合物。在洗脱后应尽快中和洗脱液至目的蛋白质稳定的pH范围。用起始平衡液过柱，保护配体的活性。

3）特异性洗脱　又称为亲和洗脱，就是使用游离配体或使用其他能与配体或目的蛋白质发生更强特异性亲和作用的分子，将蛋白质从填料的配体上置换下来。比如可以用谷胱甘肽将 GST 融合蛋白从谷胱甘肽填料上洗脱下来。

4）再生　亲和色谱柱用洗脱液充分洗涤后，再用平衡缓冲液再生即可重新进样。一根亲和色谱柱重复使用几次后对目的蛋白质的结合率常会降低，一般可以 0.5~1mol/L NaCl 或 2mol/L NaCl 加 6mol/L 尿素溶液充分洗脱填料基质上不可逆吸附的物质，最后用缓冲液平衡后即可再度使用。如果两次使用的间隔时间较长，可加入柳硫汞或叠氮钠等防腐剂并保存于 4℃以免微生物污染，但是这些防腐剂一定不能损害所欲提取的目的蛋白质。此防腐法也适用于一般的凝胶色谱柱。

（三）凝胶色谱

凝胶色谱（gelchromatography，GC）利用溶质分子体积大小的差别，在固定相上受到阻滞程度不同而达到分离的一种色谱方法。形象地说，溶液中的所有组分过筛，按照分子尺寸由大到小的顺序出峰，这面筛由固定相凝胶组成。因此，凝胶色谱又称为分子筛色谱（molecular sieve chromatography）、凝胶过滤色谱（gel filtration chromatography，GFC）和排阻色谱（size exclusion chromatography，SEC）。与其他几类色谱技术不同，凝胶色谱不属于吸附色谱。

1. 基本原理　凝胶色谱的分离是由于凝胶颗粒上的孔隙大小有一定分布范围，称为筛分范围，对不同分子大小的组分起到相应的阻滞作用，使各组分在柱中迁移速度不同而达到分离。不同型号的凝胶孔隙的大小有一定的范围，在选择凝胶时要根据样品中目的组分的分子大小加以考虑。在凝胶色谱中，样品组分按体积大小可以分为三类。

（1）分子体积大的样品组分　其分子完全不能进入填料颗粒的内孔，只能随流动相从填料颗粒之间的缝隙中直接流出柱外，可以说完全没有受到固定相的阻滞作用，这称为全排阻。完全不能进入内孔的最小分子量就是这种填料的全排阻极限分子量，凡大于这个分子量的样品组分均不能进入填料内孔。这些组分从进柱到出柱所需流动相的体积（洗脱体积 V_e）等于填料颗粒之间缝隙的溶液的体积（V_0，外水体积），大分子在凝胶色谱柱上的洗脱体积 $V_e=V_0$，它的流程最短。

（2）分子体积很小的样品组分　能进入填料的内孔中，这称为全渗透。能够完全渗透的最大分子量称为这种填料的全渗透极限。凡小于这个分子量的样品组分皆能进入填料所有内孔，受到内水的阻滞作用，它的流程最长，是所有组分中最后被洗脱出来的。全渗透的组分从进柱到出柱所需的流动相体积，等于填料颗粒之间的体积与内部空隙体积之和，即外水体积（V_0）与内水体积（V_i）之和（V_t）。V_t 为柱内液体体积。

（3）分子体积介于全排阻和全渗透极限之间的样品组分　可进入填料孔内，但是又不能进入填料颗粒内的全部空隙。分子量较大的组分只能进入较大的孔，分子量较小的组分可以进入较小的孔，在一定程度上受到固定相的阻滞作用。很显然，分子量大的洗脱体积（V_e）就小，分子量小的 V_e 大，但是 V_e 应该大于 V_0 而小于 V_0 和 V_i 之和（V_t），即 $V_0<V_e<V_t$。

2. 填料分类　常用的凝胶有葡聚糖凝胶、聚丙烯酰胺凝胶和琼脂糖凝胶等。

（1）葡聚糖凝胶　国外著名的交联葡聚糖商品牌号为 Sephadex G，这是目前蛋白质凝胶色谱应用最多的产品系列。交联葡聚糖凝胶由右旋葡萄糖的线性聚合物长链，用交联剂 1-氯代-2，3环氧丙烷通过醚桥交联而成。醚键不活泼，因此葡聚糖凝胶具有较大稳定性，不溶于水，但酸性条件下糖苷键易水解。由于葡聚糖中葡萄糖残基带有大量羟基，因此具有较强的亲水性，吸水后溶胀成内有多孔网状结构的透明弹性颗粒。网状结构孔隙的大小与交联度有关，交联度大，孔隙就小，吸水量也小。Sephadex凝胶型号G后面的数字表示10g凝胶干粉末的吸水值（ml）。表3-2是G型葡聚糖的各种型号及其筛分的分子量范围。型号数字愈大，交联度愈小，吸水率越大，孔径越大，被筛分物质的分子量也愈大。每一型号的凝胶又可根据颗粒大小分为粗、中、细、极细四种规格。

表3-2　G型葡聚糖的各种型号及其筛分的分子量范围

型号	溶胀粒径（μm）	分离范围	全排出最小分子量
SephadexG-10	55~165	<700	>700
SephadexG-15	60~180	<1500	>1500
SephadexG-25 粗	87~510	100~5000	>5000
SephadexG-25 中	38~235	100	>5000
SephadexG-25 细	17~132	100	>5000
SephadexG-2 超细	15~88	100	>5000
SephadexG-50 粗	200~610	500~10 000	>30 000
SephadexG-50 中	100~300	500~10 000	>30 000
SephadexG-50 细	34~208	500~10 000	>30 000
SephadexG-5 超细	20~80	100~5000	>30 000
SephadexG-75	90~280	1000~50 000	>70 000
SephadexG-7 超细	22~143	1000~100 000	>70 000
SephadexG-100	100~310	1000~100 000	>150 000
SephadexG-100 超细	25~100	1000~100 000	>100 000
SephadexG-150	116~340	1000~150 000	
SephadexG-150 超细	29~116		
SephadexG-200	129~388	1000~200 000	
SephadexG-200 超细	32~129		

交联葡聚糖的价格较高，使用后在水或缓冲液中易长霉变质，应及时回收并妥善保存。交联度大的交联葡聚糖使用后，可用水洗去缓冲液，滤干水分，再用大量丙酮脱水，除去丙酮后真空干燥即可。交联度小的交联葡聚糖要用20%、30%、50%、70%、95%的乙醇依次浸泡平衡以除去水分，最后用丙酮或乙醚脱水，真空干燥。

（2）聚丙烯酰胺凝胶　商品名为生物凝胶-P（Bio-Gel-P），由丙烯酰胺和亚甲基双丙烯酰胺共聚而成。由于它是碳-碳骨架结构，所以完全是惰性的，但在酸碱性较强的情况下不如葡聚糖凝胶稳定。适宜使用的pH范围为2~11，其使用范围及效果与葡聚糖凝胶相似。

（3）琼脂糖凝胶　属天然凝胶，琼脂糖结构为β-D-半乳糖和3，6-无水-L-半乳糖两种单糖交替所组成的多聚糖，可用改变琼脂糖浓度的办法来控制多孔网状结构的疏密程度。凝胶色谱常用Sepharose和Bio-Gel-A填料。浓度为2%、4%、6%的琼脂糖凝胶，其商品名分别为Sepharose 2B、4B、6B。用2，3-二溴丙醇交联后耐压有一定的提高，对应的产品称为CL2B、CL4B、CL6B交联系列（crosslink，CL）。用双官能团氧化交联可得到耐压和流速有很大提高的产品，分别为2FF、4FF和6FF。FF是Fast Flow（高流速）的缩写，FF类琼脂糖基质骨架的填料已广泛应用于蛋白质分离纯化。

（4）复合凝胶Sephacryl和Superdex　复合凝胶可由上述不同的凝胶混合而成，如Sephacryl系列凝胶由烯丙基葡聚糖用亚甲基双丙烯酰胺交联而成，Superdex凝胶是将葡聚糖与高交联的琼脂糖微球键合而成。这两个系列凝胶的颗粒及孔径比较均一，机械性能好，耐变性剂，耐高压，流速快且分辨率高。其中，Superdex系列凝胶是目前分辨率和选择性最高的凝胶填料之一。

3. 色谱条件

（1）凝胶填料的选择　根据目的组分与杂质组分分子量大小，选择合适排阻极限的填料。孔径较小的葡聚糖凝胶（G–10、G–15、G–25、G–50）主要用于脱盐与其他小分子的分离；孔径较大的凝胶可用于蛋白质的分离。可以选择相应的凝胶填料，让目的蛋白质在小于全排阻极限、大于全渗透极限或在此二者之间出峰，使目标组分与杂质得到较好的分离。但对于分子量在100kD以上的蛋白质，通常无法使用葡聚糖凝胶，而要用琼脂糖凝胶。与琼脂糖凝胶相比，葡聚糖凝胶产品的品种多，分离范围小，分离度要高些；其缺点是流动相pH和离子强度的变化会引起葡聚糖凝胶柱床体积的变化。

同型号的凝胶又可分为粗、中、细、极细四种规格。凝胶颗粒细，分离效果好，但流速慢，可根据实验要求来选择，一般去盐时宜用粗颗粒，分离蛋白质时宜用细颗粒，只有在薄层层析中用极细颗粒。

（2）流动相与洗脱模式　选择缓冲液时，需要考虑：①目的蛋白质稳定；②保持足够缓冲能力的前提下，缓冲液离子强度可适当低一些；③一般采用中性pH缓冲液，如磷酸缓冲液（$pK_{a2}=7.2$）和Tris缓冲液（$pK_a=8.1$）。如果在凝胶色谱后接着运用其他色谱方法，则可考虑使用下一步色谱操作所用的缓冲液；④若填料采用交联葡聚糖，因其有很弱的酸性，能与蛋白质的碱性基团相互吸引，如果是碱性蛋白质这种吸附现象就更突出。它对酸性基团有排斥作用，使样品提前洗脱，一般在离子强度较高的盐溶液中，以上因素可忽略，所以常用缓冲液的盐浓度至少大于0.02mol/L，一般使用含有0.1~0.15mol/L NaCl缓冲液。凝胶色谱分离时洗脱方式采用等浓度洗脱，而不采用梯度洗脱方式。

（3）上样量　凝胶色谱用于蛋白质分离时，上样体积对分离效果的影响甚大，体积过大使峰形增宽，分离效果不佳。一般样品体积应不大于凝胶床总体积的1%~5%，同时样品蛋白质浓度一般不超过4%。在脱盐、缓冲液交换时，上样体积可增加至柱床体积的30%。

（4）流速　首先，整个凝胶色谱过程中流速不应超过该填料的最大流速限制；其次，目的蛋白质分子大小不同，最佳流速也不同。在低流速下，高分子量蛋白质洗脱峰较好；但是低分子量蛋白质洗脱峰变宽。因此，应当根据目的蛋白质分子量大小来确定合适的流速。

（5）柱直径和长度　柱直径一般在1~5cm范围内，小于1cm会产生管壁效应，大于5cm则稀释现象严重。柱长度与直径的比值一般宜在20∶1或30∶1以上。

4. 凝胶色谱的应用

（1）蛋白质等大分子分离纯化　在蛋白质等生物大分子的分离纯化中，凝胶色谱法是一种重要的手段。在蛋白质纯化工艺中，凝胶色谱通常用在整个过程的后面几步，前面可能是疏水作用色谱、离子交换色谱或亲和色谱等步骤。

（2）脱盐或去除小分子物质　高分子（如蛋白质、核酸、多糖等）溶液中的低分子量杂质，可以用凝胶色谱法除去，这一操作称为脱盐。用本法去盐有操作简便、快速，蛋白质、酶类等在去盐过程中不易变性等优点。适用的凝胶为葡聚糖凝胶G-25或生物凝胶P-6。柱长30~40cm已能满足要求，适宜的柱长与直径比为5~15，样品体积可达到柱体积的25%～30%，较高的流速不会影响蛋白质的脱盐效果。在脱盐过程中，除去小分子物质的同时也可达到更换样品缓冲液的目的。

（3）蛋白质溶液的浓缩　蛋白质的稀溶液需要浓缩时，可加入葡聚糖G-25或G-50的干胶，蛋白质稀释液中的水分及低分子量物质就会进入凝胶颗粒内部孔隙中，直到全部充满为止。高分子物质排除在颗粒之外，经离心、过滤，将溶胀后的凝胶分离除去，上清液即浓缩了的蛋白质溶液。根据需要可反复多次浓缩，此法适用于不稳定蛋白质溶液的浓缩。

（4）用于包涵体蛋白质复性　在大肠埃希菌内高表达的重组蛋白经常发生聚集而形成不溶的、无活性包涵体。包涵体以脲、盐酸胍等变性剂溶解制备所得的溶液，通过Sephacryl凝胶柱时，变性剂分子量小，可进入凝胶颗粒内部的小孔中。因此，当变性蛋白通过色谱柱时，变性剂浓度不断减小（脱盐）。变性剂浓度的降低促使蛋白质折叠成紧密的类似天然的构象。

（四）其他色谱技术

实际工作中还会应用疏水作用色谱、反相色谱以及近年来出现的集色谱分离与膜分离于一体的径向色谱分离技术。它采用径向流动技术，样品和流动相从柱的周围流向圆心，因此可在较小的柱床高度下使用较大的流速，样品出峰快速。同时柱体可径向串联，使分离纯化效率得以提高。

另外，值得一提的是尽管从理论来讲，需要就目的蛋白质的理化特性来设计纯化策略，并通过小规模的预实验对纯化工艺加以优化，但实际上就某一特定的目的蛋白质而言，往往已有文献报道了相应的分离纯化方法。我们需要做的就是按照实验室具备的条件对文献报道的方法加以利用、改进和优化。

四、纯化蛋白质的鉴定与保存

蛋白质分离纯化后，需要鉴定得到的产品是否就是目的蛋白质以及分析目的蛋白质的量和纯度，纯化方案是否合适，有些情况下，还需测定纯化产物的分子量、等电点、氨基酸序列、肽谱和生物活性等参数。要弄清楚这些问题就必须建立专一、准确、灵敏和方便的测定方法。以下简要介绍蛋白质浓度和纯度测定的常用方法。

（一）浓度测定

蛋白质的浓度测定有多种方法，常用的方法有双缩脲法、Folin-酚试剂法、考马斯亮蓝法和二喹啉甲酸法。这些方法适用的蛋白质浓度范围不同，干扰物不同和不同的蛋白质样品。

1. 双缩脲法（Biuret assay）　碱性溶液中Cu^{2+}与蛋白质的肽键络合，形成紫红色络合物，颜色的深浅与蛋白质浓度成正比。此物质在540nm波长处有最大吸收，分光光度法测定复合物的吸光值作为定量依据。

双缩脲法的优点：简便、快速，干扰物质少。缺点：灵敏度差。

2. Folin-酚试剂法（Lowry assay）　在碱性条件下，蛋白质中的肽键与Cu^{2+}反应，生成紫红色复合物。这一复合物中的Cu^{2+}和氨基酸残基（酪氨酸、半胱氨酸、色氨酸）还原酚试剂中的磷钼酸–磷钨酸，产生深蓝色的钼蓝和钨蓝的混合物，蓝色的深浅度与蛋白质浓度成正比。其最大吸收峰位于745~750nm处，可根据750nm吸光值测定蛋白质的浓度。

Folin–酚试剂法的优点：灵敏度高于双缩脲法，属于较为广泛使用的一类方法。缺点：①费时较长，要精确控制操作时间；②标准曲线也不是严格的直线形式；③专一性较差，干扰物质较多。对双缩脲反应发生干扰的物质，同样干扰Lowry反应。

Folin–酚试剂主要成分磷钼酸和磷钨酸在酸性条件下稳定，但还原反应只在pH 10~10.5的情况下发生，故当Folin–酚试剂加到碱性的铜–蛋白质溶液中时，必须立即混匀，以便在磷钼酸–磷钨酸试剂被破坏之前，还原反应即能发生。

3. 考马斯亮蓝法（Bradford assay） 1976年，Bradford根据蛋白质与染料相结合而显色的原理，建立了考马斯亮蓝法，也称为Bradford法。这一方法是目前灵敏度最高的蛋白质测定法。

在酸性溶液中，考马斯亮蓝G–250染料与蛋白质结合，使染料的最大吸收峰的位置由465nm转变为595nm。复合物颜色深浅与蛋白质浓度成正比。检测595nm吸光度即可定量测定样品蛋白质浓度。

考马斯亮蓝法的突出优点：①灵敏度高，比Lowry法约高4倍；②测定快速、简便，只需加一种试剂，反应时间缩短至2分钟；③复合物颜色在1小时内保持稳定，不用像Lowry法那样费时和严格地控制时间；④干扰物质少。此法的缺点：①染料主要是与蛋白质中的精氨酸和赖氨基酸残基结合，由于它们在不同蛋白质中的含量不同，因此不同蛋白质的浓度测定时有较大的偏差；②仍有一些物质干扰本法的测定，主要的干扰物质有去污剂、Triton X–100、SDS和0.1mol/L NaOH；③标准曲线也有轻微的非线性，因而不能用Beer定律进行计算，而只能用标准曲线来测定未知蛋白质的浓度。

4. 二喹啉甲酸法（BCA assay） 一种Lowry法的改进方法。在碱性条件下，蛋白质中的肽键与Cu^{2+}反应生成络合物，同时将Cu^{2+}还原为Cu^+，一个Cu^+螯合两个BCA分子，形成稳定的紫红色复合物，其最大光吸收在562nm，吸光强度与蛋白质浓度成正比。

二喹啉甲酸法操作简便、快速，灵敏度与Lowry法相当，试剂稳定性好，抗干扰能力强，不受去垢剂和变性剂（尿素、盐酸胍）的影响，但对于还原糖更加敏感。

上述蛋白质浓度测定方法均有试管法和微孔板法，微孔板法具有操作简便、快速读数和节约试剂的优点，但是要求操作者熟练掌握对微量移液器的准确使用。

（二）纯度分析

蛋白质纯度往往是指蛋白质产品中目的蛋白质的含量。在众多的蛋白质纯度分析方法中，聚丙烯酰胺凝胶电泳和高效液相色谱是最方便、有效的检测手段，也具有足够的灵敏度。

1. 十二烷基硫酸钠–聚丙烯酰胺凝胶电泳（SDS–polyacrylamide gel electrophoresis, SDS–PAGE） 基本原理：蛋白质样品和聚丙烯酰胺凝胶系统中加入带负电荷较多的十二烷基硫酸钠（SDS），蛋白质结合SDS并带上大量的负电荷，导致蛋白质分子间电荷差异消失，此时蛋白质在电场中的泳动速率仅与蛋白质颗粒大小相关。加之聚丙烯酰胺凝胶具有分子筛效应，样品按多肽分子量的大小分离。对凝胶上的蛋白质染色后，可以用已知分子量标准品确定目的蛋白质或杂蛋白条带。分析条带灰度后，可计算出目的蛋白质的纯度。

2. 高效液相色谱法 常用于蛋白质纯度的分析，先对样品中目的蛋白质进行定性分析，继之测定其纯度。同一种蛋白质在固定的色谱条件下，出峰时间（保留时间）总是固定的，因此可用标准蛋白质作对照进行定性。而定量的依据则是在一定的范围内，蛋白质的量与其峰面积成正比。高效液相色谱定量方法有多种，比较准确的方法是内标法；比较方便的方法为外标法。

蛋白质的测定方法种类较多，只采用一种方法鉴定的蛋白质纯度是不够可靠的，至少采用两种以上的方法，且两种方法的分离原理不同，这样判断蛋白质的纯度才可靠。

本 章 小 结

核酸是生命活动的物质基础，DNA和RNA是生物体最重要的两类核酸分子，对其的分离与纯化是分子生物学重要的研究内容，也是对疾病进行分子诊断的最基础工作。基因检测必将成为生物学产业发展的新标志，高通量、自动化核酸提取方法的产生使基因检测人力成本的降低、大批量检测成为现实，也使得基因检测走向普通百姓成为可能。核酸分离与纯化的标本可来源于临床上常见的样本如血液、尿液、培养细胞等，分离纯化应遵循总的原则：①保证核酸一级结构的完整性；②保证核酸样品的纯度。核酸分离纯化的技术路线分为三个步骤：核酸的释放、分离纯化、浓缩、沉淀和洗涤。核酸的鉴定分为浓度、纯度、完整性的三个方面。浓度和纯度的测定可通过紫外分光光度法与荧光光度法，完整性的鉴定方法主要是琼脂糖凝胶电泳法。基因组DNA分离与纯化的主要方法有酚抽提法、硅胶膜柱抽提法、缠绕法等。质粒DNA提取与纯化的方法有小量抽提碱裂解法、硅胶膜柱抽提法等。常用的RNA提取方法包括 Trizol 试剂提取法、柱分离法等，要注意RNA制备的环境与条件，防止 RNase 对 RNA 的降解。

蛋白质的分离纯化通常就是利用其相应的理化性质，采取盐析、透析、离心、电泳以及色谱等不破坏蛋白质空间构象的方法，获得高纯度的目的蛋白质。蛋白质色谱技术就是利用蛋白质颗粒的大小、电荷多少、疏水作用力的强弱以及亲和力等物理化学特性不同，理化性质相差不大的蛋白质混合物中各组分经过与填料成百上千次的结合–解离而得到分离。按色谱原理或色谱填料分类，有离子交换色谱、亲和色谱和凝胶过滤等。

习 题

扫码"练一练"

一、选择题

1. 分离纯化核酸的原则是

A. 保持空间结构完整
B. 保持二级结构完整并保证纯度
C. 保证一定浓度
D. 保持一级结构完整并保证纯度
E. 保证纯度与浓度

2. 大多数质粒在自然状态下的是

A. 线性双链DNA
B. 线性单链DNA
C. 线性单链RNA
D. 环状双链DNA
E. 环状单链DNA

3. EB溴化乙锭作为核酸电泳指示剂的原理是

A. EB是一种可视物质

B. EB是核酸转性染料

C. EB特异性结合核酸分子

D. EB在紫外光下放射荧光

E. EB插入核酸分子之间并在紫外光下产生荧光

4. 长期保存核酸样品的适宜温度是

A. 0~4℃　　　　　　B. –20℃　　　　　　C. –50℃　　　　　　D. –80℃　　　　　E. 室温

5. 凝胶色谱分离蛋白质的依据是

A. 亲和作用　　　　　　　　　B. 等电点

C. 分子大小　　　　　　　　　D. 疏水作用

E. 固定相对蛋白质的吸附作用不同

6. 进行蛋白质溶液凝胶过滤脱盐时，宜选用的葡聚糖凝胶是

A. G–25　　　　　B. G–75　　　　　C. G–100　　　　　D. G–150　　　　　E. G–200

7. 适合工业生产的细胞破碎方法有

A. 化学法　　　　　　　　　B. 高压挤压法　　　　　　　　C. 酶解法

D. 渗透压冲击法　　　　　　　E. 超声破碎法

8. 用于蛋白质检测的标本长期保存于

A. 室温　　　　　B. 4℃　　　　　C. 8℃　　　　　D. –20℃　　　　　E. –70℃

9. 下列说法错误的是

A. 用于RNA检测的样本短期可保存在–20℃

B. 用于PCR检测的样本可用肝素作为抗凝剂

C. 如使用血清标本进行检测应尽快分离血清

D. 外周血单个核细胞可从抗凝全血制备

E. 用于核酸提取的痰液标本应加入1mol/L NaOH初步处理

10. 用于肺炎支原体DNA检测的痰液标本应悬浮于

A. 1mol/L NaOH　　　　　　　B. 1mol/L HCl　　　　　　　C. 变性剂

D. 酒精　　　　　　　　　　E. 生理盐水

11. 下列说法正确的是

A. 液状石蜡切片中缩短蛋白酶K的消化时间可增加提取DNA片段的长度

B. 组织样本不需蛋白酶K消化即可进行核酸提取

C. 用于提取核酸的石蜡切片需要先用二甲苯脱蜡

D. 用于提取核酸的石蜡切片不需脱蜡即可进行核酸提取

E. 新鲜的组织样本需要先用二甲苯脱蜡才能进行核酸提取

12. 质粒的主要成分是

A. DNA　　　　　　　　　　B. 蛋白质　　　　　　　　　C. 多糖

D. 氨基酸衍生物　　　　　　　E. 脂类

13. 下列不属于提取DNA原则的是

A. 保证核酸一级结构完整性

B. 保留所有核酸分子

C. 核酸样品中不应存在有机溶剂和过高浓度的金属离子

D. 蛋白质、多糖和脂类分子的污染应降低到最低程度

E. 排除RNA分子的污染与干扰

14. 组织DNA提取中，苯酚–氯仿抽提离心分三层，DNA位于

A. 上层   B. 中间层   C. 下层

D. 中间层和下层   E. 上下层均有

15. 影响DNA分离纯化效果的是

A. 材料新鲜，低温保存   B. 加核酸酶抑制剂

C. 剧烈振荡   D. 除净蛋白质

E. 除尽多糖

16. 组织DNA提取中，EDTA的作用是

A. 抑制 DNase   B. 沉淀DNA   C. 减少液体表面张力

D. 抑制 RNase   E. 去除蛋白质

17. 质粒DNA提取中，沉淀DNA的是

A. 70%乙醇   B. 无水乙醇   C. 酚–氯仿

D. SDS   E. 异丙醇

18. DNA提取中不能有效去除蛋白质的是

A. 酚–氯仿抽提   B. SDS   C. 高盐洗涤

D. 蛋白酶K   E. RNase

19. 下列哪种方法不是根据蛋白分子大小进行蛋白分离纯化的

A. 透析   B. 超滤   C. 凝胶过滤层析

D. 离子交换层析   E. 离心

20. 采用配体的特异性亲和力分离纯化蛋白的方法是

A. 盐析   B. 亲和层析   C. 凝胶过滤层析

D. 离子交换层析   E. 离心

21. 下列有关蛋白质提取和分离的说法，错误的是

A. 采用透析法是蛋白质与其他小分子化合物分离开来

B. 离心沉降法通过控制离心速率使分子大小、密度不同的蛋白质分离

C. 蛋白质在电场中与其自身所带电荷相同的电极方向移动

D. 透析法分离蛋白质的原理是利用蛋白质不能通过半透膜的特性

E. 在蛋白质溶液中加入大量中性盐可使蛋白质沉淀析出

22. 离子交换层析有效分离蛋白质的依据是

A. 蛋白的分子大小   B. 蛋白质的pI   C. 蛋白所带电荷

D. 蛋白的溶解度   E. 配体的特异性亲和力

23. 某人提取DNA后，将DNA溶液稀释10倍，然后经紫外分光光度计检测结果 $A_{260} = 0.56$，$A_{280} = 0.31$，比色皿光径1cm，该DNA样品的浓度为

A. 124μg/ml   B. 150μg/ml   C. 224μg/ml

D. 250μg/ml   E. 280μg/ml

24. 纯DNA的 A_{260}/A_{280} 比值为1.8，可使比值升高的是

A. 蛋白质   B. 酚   C. 氯仿   D. RNA   E. 乙醇

二、简答题

1. 简述磁珠法提取 DNA 的方法原理。

2. 何为亲和色谱？有何特点？

3. 如何合理地设计蛋白质分离纯化工艺流程？

4. 如何从全血中提取分离 DNA？

（何雪梅）

第四章

DNA 重组技术

学习目标 ⵊⵊⵊⵊ⵿⵿⵿

1. **掌握** DNA 重组的概念；DNA 重组技术的常用工具酶及其作用；载体的种类和特点。
2. **熟悉** DNA 重组技术的基本流程。
3. **了解** DNA 重组技术与医学的关系。
4. 学会运用实例简单设计 DNA 重组技术。

不同来源的 DNA 分子通过磷酸二酯键连接而重新组合成新的 DNA 分子的过程，称为 DNA 重组（DNA recombination）。DNA 重组方式有两种：一种为自然界不同物种和不同个体间的 DNA 重组，在进化、繁殖、病毒感染、基因表达以及癌基因激活等过程中，DNA 重组都起着重要作用；另一种则是在体外进行的人工 DNA 重组，即 DNA 重组技术，又称分子克隆（molecular cloning），是按照人的意愿，在体外对 DNA 分子进行重组，再将重组体导入受体细胞，使其在细胞中扩增，以获得该 DNA 分子的大量拷贝。

将基因进行克隆，并利用克隆的基因表达、制备特定的蛋白或多肽产物，或定向改造细胞乃至生物个体的特性所用的方法及相关的工作统称为基因工程。目前，基因工程已广泛应用于人类疾病相关基因功能的研究、生物制药、基因诊断、基因治疗等方面。

第一节　常用工具酶

DNA 重组技术的操作过程涉及对 DNA 的切割、连接、修饰等，这些过程都是在酶的作用下进行的，我们称这些酶为工具酶（tool enzyme）。DNA 重组技术的迅速发展离不开各种工具酶的相继发现和应用，工具酶就其用途可分为：限制性核酸内切酶（restriction endonuclease，RE）、DNA 连接酶（DNA ligase）以及其他的一些工具酶。

一、限制性核酸内切酶

限制性核酸内切酶是一类能识别和水解双链 DNA 分子内特异碱基序列的核酸水解酶类，简称限制性酶。在所有的工具酶中，限制性核酸内切酶是 DNA 重组技术中使用的基本工具。

（一）分类

根据酶分子组成和酶作用的特异性，可将限制性核酸内切酶分为三种：I 型、II 型和 III型。I 型限制性核酸内切酶属于复合功能酶，兼有修饰酶活性和依赖 ATP 的限制酶活性，能

识别和结合于特定的DNA序列，但其水解DNA的位点通常是识别位点周围的400～700bp范围内的随机位点，因此不产生特异片段。Ⅲ型限制性核酸内切酶与Ⅰ型一样，其切割位点在识别序列下游24～30bp处，特异性不强，因此Ⅰ型和Ⅲ型限制性核酸内切酶在基因操作中用途较少。Ⅱ型限制性核酸内切酶具有高度特异的识别和切割双链DNA上特定位点的特点，是DNA重组技术中最常用的工具酶。

（二）命名

限制性核酸内切酶大多来自于细菌，其切割序列和位点已知。现在通用的命名原则：第一个字母（大写、斜体）为细菌属名的第一个字母；第二、三个字母（小写、斜体）为细菌种名的前两个字母；第四个字母为菌株名称的第一个字母；最后按该菌株中发现限制性酶的先后次序写上罗马数字。如从淀粉液化芽孢杆菌（*Bacillus amylolique faciens*）H株中发现的第一种限制性核酸内切酶，命名为*Bam*HⅠ。

（三）Ⅱ型限制性核酸内切酶的功能

Ⅱ型限制性核酸内切酶的DNA特异识别位点通常为4～6bp的回文结构，即反向重复序列。限制性酶在其识别序列的特定位点对双链DNA进行切割，由此产生出特定的酶切末端。双链DNA被酶切后可出现三种形式的末端。

1. 5′突出黏性末端　如限制性酶在二重对称轴的5′端切割双链DNA的每条链时，则双链DNA交错断开，产生带5′突出的黏性末端。

2. 3′突出黏性末端　如限制性酶在二重对称轴的3′端切割双链DNA的每条链时，则双链DNA交错断开，产生带3′突出的黏性末端。

3. 平末端　如限制性酶在二重对称轴的中间同时切割DNA的两条链，则产生平齐的末端，称为平末端。多数Ⅱ型限制性核酸内切酶在切割DNA双链时产生的是5′或3′黏性末端。几种常见的Ⅱ型限制性核酸内切酶的识别序列、酶切位点及酶切后产生的末端类型见表4-1。

表4-1　常见的Ⅱ型限制性核酸内切酶的识别序列、酶切位点及末端类型

限制性内切酶	识别序列	酶切位点	末端类型
*Eco*RⅠ	5′-GAATTC-3′ 3′-CTTAAG-5′	5′-G　　AATTC-3′ 3′-CTTAA　　G-5′	5′黏性末端
*Pst*Ⅰ	5′-CTGCAG-3′ 3′-GACGTC-5′	5′-CTGCA　　G-3′ 3′-G　　ACGTC-5′	3′黏性末端
*Sma*Ⅰ	5′-CCCGGG-3′ 3′-GGGCCC-5′	5′-CCC　　GGG-3′ 3′-GGG　　CCC-5′	平末端

📋 **知识拓展**

星号活性

限制性核酸内切酶在非标准反应条件下，对序列识别的特异性下降，从而切割一些与特异识别顺序类似的序列，此时一般在酶的右上角加*表示。如*Eco*RⅠ*代表的星号活力，是指当高pH或低离子强度条件下，*Eco*RⅠ的识别顺序由5′-G↓AATTC-3′变为5′-N↓AATTN-3′；另一种情况是对AATT中的分辨不严。因此，实验中应尽量防止星号活性的产生。

二、DNA连接酶

DNA连接酶在DNA重组中的主要功能是催化两个互补黏性末端或平末端双链DNA分子的5′-磷酸基团与3′-羟基形成磷酸二酯键,将具有互补黏性末端或平末端的两条双链DNA片段连接起来,实现DNA的体外重组。DNA重组技术中最常用的DNA连接酶是由大肠埃希菌T_4噬菌体DNA编码的T_4 DNA连接酶。T_4 DNA连接酶在作用时需要ATP和Mg^{2+}作为辅助因子,其作用的底物可以是具有互补黏性末端的两个双链DNA分子,也可以是具有平末端的两个DNA分子,但是平末端之间的连接要比黏性末端之间的连接慢得多,平末端连接时可用单价阳离子(150~200mmol/L NaCl)或低浓度的聚乙二醇(PEG)提高连接效率。除T_4 DNA连接酶以外,还有大肠埃希菌染色体编码的DNA连接酶,它的作用方式与T_4 DNA连接酶基本相同,只是催化过程中需要NAD^+作为辅助因子。

三、其他工具酶

在DNA重组技术中,除限制性核酸内切酶和DNA连接酶外,还有其他一些工具酶也是在DNA重组技术中必不可少的,现将常用的其他工具酶概括于表4-2。

表4-2　DNA重组技术中常用的其他工具酶

工具酶	主要功能
DNA 聚合酶I	合成双链 cDNA 分子;填补 DNA 3′ 末端上的空隙;缺口平移法标记 DNA 探针
Klenow 片段	cDNA 第二条链的合成;双链 DNA 3′ 末端标记;DNA 序列分析
Taq DNA 聚合酶	多聚酶链反应(PCR);DNA 测序;T-A 克隆
反转录酶	以 mRNA 为模板合成 cDNA
碱性磷酸酶	去除 DNA 或 RNA 5′ 末端的磷酸基团,产生 5′-羟基
末端脱氧核苷酸转移酶	将脱氧核苷酸加到 DNA 分子的 3′-羟基末端
T_4 噬菌体多核苷酸激酶	催化 ATP 的 γ-磷酸基团转移至 DNA 或 RNA 片段的 5′ 末端,用于探针或测序引物的 5′ 端标记

1. DNA聚合酶　以DNA为模板,以dNTP为底物,催化dNTP脱去焦磷酸以dNMP的方式聚合成新生DNA的酶,故又称DNA依赖的DNA聚合酶(DNA-dependent DNA polymerase,DDDP或DNA-pol)。目前在DNA重组技术中常用的DNA聚合酶是大肠埃希菌DNA聚合酶I、大肠埃希菌DNA聚合酶I大片段(Klenow片段)、T_4噬菌体DNA聚合酶、T_7噬菌体DNA聚合酶以及耐高温DNA聚合酶(如*Taq* DNA聚合酶)等。

不同的DNA聚合酶具有各自的酶学特性。DNA聚合酶I是从大肠埃希菌中发现的第一个聚合酶,具有5′→3′ DNA聚合酶活性、5′→3′及3′→5′核酸外切酶活性,它能以DNA为模板,以4种脱氧核苷酸为底物,从游离3′-羟基,以5′→3′ DNA聚合酶活性使DNA链延伸,也可用于填补DNA 3′末端上的空隙或是切除RNA引物后留下的空隙,此外,由于它具有5′→3′核酸外切酶活性,常用于缺口平移法标记DNA探针。Klenow片段是经枯草杆菌蛋白酶裂解完整的DNA聚合酶I或用基因工程手段去除全酶中5′→3′外切酶活性片段而得到的,具有5′→3′ DNA聚合酶活性及3′→5′外切酶活性的全酶大片段,常用于cDNA第二条链的合成、双链DNA 3′-末端标记、DNA序列分析等。T_4噬菌体DNA聚合酶的酶活性与Klenow片段酶活性相似,然而其3′→5′的外切核酸酶活性比 Klenow大片段酶强近200倍,且T_4噬菌体DNA聚合酶在催化DNA合成过程中不从单链DNA模板上置换寡核苷酸引物,因此在体外突变反应中，T_4 DNA 聚合酶比 Klenow 片段具有更高的效率。T_7 噬菌体 DNA 聚合酶所催化合成的 DNA 的平均长度要比其他 DNA 聚合酶催化合成的 DNA 的平均长度长得多。*Taq* DNA 聚合酶由于其最佳作用温度为 75~80℃，目前广泛用于多聚合酶链反应（PCR）及 DNA 测序，另外，*Taq* DNA 聚合酶具有末端转移酶作用，能在所合成 DNA 链的 3′ –羟基末端加上一个腺苷酸残基（A），这样的 PCR 产物可直接与带有 3′ –T 线性化载体（T 载体）连接（T–A 克隆）。

考点提示 *Taq* DNA 聚合酶的功能。

2. 反转录酶（reverse transcriptase） 一种依赖于 RNA 的 DNA 聚合酶（RNA–dependent DNA polymerase，RDDP）。常用的反转录酶有两种，禽类成髓细胞性白血病病毒（AMV）反转录酶和 Moloney 小鼠白血病病毒（MMLV）反转录酶。反转录酶以 mRNA 为模板催化合成互补的 DNA 称为 cDNA（complementary DNA），因此反转录酶在 DNA 重组技术中的主要用途是以真核 mRNA 为模板合成 cDNA，用以构建 cDNA 文库。另外，反转录酶没有 3′ → 5′ 外切酶活性，因而没有校对功能，致使延伸过程中错配率较高。

3. 碱性磷酸酶（alkaline phosphatase） 根据来源不同，碱性磷酸酶可以分为细菌碱性磷酸酶和牛肠道碱性磷酸酶两种。碱性磷酸酶的功能是去除 DNA 或 RNA 5′ 末端的磷酸基团，产生 5′ –羟基。在制备载体时，用碱性磷酸酶处理后，可防止载体自身环化，提高重组效率。

4. 末端脱氧核苷酸转移酶（terminal deoxynucleotidyl transferase，TdT） 简称末端转移酶，它的作用是将脱氧核苷酸加到 DNA 分子的 3′ –羟基末端，若在目的基因和载体 DNA 分子的 3′ –羟基末端重复添加某一种互补的多聚脱氧核苷酸，即同聚物加尾，可提高连接效率。末端转移酶也可用于标记 DNA 片段的 3′ 端，如探针标记。

5. T_4 噬菌体多核苷酸激酶（T_4 polynucleotide kinase） 催化 ATP 的 γ– 磷酸基团转移至 DNA 或 RNA 片段的 5′ 末端，常用于探针或测序引物的 5′ 端标记。

第二节　常用载体

扫码"学一学"

载体（vector）是指能携带外源 DNA 片段导入宿主细胞进行扩增或表达的运载工具。制备的目的基因或外源性 DNA 片段与合适的载体在体外连接形成重组载体，才能进入受体细胞并进行复制和表达。载体的本质是 DNA，一个好的载体应具备以下特征：①能自主复制并能带动插入的外源基因一起复制；②载体分子上具有可供外源基因插入的酶切位点，也叫克隆位点，载体分子具有的单一的酶切位点种类越多，应用越广泛；③载体的相对分子量不宜过大，以便于携带较大的外源 DNA 片段，也便于体外重组操作；④具有合适的筛选标记，如抗药性基因等，以便于重组后阳性克隆的筛选与鉴定；⑤在细胞内稳定性高且拷贝数多，以保证重组体在宿主细胞内稳定表达而不易丢失。

目前已构建成功的载体主要有质粒载体、噬菌体载体、病毒载体等多种类型，根据其用途不同，又将载体分为克隆载体（cloning vector）和表达载体（expressing vector）两类。

一、克隆载体

克隆载体主要进行外源 DNA 的克隆，常用的克隆载体包括质粒、噬菌体、黏粒、病毒、人工染色体等。

（一）质粒载体

质粒是细菌染色体以外具有自主复制能力的小型双链环状DNA分子，对细菌的某些代谢活动和抗药性的表型具有一定的作用。根据质粒在细胞中复制量的不同又将质粒分为两种类型：低拷贝的严紧型质粒和高拷贝的松弛型质粒。低拷贝的严紧型质粒在复制过程中需要进行蛋白质合成和DNA聚合酶Ⅲ的存在，高拷贝的松弛型质粒的复制使用DNA聚合酶Ⅰ，能在细胞蛋白质合成及染色体复制停止的情况下继续大量扩增。基于这一原理，当细菌扩增到一定密度时可加入氯霉素抑制细菌增殖，而质粒扩增不受影响，达到大量扩增质粒的目的，故质粒载体大多是以高拷贝的松弛型质粒为基础经人工改造拼接而成。

自然条件下质粒还可通过类似于细菌结合的方式从一个宿主转移到新的宿主中，正是由于质粒具有自我复制和遗传交换的能力，故人们对天然质粒进行修饰改造，成功地构建了大量的具有不同特性的专用质粒载体。

1. pBR322载体 由一系列大肠埃希菌质粒DNA通过DNA重组技术构建而成的双链克隆载体，长为4.36kb（图4-1）。它有四环素抗性基因（Tet^r）和氨苄青霉素抗性基因（Amp^r）供菌落抗药性筛选。在这两个基因中有几个常用的限制性内切酶的单一酶切位点。当用外源DNA片段插入Pst Ⅰ位点时，则此质粒由抗氨苄青霉素（Amp^r）变为对氨苄青霉素敏感（Amp^s）。这种重组子导入宿主菌后，宿主菌将在含氨苄青霉素琼脂糖平皿上不能生长，而在含四环素的平皿上能够生长。将这种被转化的细菌铺在含四环素的琼脂糖平皿上，长出菌落说明细菌中含有质粒，但质粒中不一定有外源DNA插入。再将长出的菌落分别取少许涂在含氨苄青霉素的琼脂糖平皿上，能在这种平皿上生长的菌落为阴性菌落，即质粒中没有外源DNA片段的插入；不能在这种平皿上生长的菌落为阳性菌落，即质粒中有外源DNA片段的插入。我们应该保存阳性菌落并做进一步鉴定。当用$BamH$ Ⅰ和（或）Sal Ⅰ插入位点时，质粒则由抗四环素（Tet^r）变为对四环素敏感（Tet^s），筛选原理与Pst Ⅰ插入位点相同。这种筛选方法称为双抗生素对照筛选，又称插入失活筛选。

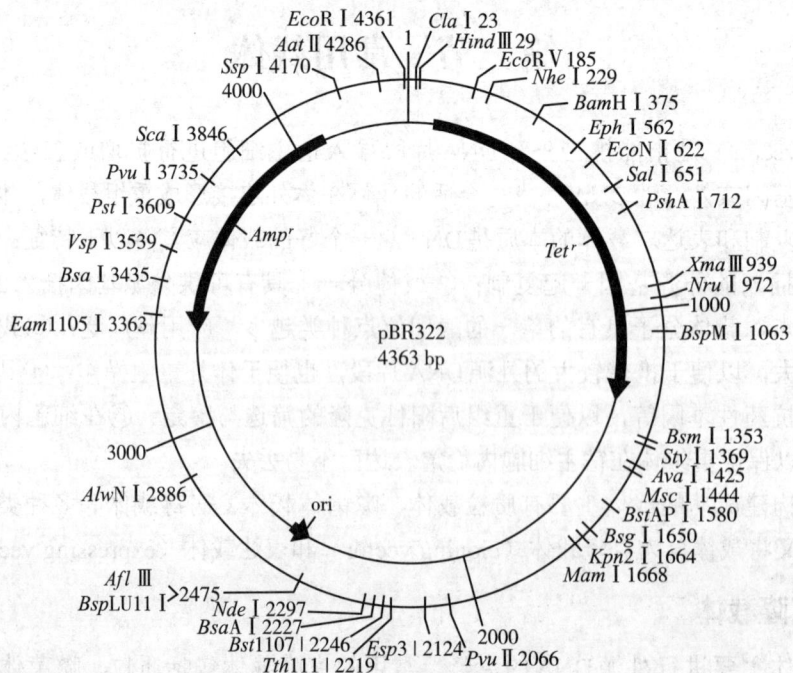

图4-1 pBR322质粒结构示意图

pBR322质粒载体自身分子量相对较小，可携带6kb大小的外源DNA片段。另外，pBR322质粒载体还具有高拷贝特性，经氯霉素扩增后，每个细胞可累积1000~3000个拷贝。

2. pUC系列载体 由Messing等人于1983年构建而成，是由pBR质粒与M13噬菌体构建而成的双链DNA质粒载体，长2674bp，有氨苄青霉素抗性基因（图4-2）。pUC系列载体的多克隆位点大多数是成对的，如pUC8/ pUC9、pUC18/ pUC19，即每对载体间含有大致相同的多克隆位点，但整个多克隆位点在载体上的分布方向相反，故称其成对（图4-3）。

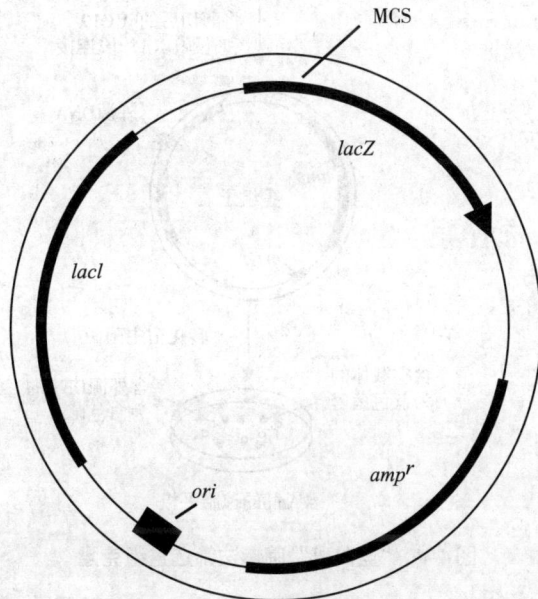

图4-2 pUC系列载体示意图

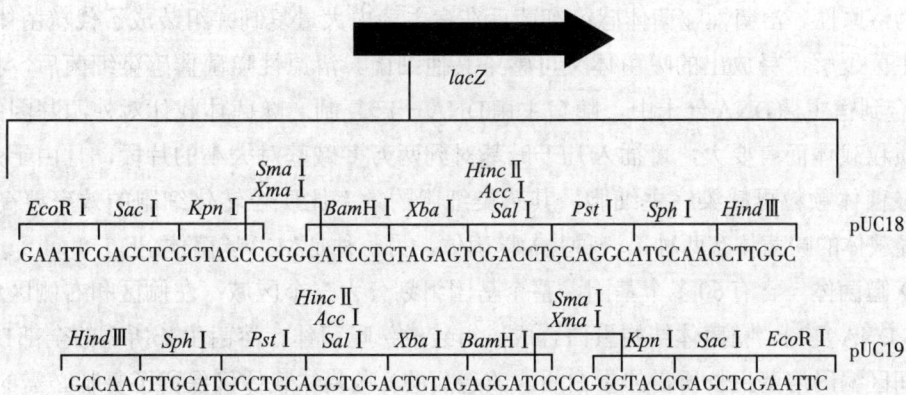

图4-3 pUC18和pUC19载体中的多克隆位点示意图

这类载体的一个最显著特点是在载体中有一个来自大肠埃希菌的lacZ操纵子的DNA片段，这个基因编码β-半乳糖苷酶氨基端的一个片段。异丙基-β-D硫代半乳糖苷（IPTG）可以诱导该片段的合成。而此片段能与宿主细胞所编码的缺陷型β-半乳糖苷酶实现基因内互补（α-互补）形成完整的β-半乳糖苷酶。这种酶能分解生色底物5-溴-4-氯-3-吲哚-β-D-半乳糖苷（X-gal），形成蓝色菌落。而在pUC载体中，多克隆位点被放在*lacZ*基因中，当外源基因插入该载体时，*lacZ*基因被破坏，宿主细胞不能合成完整的β-半乳糖苷酶，故不能分解底物X-gal，菌落呈白色，因此可以挑选白色菌落做进一步鉴定。这种筛选阳性重组子的方法称为"蓝白斑"筛选法，也称α-互补筛选法（图4-4）。

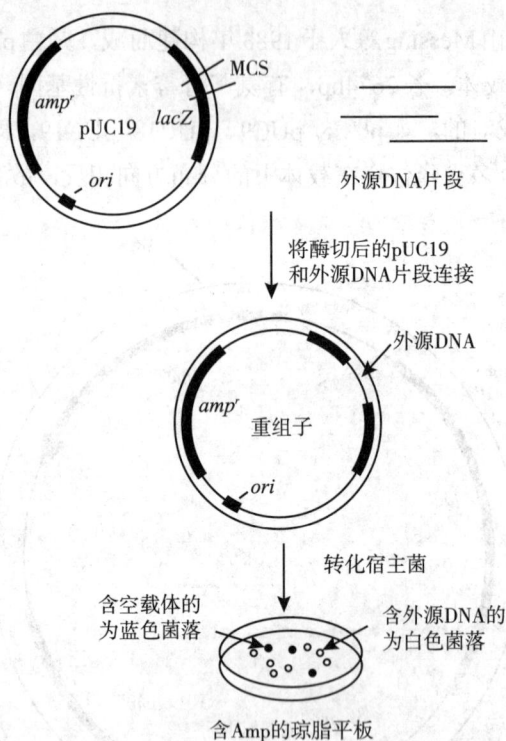

图4-4 "蓝白斑"筛选法筛选重组克隆

（二）噬菌体载体

噬菌体是感染细菌的病毒，按其在细菌内的生长方式分为两种类型：一类为溶菌性，另一类为溶原性。溶菌性噬菌体感染细菌后在宿主菌内大量复制并组装成子代噬菌体颗粒，直到宿主菌裂解，释放出的噬菌体又可感染其他细菌。溶原性噬菌体感染细菌后，将自身DNA整合到宿主菌DNA分子中，随宿主菌DNA一起复制。噬菌体载体对外源基因的容量相对于质粒载体而言要大，可插入几千碱基对到两万多碱基对大小的片段，且由于是体外包装成噬菌体颗粒再感染宿主细胞，其感染细胞的效率比质粒转化细胞的效率要高很多。用作克隆载体的噬菌体有两种：一种是λ噬菌体，另一种是M13噬菌体。

1. λ噬菌体 含有60多个基因，整个基因组划分为三个区域：左侧区和右侧区包括了λ噬菌体DNA复制、噬菌体结构蛋白合成、组装成熟噬菌体、溶菌生长所需的全部DNA序列；中间区编码溶菌生长所需的蛋白质。改造后的λ噬菌体载体仅保留了复制必需的基因，其他非必需基因则被外源基因代替。λ噬菌体载体可分为插入型和置换型两种。

（1）插入型载体 最简单的载体，只有单一的限制性核酸内切酶酶切位点，此位点所在的基因并非使菌体存活所必需，外源DNA直接插入λ噬菌体的单一酶切位点中。由于噬菌体包装时对DNA分子量大小有一定限制，因此只容许几个kb的外源DNA插入，插入片段过大或过小都不能被组装成病毒颗粒。这类载体最著名的是λgt10和λgt11。它们都是经过人工改造的噬菌体载体，具有单一的*Eco*R I酶切位点。λgt10与λgt11不同的是前者加入了一个*lacZ*基因，*Eco*R I酶切位点位于该基因内。与质粒载体相似，这个基因也是用于阳性重组子的篮白斑筛选。这两个载体主要应用于cDNA及小片段DNA的克隆。

（2）置换型载体　λ噬菌体基因组中央部分约有14kb主要编码抑制性因子，非其溶菌性生长所必需，作为载体这部分可被外源DNA所替代。EMBL3和EMBL4是这类载体的代表（图4-5）。在载体的中央部分两端都有 EcoRⅠ、BamHⅠ和 SalⅠ三个限制性内切酶位点。用这三种内切酶可将载体中央部分切下，并用外源DNA取代，插入片段的长度为9~22kb，如无外源DNA取代，直接由λDNA左右臂连接起来的DNA分子取代，由于太小不能被包装，这样就提供了一个筛选重组λDNA的阳性标志，这类载体主要用于克隆高等真核生物的染色体DNA。

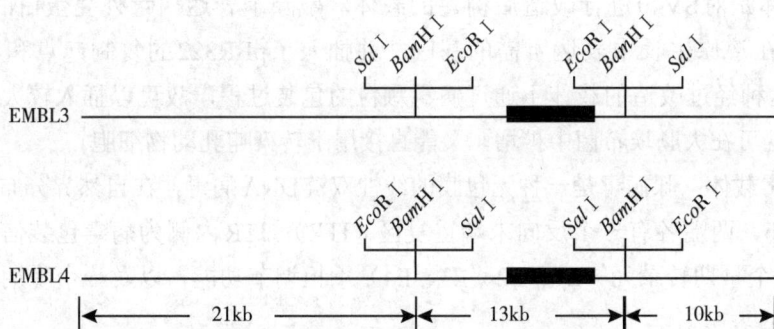

图4-5　EMBL3和EMBL4结构简图

2. M13噬菌体　一种大肠埃希菌的丝状噬菌体，是一种既不溶源也不裂解宿主细胞的噬菌体，其基因组是一个长约6.4kb的单链闭环DNA分子。M13噬菌体感染细菌后，借助宿主菌的酶系统，基因组DNA由单链复制为双链环状复制型DNA（replicational form DNA，RF DNA），当宿主菌内的RF DNA拷贝数积累到100~200后，RF DNA中新合成的那条链不能再继续合成，只有一条链可以继续复制，产生大量的单链DNA，并被包装成成熟的噬菌体颗粒，然后从细菌中排出分泌到培养液中。

M13mp8、M13mp9、M13mp10以及M13mp11等都是通过对M13噬菌体进行改造构建的M13mp噬菌体载体系列，即在M13主要基因间隔区插入了带有大肠埃希菌LacZ的调控序列和N端前146个氨基酸的编码信息，并在其中插入了多克隆位点序列。因此重组体也可用"蓝白斑"筛选法进行筛选。M13噬菌体最大的特点是可以产生单链DNA，在双脱氧链中止法DNA测序和制备放射性单链DNA探针中应用广泛。

（三）黏粒载体

又称柯斯质粒（cosmid），为双链环状DNA，是由质粒和λ噬菌体的cos黏性末端构建而成，兼具质粒和噬菌体载体双重特点的大容量载体，其克隆容量可达40~50kb。

黏粒载体的质粒DNA部分是一个完整的复制子，包括复制起始位点、酶切位点和抗性基因，因此黏粒可像质粒一样转化宿主细胞，并在宿主细胞内进行复制及筛选阳性克隆。黏粒载体的λ噬菌体DNA片段带有一个将DNA包装到λ噬菌体颗粒中所需的序列，因此可以包装成噬菌体颗粒感染宿主菌。其本身分子量小，如pHC79仅6.5kb，却可容纳40kb左右的DNA片段。另外，由于非重组体黏粒分子很小，不能在体外包装，体外包装的主要是重组体，降低了筛选难度。黏粒作为大容量载体，主要用于克隆真核生物DNA大片段和基因组文库的构建。

（四）病毒载体

病毒载体是适合于真核生物，尤其是哺乳动物细胞的理想的基因工程载体，常见的病毒载体包括猴空泡病毒载体、牛痘病毒载体、牛乳头瘤病毒载体、昆虫杆状病毒载体、腺病毒载体等。

1. 猴空泡病毒（simian virus，SV40） SV40的基因组为环状双链DNA，大小约5.2kb，碱基顺序已完全清楚。SV40具有一套完整的真核基因表达体系，包括启动子、DNA剪接信号、转录终止位点和多聚腺苷化位点，天然SV40中能插入2.5kb的外源DNA片段。但天然SV40病毒作为载体有诸多缺陷，如插入外源DNA后造成病毒分子过大而难以包装、对宿主细胞有选择性、最终会杀死宿主细胞因而不能长期培养等，因此已很少使用。

pSV2载体是对SV40进行改造后构建的载体，敲除了表达病毒外壳蛋白的基因序列，只保留SV40在溶原生长中表达所需的基因，并插入了pBR322的复制起点和氨苄青霉素抗性基因，这种经过改造的载体不通过病毒颗粒的包装过程，故可以插入较大长度的外源DNA片段，既可在大肠埃希菌中扩增，又能直接用于转染哺乳动物细胞。

2. 腺病毒载体 腺病毒是一种无包膜的线性双链DNA病毒，在自然界分布广泛。其基因组长约36kb，两端各有一个反向末端重复区（ITR），ITR内侧为病毒包装信号。基因组上分布着的4个早期转录元（E1、E2、E3、E4）承担调节功能，以及一个晚期转录元负责结构蛋白的编码。

腺病毒载体宿主范围广、稳定性高、转导效率高，且不整合到宿主细胞基因组中，无潜在致癌风险，已成为基因工程特别是基因治疗中应用最广泛的病毒载体。但腺病毒载体的不足之处在于人体会对载体本身的基因表达的抗原产生程度不同的免疫应答，因此目前对腺病毒载体的改造主要集中在对其免疫应答的调节和修饰，并增加其在宿主细胞内的稳定性，延长表达时间，以提高腺病毒载体基因治疗的效果。

（五）人工染色体

若要研究像人类基因组这样庞大的DNA，利用普通的载体是很难完成的，因此为了满足克隆较大片段，以及建立真核生物染色体物理图谱的需要，20世纪80年代提出了建立人工染色体（artificial chromosome）的概念与方法。

1987年，Olson实验室成功构建了第一个大容量载体：酵母人工染色体（yeast artificial chromosome，YAC），该载体包括若干酵母基因片段和pBR322质粒的DNA片段，主要包括以下调控元件：①复制起始点和限制性酶切位点；②保证染色体在细胞分裂过程中正确分配的着丝粒；③防止染色体被核酸外切酶降解而缩短的端粒；④YAC载体的两臂均带有在酵母中选择色氨酸、亮氨酸、组氨酸或尿嘧啶的合成基因插入失活的选择标记；⑤便于在大肠埃希菌中操作的原核序列及调控元件，如大肠埃希菌的复制起始点、*Amp*^{r}基因等。YAC比一般载体容量大1000倍，比常用的λ噬菌体载体和黏粒载体至少大10倍，可以克隆长达1Mb以上的外源DNA片段，因此，若采用YAC作为载体构建人类基因组文库，数千个重组体即可包含全部信息，YAC已成为绘制基因图谱、研究基因结构和功能、遗传病基因鉴定的重要工具。继YAC后，细菌人工染色体（BAC）、噬菌体p1衍生的人工染色体（PAC）和哺乳动物人工染色体（MAC）相继问世。

二、表达载体

表达载体的作用是携带目的基因进入宿主细胞并在宿主细胞内表达目的基因产物。根据宿主细胞的不同可分为原核表达载体和真核表达载体。其中原核表达载体以大肠埃希菌表达载体较常用，而真核表达载体较常用的有酵母表达载体、昆虫表达载体、哺乳动物细胞表达载体等。

（一）原核表达载体

大肠埃希菌因其遗传背景清楚、培养条件简单、繁殖速度快、易于操作等诸多优势，成为基因工程中最常用的原核表达体系。大肠埃希菌表达载体除具有克隆载体所具备的性质，如含有复制起始位点、抗性基因、克隆位点以外，还必须具备转录和翻译所必需的DNA序列，如启动子、核糖体结合位点、转录终止序列等。

启动子是RNA聚合酶识别和结合的部位，是启动外源基因表达的必需元件。大肠埃希菌表达载体中常用的启动子有：trp–lac启动子（色氨酸和乳糖的杂合启动子）、λ噬菌体P_L启动子（λ噬菌体的左向启动子）和T_7噬菌体启动子。trp–lac启动子是由trp启动子、lac操纵子中的操纵基因、SD序列人工构建的杂合启动子，又称tac启动子。tac启动子受lac阻抑物调控，当lac阻抑物高水平表达时，其转录可被抑制，异丙基–β–D–硫代半乳糖苷（IPTG）可诱导其表达。λ噬菌体PL启动子是一种温度诱导的启动子，受控于温敏阻遏蛋白Clts857。Clts857在低温（37℃）下可以阻抑PL启动子的转录，但在高温（42℃）下则失去阻抑作用。含P_L启动子的表达载体需转化到可以编码Clts857的M5219菌株中才能调控表达，把培养温度从30℃提升到42℃，能够使Clts857温敏蛋白失活，从而诱导外源基因的表达。T_7噬菌体启动子虽然表达效率较高，但需要特殊的受体菌，只能由T_7噬菌体的RNA聚合酶识别并启动转录。

核糖体结合位点（ribosome–binding site，RBS）是起始密码子AUG和一段位于AUG上游3~10bp处的由3~9bp组成的序列。这段序列富含嘌呤核苷酸（如–AGGAGG–），可被核糖体小亚基16S rRNA 3′末端的富含嘧啶碱基的短序列（如–UCCUCC–）辨认互补结合，称为SD序列（Shine–Dalgarno sequence），是核糖体RNA的识别与结合位点。因此，RBS是大肠埃希菌表达载体中必不可少的元件。

转录终止序列的作用是保证正确转录的终止，防止不必要的转录，控制转录RNA的长度。位于启动子上游的转录终止序列可阻止其他启动子的通读，降低本底；位于多克隆位点下游的转录终止序列可减少外源基因表达对载体稳定性的影响。常用的终止序列短的可以是几十bp，长的可达700~800bp。

大肠埃希菌表达载体因为不具备识别内含子、外显子的能力，因此要求外源基因不能含有非编码序列，当外源基因是真核细胞基因时，不能直接用从染色体剪切下的基因片段，而采用由mRNA反转录生成的cDNA作为外源基因。

（二）真核表达载体

在原核载体的基础上进行适当的改造，可构建出带有真核细胞复制信号的穿梭载体（shuttle vector），即既能在原核细胞中复制又能在真核细胞中复制的载体，若加上适当的真核表达调控元件，则成为真核表达载体。真核表达载体既含有必不可少的原核序列：在大肠埃希菌中能起作用的复制起始位点、便于筛选重组质粒的抗生素抗性基因，又要有能在真核细胞中表达外源基因的真核转录元件。

真核表达载体必须有真核启动子和增强子。猴空泡病毒（SV40）早期基因增强子、Rouse肉瘤病毒（RSV）基因组长末端重复顺序、人类巨细胞病毒（CMV）等是目前真核表达载体中常用的增强子/启动子组合。这些来源于病毒的启动子和增强子，宿主范围较广，尽管在不同类型的宿主细胞中活性相差很大，但在多种细胞中都可有一定的活性，故在真核表达载体中被广泛使用。

真核基因表达的过程中，RNA聚合酶Ⅱ通常跨过poly（A）位点继续进行转录，因此，成熟的mRNA 3′端是经过位点特异性的转录后切割并加上poly（A）而形成的。真核表达载体带有的poly（A）加尾信号可保证新转录的mRNA准确而有效地加上poly（A），mRNA加上poly（A）也有赖于mRNA 3′末端的AAUAAA和其下游的GU富集区或U富集区。尽管全长cDNA克隆可能已带有AATAAA序列和一段poly（A），但这些内源性序列本身并不足以保证poly（A）的形成。因此，载体中务必包含切割和加poly（A）所必不可少的下游GU富集区。常用的加尾信号来自SV40一段237bp的*Bam*HⅠ–*Bcl*Ⅰ限制性酶切片段，其中同时含有早期和晚期转录单位的切割与加poly（A）信号，两套信号位于不同的DNA链上，作用方向相反。

根据真核宿主细胞的不同，真核表达载体可主要分为：酵母表达载体、昆虫表达载体和哺乳动物细胞表达载体。

1. 酵母表达载体 含有酵母的复制子、选择标记以及在酵母菌中表达所需的表达原件，穿梭型酵母质粒载体同时还含有原核复制子和抗性标记。根据载体在酵母细胞中复制方式的不同，可将酵母载体分为五类：YIp（酵母整合型质粒）、YRp（酵母复制型质粒）、YCp（酵母着丝粒型质粒）、YEp（酵母游离型质粒）和YLp（酵母线性质粒），除YLp外，其余各类既可在大肠埃希菌，又可在酵母细胞中复制与扩增，属穿梭型酵母质粒载体。酵母是单细胞生物，增殖周期短，遗传操作简单，易培养，无毒害，作为真核表达系统，表达的蛋白质可正确折叠，且能对蛋白质进行正确的加工、修饰，是常用的基因工程菌，但因为酵母表达系统表达蛋白质的糖链结构与天然蛋白质差异较大。因此，对于生物活性受糖链影响的蛋白质而言，无法用酵母表达系统表达。

2. 昆虫表达载体 昆虫或昆虫细胞也可以作为基因工程中的表达体系，昆虫表达体系用到的表达载体主要包括杆状病毒表达载体和果蝇表达载体两类。由于昆虫及昆虫细胞来源广、操作简单、安全、经济等优点，昆虫表达体系也是一种很有发展前景的真核表达体系。

3. 哺乳动物细胞表达载体 利用哺乳动物细胞表达系统表达外源基因时，构建成的重组体一般先导入原核细胞中进行大量复制，然后再提取质粒载体转染动物细胞。因此要求哺乳动物细胞表达载体既含有必不可少的原核序列：在大肠埃希菌中能起作用的复制起始位点、便于筛选重组质粒的抗生素抗性基因；又要有能在真核细胞中表达外源基因的真核表达元件。根据载体在宿主细胞内是否整合于细胞染色体DNA，可将其分为整合型和非整合型载体。整合型载体一般是随机整合入宿主细胞染色体，但所携带外源基因的表达受插入位点的影响，同时还可能会改变宿主细胞的生长特性，整合型载体通常用于外源基因的稳定表达；非整合型载体通常用于外源基因的瞬时表达。哺乳动物细胞表达体系因其表达产物与天然蛋白最接近、扩增和表达效率高、内源蛋白分泌少，已成为基因工程特别是基因工程制药领域最重要的表达体系，但缺点是对操作技术要求高、生产成本高。

扫码"学一学"

第三节　DNA重组与鉴定

DNA重组技术的基本步骤包括：①目的基因的制备；②载体的选择与构建；③目的基因与载体的连接；④重组DNA分子导入受体细胞；⑤DNA重组体的筛选与鉴定。

一、目的基因的制备

目的基因的获得和分离是基因工程研究中的第一步，能否成功分离目的基因是基因工程操作的关键。由于每种基因，特别是单拷贝基因只占整个生物基因组很小的部分，且DNA的化学结构相似，都是由A、T、G、C四种碱基组成，具有相似的理化性质，这给分离特定的目的基因带来很大的困难。尽管如此，人们仍可以通过各种方法有效地分离所要的基因。分离获取目的基因的方法主要有以下几种。

（一）人工合成目的基因

如果已知某种基因的核苷酸序列，或根据某种基因产物的氨基酸序列推导出编码该多肽链的核苷酸序列，以5'或3'-脱氧核苷酸或5'-磷酰基寡核苷酸片段为原料，再利用DNA合成仪通过化学合成原理即可合成目的基因。该方法通常用于合成小分子肽类基因，且对那些用其他技术方法不易分离的基因尤为重要。目前，随着寡核苷酸化学合成的自动化，基因的化学合成变得更经济、容易和准确。化学合成基因的方法可大致分为以下两类。

1. 基因片段的全化学合成　首先合成组成一个基因的所有片段，相邻的片段间有4～6个碱基的重叠互补，在适当条件下（主要是温度条件）经退火后，用T_4 DNA连接酶将各片段以磷酸二酯键的共价键形式连接成一个完整的基因。因为化学合成的DNA片段在纯化后其5′端及3′端都为羟基，所以在组建基因之前要将DNA片段的5′端磷酸化，但处于基因5′端的两个寡核苷酸片段通常不进行磷酸化，以防止基因本身在DNA重组时环化。对于较大的基因，一般将基因分成几个亚单位进行分子克隆，然后分离纯化这些亚单位，再重组成一个完整的基因。全化学合成法的缺点是反应专一性不强，副反应较多，合成片段越长，分离纯化越困难，产率越低。

2. 基因片段的酶促合成　首先要获得目的基因的DNA（即使是极少的一条链也行）或与之互补的RNA链作为模板，此外需要相应的引物和DNA聚合酶或反转录酶、DNA连接酶、末端转移酶和多核苷酸磷酸化酶等多种酶以及4种dNTP，然后或以DNA为模板合成DNA，或以RNA为模板反转录合成cDNA。最后，DNA连接酶将合成的DNA片段间的缺口连接起来使之成为一条完整的基因DNA。

（二）从基因组文库中获取目的基因

所谓基因组文库是指将基因组DNA通过限制性核酸内切酶酶切后，将基因组DNA切割成基因水平的许多片段，其中即含有我们感兴趣的目的基因片段，将它们与适当的克隆载体随机地拼接成重组DNA分子，继而转入受体菌扩增，使每个细菌内都携带一种重组DNA分子的多个拷贝，不同细菌所包含的重组DNA分子内可能存在不同的染色体DNA片段，这样生长的全部细菌所携带的各种染色体片段就代表了整个基因组，这种存在于转化细菌内、由克隆载体所携带的所有基因组DNA的总合称为基因组DNA文库（genomic DNA library）。建立基因组文库后需结合适当的筛选方法如DNA探针杂交法、免疫杂交法等从众多转化菌落中选出含有目的基因的菌落，再行扩增，将重组DNA分离、回收，即可获得所需的目的基因片段。

基因组DNA文库有着非常广泛的用途，如用以分析、分离特定的基因片段；用于基因表达调控研究；用于人类及动、植物基因组工程研究等。但是，从真核基因组DNA文库所分离得到的基因序列包含内含子序列，因此不能直接在原核细胞中进行表达。

（三）从cDNA文库中获取目的基因

提取组织细胞的mRNA，以mRNA为模板，体外反转录成与RNA互补的DNA（complementary

DNA，cDNA），再复制成双链cDNA片段，与适当载体连接后转入受体菌，即获得cDNA文库（cDNA library），与上述基因组DNA文库类似，每个细菌都携带一段cDNA，全部细菌就携带包含细胞全部mRNA信息的cDNA。建立cDNA文库后结合适当的筛选方法从cDNA文库中筛选出目的cDNA。由于cDNA文库比前述基因组文库小，比较容易获得目的基因。另外，从cDNA文库中获得的是已经剪切过、去除了内含子的cDNA，因此当前发现的大多数蛋白质的编码基因都是这样分离获得的。

（四）PCR扩增合成目的基因

聚合酶链反应（PCR）是一种高效特异的体外扩增DNA的方法，是在体外利用酶促反应获得特异序列的基因组DNA或cDNA的专门技术。使用PCR法的前提是要知道目的基因的核苷酸序列或目的基因片段两端的序列，并根据该序列设计适当的引物。PCR的原理非常简单，即在高温下使双链DNA变性成为单链，暴露出引物退火位点；然后，根据扩增序列设计的特定引物与退火位点在适当的温度下结合；最后，在 Taq DNA聚合酶的催化作用下，引物3′–OH末端沿模板链得以充分延伸。如此，经过约40次循环，即可以指数方式产生大量可用于实验和分析的目的DNA片段。反转录PCR（RT–PCR）使得人们可以从mRNA入手，通过反转录得到cDNA，在适当的引物存在下，再通过PCR将目的基因扩增出来。PCR技术最大的特点就是能指导特定DNA序列在体外实现迅速大量的扩增，但很多时候会出现非特异性扩增，且因为 Taq DNA聚合酶没有3′→5′外切酶活性，在DNA合成过程中出现的错误不能及时校正，故扩增出来的用于克隆的DNA片段需要进行纯化、筛选和鉴定。

综上所述，获得目的基因的方法很多，应根据基因本身的特点以及研究应用目的的不同，并结合本身可行的实验条件，选择适宜的方法，以达到既省时、省力、省经费，又能获得真实、完整、实用的基因的目的。

> **考点提示** 目的基因的制备方法。

二、载体的选择

载体按照用途不同可分为克隆载体和表达载体两类，根据DNA克隆的目的进行不同类型载体的选择，若DNA克隆的目的是获取目的DNA片段，通常选用克隆载体，若DNA克隆的目的是获取目的DNA片段所编码的蛋白质，则需选择表达载体。另外，不同的载体外源DNA的容量、受体细胞的种类均有不同，都是在选择载体时需要考虑的因素。除此之外，还需考虑选择的载体是否含有与目的基因匹配的单一酶切位点或多克隆位点，以利于后期对目的基因及载体进行的酶切与连接。总之，在重组DNA技术中要根据DNA克隆的目的及操作基因的性质等多方面的因素对载体进行合理的选择与改进，不同载体的克隆容量及适宜的宿主细胞见表4-3。

表4–3 不同载体的克隆容量及适宜的宿主细胞

载体	克隆容量	适宜的宿主细胞
质粒载体	5~10kb	细菌、酵母
噬菌体载体	~22kb	细菌
黏粒载体	40~50kb	细菌
病毒载体	~35kb	哺乳动物细胞
酵母人工染色体	>1Mb	酵母

三、目的基因与载体连接

目的基因与载体DNA分子经限制性核酸内切酶特异性切割后，在DNA连接酶作用下可以重新连接起来，形成人工重组体。根据目的基因与载体DNA分子末端特征，可采用不同的连接方式。

1. 黏性末端连接　若用同一种限制性核酸内切酶，或者用可以产生相同黏性末端的不同限制性核酸内切酶切割目的基因与载体DNA分子，会使目的基因与载体DNA分子具有相同的黏性末端，在DNA连接酶的作用下互补的碱基以磷酸二酯键相连接，成为环状DNA重组子，这种连接方式又称为全同源性末端连接，是最方便的克隆途径。

全同源性末端连接的弊端在于会增加非目的连接（载体自身环化）和目的DNA反向插入的概率，增加后续筛选的难度。由于载体DNA分子经一种限制性核酸内切酶切割后，两端产生互补的碱基序列，因而线性的载体DNA分子自身环化，形成空白载体，产生较高的假阳性克隆背景，常用的处理方法是载体DNA分子经限制性核酸内切酶切割后，先用碱性磷酸酶去除载体分子5′端磷酸基团以抑制载体分子的自身环化，保证其只能与未经碱性磷酸酶处理的目的基因片段连接。另外，载体是有方向的，而目的基因片段可以双向与之连接，这种连接若以克隆为目的没有影响，但若以表达为目的，就需要对插入片段进行插入方向的鉴定。

2. 人工接头连接　所谓人工接头都是人工合成的带有限制性核酸内切酶酶切位点的寡核苷酸片段。这些寡核苷酸片段可在T_4 DNA连接酶的作用下，连接到目的DNA片段的两端，当用相应的限制性核酸内切酶切割时，目的基因的两端就可以产生黏性末端，与用同一限制性核酸内切酶切割的载体进行连接（图4-6）。因此人工接头连接属于黏性末端连接的一种特殊形式。

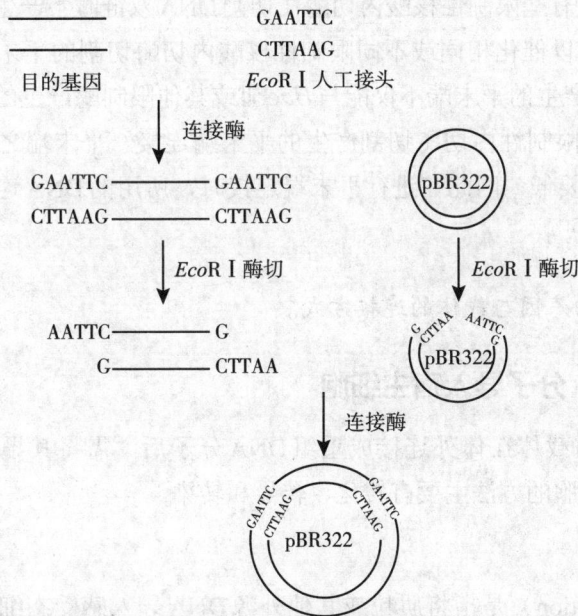

图4-6　人工接头连接法

人工接头连接对经机械力剪切产生平末端的DNA以及cDNA，或者经某些产生平末端的限制性核酸内切酶如*Hae* Ⅲ、*Sma* Ⅰ切割后产生的平末端DNA片段的连接都比较有效。由于人工接头技术的发展，现在几乎不存在不能连接的DNA片段。

3. 同聚物加尾连接　用末端转移酶将目的基因与载体分子末端分别聚合互补配对的脱氧核苷酸尾，如多聚A与多聚T，制造出黏性末端，进行黏性末端连接，从而使目的基因插入载体分子中（图4-7）。同聚物加尾连接也属于黏性末端连接的一种特殊形式，适用于外源DNA片段与载体均为平末端，或者外源DNA片段与载体的黏性末端不匹配的情况。

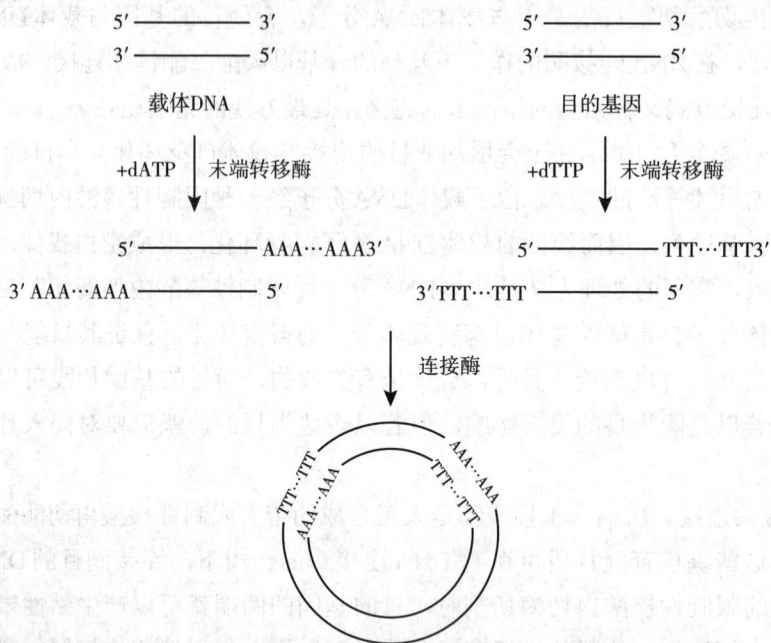

图4-7　同聚物加尾连接法

4. 平末端连接　有些限制性核酸内切酶在切割DNA双链时不产生黏性末端而产生平末端。DNA连接酶也可以催化相同或不同限制性核酸内切酶切割的平末端之间的连接，例如限制性内切酶*Hae* Ⅲ产生的平末端不仅能与*Hae* Ⅲ或其他限制酶产生的平末端连接，也能与补平或削平后的其他限制性内切酶切割产生的平末端连接。平末端之间的连接效率较黏性末端之间的连接效率要低，因此在进行平末端连接时，所用的DNA连接酶及ATP的浓度要适量提高。

考点提示　目的基因与载体的连接方式。

四、重组DNA分子导入宿主细胞

外源DNA分子与载体在体外连接成重组DNA分子后，需将其导入宿主细胞。将重组DNA分子导入宿主细胞的方法主要有转化、转导和转染。

（一）转化

转化（transformation）是指将质粒或其他外源DNA导入感受态细胞，使其获得新的表型的过程。

转化常用的宿主细胞是大肠埃希菌。细菌摄取外源DNA的能力最高时的状态称为感受态。制备大肠埃希菌感受态细胞的常用方法有氯化钙法和电穿孔法。

1. 氯化钙法　制备原理是当大肠埃希菌处于 $0℃$、低渗 $CaCl_2$ 溶液中时，Ca^{2+} 使细胞膜的结构发生改变，通透性增加，菌体膨胀呈球形，此时转化混合物中的 DNA 形成抗 DNase 的羟基–钙磷酸复合物黏附于细胞表面，经 $42℃$ 短时间热冲击处理，促使 DNA 复合物进入细菌细胞内。

2. 电穿孔法　最早用于将 DNA 导入真核细胞，1988 年被 Dower 等人用于转化大肠埃希菌和其他细菌。其制备原理是利用高压脉冲在细菌细胞表面形成暂时性的微孔，外源 DNA 通过微孔进入大肠埃希菌细胞，脉冲过后，微孔复原。这种方法比氯化钙法操作简单，转化效率也更高，但操作时需注意电场强度、电脉冲长度和 DNA 浓度等参数。

（二）转导

转导（transduction）是指由病毒介导的细胞之间 DNA 的传递过程。如以 λ 噬菌体、黏粒或真核细胞病毒为载体的重组 DNA 分子，在体外包装成病毒或噬菌体颗粒，利用病毒颗粒与细胞表面受体相互识别作用而感染受体细胞，使其携带的重组 DNA 导入宿主细胞的过程即为转导。该方法具有较高的导入效率，主要用于构建基因文库和动物的转基因，其中，反转录病毒介导的转导是目前将外源基因导入真核细胞最有效的方法。

（三）转染

转染（transfection）是指将目的基因导入真核细胞使其获得新的表型的过程。常用的转染方法包括化学方法（如磷酸钙共沉淀法、脂质体转染法等）和物理方法（如显微注射法、电穿孔法等）。

1. 磷酸钙共沉淀法　外源 DNA 和在溶液中形成的磷酸钙微粒共沉淀后，形成的沉淀颗粒附着在细胞表面，通过细胞脂相收缩时裂开的空隙进入受体细胞或在钙、磷的诱导下通过细胞的内吞作用进入细胞，从而使外源 DNA 整合到受体细胞的基因组中进行表达，这个方法适用于将任何外源 DNA 导入哺乳动物细胞进行瞬时表达或长期转化的研究。

影响磷酸钙转染法转染效率的主要因素是共沉淀物中 DNA 的量、沉淀停留在细胞上的时间长短，以及有无甘油或 DMSO 的冲击和冲击时间的长短等。其中，最重要的影响因素是共沉淀物中 DNA 的总浓度，大部分细胞在利用磷酸钙法进行共转染时所用的 DNA 浓度应较高（10cm 平皿中 DNA 含量为 10~50μg），但对于某些细胞系，过高的 DNA 浓度（10cm 平皿中 DNA 含量高于 10~15μg）则会导致细胞的死亡和 DNA 摄入量的下降。沉淀停留在细胞上的时间长短因细胞类型不同而异，不同的细胞类型有不同的最适停留时间。甘油或 DMSO 的冲击则可极大地提高某些细胞类型的转染效率。

2. 脂质体转染法　原理是表面带正电荷的阳离子脂质体能与 DNA 分子上带负电荷的的磷酸基团结合，形成由阳离子脂质包裹 DNA 的颗粒，脂质体带的正电荷也能被表面带负电荷的细胞膜吸附，再通过膜的融合或细胞的内吞作用，将外源基因导入受体细胞。正常情况下每个细胞平均可吸收 1000 个左右的脂质体，如用聚乙二醇（PEG）预处理受体细胞，可提高转染效率 10~20 倍。脂质体转染操作简便，重复性好，细胞毒性小，转化效率比较高，既可以用于瞬时转染，也可以用于稳定转染，因此脂质体转染法应用较广泛。

3. 显微注射法　通过显微注射装置直接将目的基因注射入靶细胞，具有准确快速的特点，转移率可达100%，但每次只能转染一个细胞。该法获得稳定转化子的数量取决于注射的外源DNA分子的种类，不同的DNA分子的转化效率相差很大。这种方法最适合于受精卵或血液干细胞的基因转移。

4. 电穿孔法 又称电脉冲介导法，该法是利用高压电脉冲作用，使细胞膜上产生可逆的瞬间通道，瞬时或稳定地将外源DNA分子导入细胞的方法，该方法也能使不同细胞之间的原生质膜发生融合。细胞膜上产生的瞬间通道能维持几毫秒到几秒，然后自行封闭，恢复膜的原有特性和细胞的正常功能，电场取消后不会因微孔关闭而对细胞造成任何影响。电穿孔法的效率受电场强度、电脉冲时间和外源DNA浓度等参数的影响，通过优化这些参数，$1\mu gDNA$可以得到$10^9 \sim 10^{10}$个转化子，其中电场强度和电脉冲时间的优化对于转染效率至关重要，因为过高的电场强度和过长的电脉冲时间会不可逆地伤害细胞膜而裂解细胞。此方法不依赖于细胞的特性，几乎适用于所有类型的细胞，主要用于微生物细胞和动植物悬浮细胞或原生质体的基因转化，既可以高频率稳定转染，又可以产生瞬时基因表达。

五、重组子的筛选与鉴定

将外源基因导入宿主细胞以后要从大量的菌落和细胞中筛选出含有阳性重组子的菌落或细胞，筛选出来的阳性重组子只能说明载体中有外源DNA插入，但插入的外源DNA是否就是目的基因还需要做进一步鉴定。不同的载体及相应的宿主系统其筛选与鉴定的方法是不同的，主要包括以下几种。

（一）遗传标志筛选法

1. 抗生素抗性筛选法 质粒载体都带有某种抗生素抗性基因，载体与目的基因连接形成重组子导入宿主细胞后，可使其在含有该抗生素的培养基中存活，而没有获得重组子的细胞则不能存活。

2. 标志补救筛选法 利用载体上标志基因的表达互补宿主细胞的相应缺陷而使宿主细胞在相应的选择培养基中存活，从而筛选出含有载体的重组体。"蓝白斑"筛选法（α–互补筛选法）就是一种标记补救筛选法，其具体的原理可参见本章第二节。

3. 插入失活筛选法 常用于筛选具有两个或两个以上抗生素抗性基因的质粒载体构建的重组子。当目的基因插入其中一个抗生素抗性基因中时，可使该抗性基因失活，利用该失活的抗性基因和及载体上其他有活性的抗性基因可筛选出重组子。如pBR322中有四环素抗性基因（Tet^r）和氨苄青霉素抗性基因（Amp^r），Tet^r上有BamHⅠ酶切位点，用BamHⅠ分别酶切pBR322和外源DNA片段，外源DNA片段可插入Tet^r基因序列中，使Tet^r基因失活，将这个重组DNA分子导入对Tet和Amp均敏感的大肠埃希菌中，筛选时将菌落分别接种到含Tet和Amp的两块平板上，两块平板的菌落接种位置需一致，对应找出在Amp平板上生长而不能在Tet平板上生长的菌落为含目的基因的阳性克隆（图4-8）。

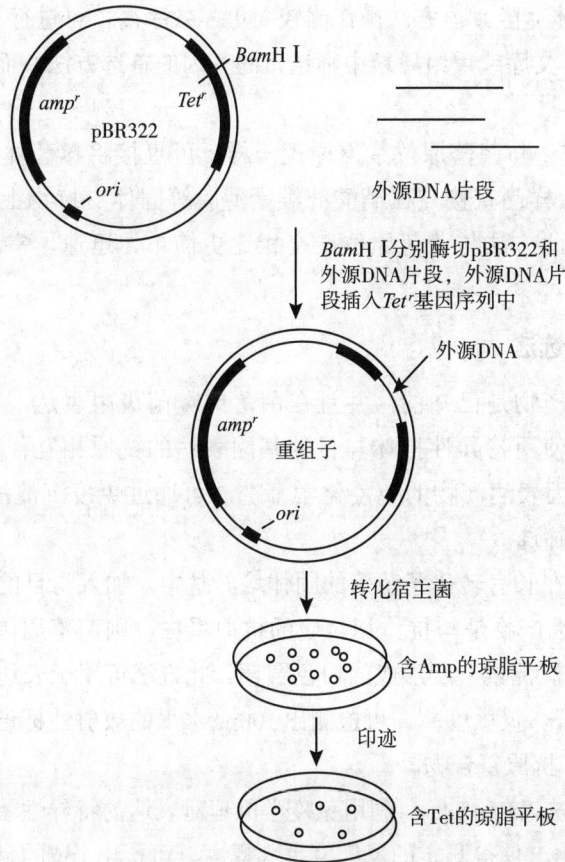

图4-8　插入失活法筛选重组克隆

（二）分子杂交筛选法

分子杂交筛选法的依据是单链核酸分子在特定的条件下，能与互补的特异序列的碱基配对结合形成稳定的双链结构。分子杂交有多种方法：Southern 印迹杂交、噬菌斑或菌落的原位杂交、斑点印迹杂交等。无论何种杂交，其原理和基本方法无多大区别。首先都要制备相应的核酸分子探针，探针有放射性探针和生物素探针等类型，利用特异的探针去对目的 DNA 进行筛选，待目的基因与带标记的特异性探针进行杂交后，通过洗涤除去多余未结合的探针，能与探针进行特异结合的点便是目的基因所在处，如用放射性探针筛选，可经放射自显影确定目的基因的确切位置，若用生物素探针筛选，可加抗生物素蛋白与之结合便确定目的基因的确切位置。

1. Southern 印迹杂交　先从转化子中提取总 DNA，经限制性核酸内切酶酶切后经琼脂糖凝胶电泳分离，将胶上的 DNA 片段变性转移到硝酸纤维素膜等固相支持物上，用带有标记的 DNA 探针与其杂交后显影或显色，对重组子进行鉴定。Southern 印迹杂交法不仅可以鉴定重组子中是否含有重组 DNA 分子，还可以知道待检测的 DNA 分子的大小以及待检测的 DNA 片段在重组 DNA 分子中的位置。

2. 噬菌斑或菌落原位分子杂交　直接把生长在琼脂平板中的菌落或噬菌斑印迹转移到用于杂交的膜上（并保存好原来的菌落或噬菌斑平板作为参照），经变性处理后使 DNA 暴露出来并与滤膜原位结合，再用 DNA 探针与其杂交。最后通过 DNA 探针上标记物的位置与琼脂平板中原来的菌落或噬菌斑位置相对应，即可确定阳性噬菌斑或菌落的位置，获得含有目的基因的重组体克隆。该方法操作比较简单，效率高，可进行重复筛选，可靠性强，是从基因文库、cDNA文库或重组质粒中筛选目的基因的首选方法，而且这种筛选方法与目的基因是否表达无关。

3. 斑点印迹杂交 与菌落原位杂交原理一样，可直接将噬菌体的上清液或是由转化子提取的DNA或RNA样品直接点在硝酸纤维素薄膜等固体支持物上，然后用带有标记的核酸探针进行杂交。此方法与菌落原位杂交相比更简单、迅速，常用于病毒核酸的定量检测。

（三）免疫化学筛选法

如果克隆基因的产物是已知的，并且在菌落或噬菌斑中表达，可用免疫化学筛选法进行筛选，其原理是使用特异性抗体与目的基因表达的抗原相互作用来确定目的基因的表达情况，对特定基因表达产物的免疫化学筛选法可通过免疫沉淀法、酶联免疫吸附法、Western印迹法等进行筛选。

1. 免疫沉淀法 在长有转化子菌落的固体培养基中，加入与目的基因产物相对应的标记抗体，如果目的基因产物是与抗体相对应的抗原蛋白，则菌落周围就会出现由抗体–抗原沉淀物（preciptin，沉淀素）所形成的白色圆环。此方法可用于表达产物的定性与定量检测，其优点是选择性好，灵敏度高，可检测出100pg水平的放射性标记蛋白，并可从蛋白质混合物中提纯出抗体–抗原复合物。

2. 酶联免疫吸附法（ELISA） 利用免疫学原理对表达的特异性蛋白进行检测，由于酶催化反应具有放大作用，使得测定的灵敏度大大提高，可检出1pg的目的蛋白，同时由于酶反应还具有很强的特异性，因此ELISA方法是基因表达研究中最常用的方法。

3. Western印迹法 与Southern或Northern杂交方法类似，不同之处在于电泳的介质是聚丙烯酰胺凝胶，被检测物是蛋白质，用针对目的蛋白的抗体（一抗）和能与一抗结合带有特定标记的二抗进行反应和显色检测，若呈现阳性反应，表明目的基因在受体细胞中表达。Western印迹法具有很高的灵敏度，可从总蛋白中检测出50ng的特异性表达蛋白。

（四）插入片段长度鉴定

1. 酶切鉴定 进行克隆鉴定的第一步。只要已知载体和插入片段上的酶切位点，这是最简单的鉴定方法，也就是通常所说的"筛克隆"。被提取的质粒DNA可能存在三种形式：线性、闭合环状和超螺旋状。尽管这三种形式的质粒DNA分子量大小一样，但它们的电泳速度不一样，电泳时会出现2~3条带。克隆时的酶切位点是已知的，或载体上有已知的酶切位点，可以从被挑选的细菌克隆中提取质粒，再用相应的内切酶进行酶切。载体被切开后变成线性，电泳呈一条带。如果载体中有插入片段，切开后电泳出现两条带。这样就可看出载体中是否有插入片段以及插入片段的大小。

2. PCR鉴定 根据目的基因两端或两侧已知核苷酸序列，设计合成一对引物，以重组子的DNA序列为模板进行扩增，通过对PCR产物的电泳分析来鉴定是否有插入片段以及插入片段的大小。

（五）插入片段方向鉴定

对于以表达为目的的DNA克隆，还需鉴定外源基因在重组子中的连接方向。通常使用联合酶切的方法。如图4-9所示，在DNA插入片段的邻近末端部位选一个单酶切点（B），在载体上选一个单酶切点（A），用这两个内切酶消化重组子，正反两个方向的插入将产生不同大小的DNA片段，最后通过凝胶电泳即可鉴定。

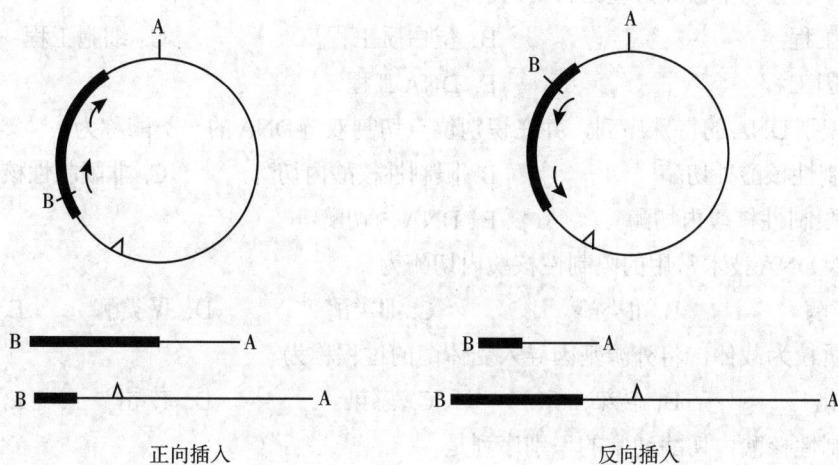

图4-9　联合酶切鉴定同源末端连接重组子中DNA插入片段的方向

（六）DNA的序列分析

将筛选出的重组DNA进行序列测定，并与目的基因序列进行比对，确定重组子内插入的目的基因是否准确，这是鉴定目的基因最准确的方法。具体原理见第六章DNA序列测定。

本 章 小 结

DNA重组技术是在体外对DNA分子进行重组，构建成具有自主复制能力的重组DNA分子，导入宿主细胞，并从单个细胞开始进行大量扩增，最终获得大量均一的DNA分子的过程。DNA重组需要工具酶，其中限制性核酸内切酶和DNA连接酶是最重要的工具酶。载体是携带目的DNA片段进入宿主细胞进行扩增和表达的运载工具。常用的载体主要有质粒载体、噬菌体载体、病毒载体和人工染色体等。DNA重组技术的基本步骤包括：①目的基因的制备；②载体的选择与构建；③目的基因与载体的连接；④重组DNA分子导入受体细胞；⑤DNA重组体的筛选与鉴定。目的基因的制备方法主要有：人工合成目的基因、从基因组文库中获取目的基因、从cDNA文库中获取目的基因以及PCR扩增获取目的基因。载体要根据DNA克隆的目的及操作基因的性质等多方面的因素进行合理的选择与改进。目的基因与载体DNA连接的方法主要有黏末端连接、人工接头连接、同聚物加尾连接和平末端连接。重组DNA分子导入宿主细胞的方法有转化、转导和转染。不同的载体及相应的宿主系统，其重组子的筛选、鉴定的方法应根据遗传学性状进行筛选，如遗传标志筛选法、分子杂交筛选法、免疫化学筛选法等。重组子的鉴定可通过插入片段长度鉴定、插入片段方向性鉴定和DNA的序列分析等方法进行。

分子生物学检验技术

扫码"练一练"

习 题

一、选择题

1. 在分子生物学领域，重组DNA又称为
A. 酶工程　　　　　　　　B. 蛋白质工程　　　　　　C. 细胞工程
D. 基因工程　　　　　　　E. DNA工程

2. 可识别DNA的特殊序列，并在识别位点切割双链DNA的一类酶称为
A. 限制性核酸外切酶　　　B. 限制性核酸内切酶　　　C. 非限制性核酸外切酶
D. 非限制性核酸内切酶　　E. DNA内切酶

3. 重组DNA技术常用的限制性核酸内切酶为
A. Ⅰ类酶　　　B. Ⅱ类酶　　　C. Ⅲ类酶　　　D. Ⅳ类酶　　　E. Ⅴ类酶

4. 以质粒为载体，将外源基因导入受体菌的过程称为
A. 转化　　　B. 转染　　　C. 感染　　　D. 转导　　　E. 转位

5. 限制性核酸内切酶通常的识别序列是
A. 回文对称序列　　　　　B. 黏性末端　　　　　　　C. RNA聚合酶附着点
D. 聚腺苷酸　　　　　　　E. 甲基化"帽"结构

6. 常用质粒有以下哪些特性
A. 含有抗生素抗性基因　　B. 插入片段的容量比λ噬菌体DNA大
C. 是线形双链DNA　　　　D. 能寄生在细菌中并溶解细菌细胞
E. 不随细菌繁殖而能进行自我复制

7. 下列描述最能确切表达质粒DNA作为克隆载体特性的是
A. 小型环状双链DNA分子　　B. 携带某些抗生素抗性基因
C. 具有自我复制功能　　　　D. 在细胞分裂时恒定地传给子代细胞
E. 获得目的基因

8. 在重组DNA技术中不涉及的酶是
A. 限制性核酸内切酶　　　B. DNA聚合酶　　　　　　C. DNA解链酶
D. 反转录酶　　　　　　　E. DNA连接酶

9. pBR322质粒包含氨苄青霉素抗性基因和四环素抗性基因，据此可以利用哪种方法筛选重组DNA克隆
A. 插入失活筛选法　　　　B. α-互补筛选法　　　　　C. 免疫化学筛选法
D. 分子杂交筛选法　　　　E. "蓝白斑"筛选法

10. 哪种方法要求宿主细胞必须是感受态细胞
A. CaCl₂法　　　　　　　　B. 病毒感染法　　　　　　C. 脂质体转染法
D. 显微注射法　　　　　　E. 磷酸钙共沉淀法

11. 重组DNA技术中实现目的基因与载体DNA拼接的酶是
A. 限制性核酸内切酶　　　B. RNA聚合酶　　　　　　C. DNA连接酶
D. RNA连接酶　　　　　　E. DNA聚合酶

12. α-互补筛选法属于
A. 抗生素抗性筛选　　　　B. 酶联免疫筛选　　　　　C. 标志补救筛选

82

D. 分子杂交筛选　　　　　　　　　E. 免疫化学筛选

13. 在对目的基因和载体 DNA 进行同聚物加尾时，需采用

A. 反转录酶　　　　　　　　B. 多聚核苷酸激酶　　　　　C. 引物酶

D. RNA 聚合酶　　　　　　　E. 末端转移酶

14. 基因工程操作中转导是指

A. 重组质粒导入宿主细胞　　　　　　　B. 把 DNA 重组体导入真核细

C. DNA 重组体导入原核细胞　　　　　　D. 把外源 DNA 导入宿主细胞

E. 以噬菌体或病毒为载体构建的重组 DNA 导入宿主细胞

15. 目前常用的基因表达体系细胞包括

A. 大肠埃希菌　　　　　　　B. 哺乳动物细胞　　　　　　C. 昆虫细胞

D. 酵母细胞　　　　　　　　E. 以上都对

16. M13 噬菌体适用于

A. 构建基因组文库　　　　　　　　B. 构建 cDNA 文库

C. 克隆较小 DNA 片段　　　　　　　D. 克隆待测序的 DNA 片段

E. 以上都对

17. DNA 分子的体外连接方法包括

A. 人工接头连接　　　　　　B. 同聚物加尾连接　　　　　C. 黏末端连接

D. 平末端连接　　　　　　　E. 以上都对

18. 噬菌体 T_4 连接酶催化 DNA 连接的末端是

A. 5′-磷酸基团和 3′-羟基　　　　　　　B. 5′-磷酸基团和 3′-磷酸基团

C. 5′-羟基和 3′-羟基　　　　　　　　　D. 5′-羟基和 3′-羟基

E. 任意两种

二、简答题

程序化细胞死亡分子 5（programmed cell death 5，PDCD5）是一种人类细胞凋亡基因，能促进细胞凋亡。多项研究表明，在多种恶性肿瘤疾病中 PDCD5 表达下调。以此案例设计 PDCD5 的基因克隆和表达技术。

（丁　倩）

第五章

克隆基因的表达及基因干扰

学习目标 ⸺⸺⸺

1. **掌握** 目的基因在原核细胞中的表达形式、RNAi/miRNA 基因表达的机制、RNAi 和 miRNA 的异同点。
2. **熟悉** 真核细胞表达体系。
3. **了解** 反义 DNA/RNA 抑制基因表达的机制。
4. 学会目的蛋白的表达及纯化和 RNAi 的基本操作技能。
5. 具备在实际工作中运用蛋白表达及纯化和 RNAi 技术进行手工操作的能力。

基因克隆的表达是将构建好的目的基因进行表达，获得大量的目的蛋白。表达体系可分为原核表达体系和真核表达体系。

基因干扰技术即通过对表达基因的解旋、复制、转录、mRNA 的剪接加工、翻译等各环节的作用，使 mRNA 降解或抑制其从基因到蛋白的信息流，从而达到抑制或阻断特定目的基因表达的目的，基因干扰技术为人们控制某一特定基因的打开或关闭奠定了基础。

第一节 外源基因表达

外源基因的表达体系包括表达载体的构建、受体细胞的建立、表达产物的分离与纯化等。

一、原核生物表达系统

大肠埃希菌表达系统是目前采用最多的原核生物表达体系，已经成功表达了很多目的基因，例如：人胰岛素、生长激素、人干扰素等。该表达体系主要将已克隆入目的基因的载体转化大肠埃希菌，通过诱导表达，纯化获得所需的目的蛋白质。

（一）对外源目的基因的要求

原核生物缺乏真核生物转录后的加工系统，翻译后的修饰系统，不能切除内含子形成成熟的 mRNA，只编码成熟的蛋白质和多肽。要求真核生物的目的基因不应具有 5′ 端非编码区以及内含子结构，因此真核生物的目的基因可通过 mRNA 反转录成 cDNA，用 cDNA 文库筛选来制备；或以 cDNA 为模板，设计两条引物，进行 PCR 扩增目的基因，用于克隆表达，这是一个简单、实用的方法；也可以通过化学方法、酶法、DNA 合成仪人工合成目的基因，但由于费用昂贵，一般用于合成较短的目的基因。

（二）原核生物表达载体

利用大肠埃希菌表达蛋白质所使用的表达载体必须具有以下特点：①用于筛选的抗性基因，例如卡那霉素抗性基因、氨苄青霉素抗性基因等；②具有强启动子，例如大肠埃希菌乳糖操纵子的乳糖启动子或其他启动子序列；③含适当的翻译调控序列，如核糖体结合位点（Shine-Dalgarmo sequence，SD序列），以及翻译起始点和终止序列等；④一段多克隆位点。

考点提示　原核表达载体的特点。

（三）真核生物基因在原核细胞中的表达

将转入目的基因的阳性克隆菌株在诱导剂的作用下，即可以表达大量的目的蛋白，根据选择载体的不同，表达出来的蛋白包括融合型表达蛋白、非融合型表达蛋白和分泌型表达蛋白。

1. 非融合型表达蛋白　不与细菌任何蛋白或多肽融合在一起的表达蛋白。其优点是表达的非融合蛋白与天然状态下存在的蛋白在结构、功能以及免疫原性等方面基本一致，从而可进行后续研究；缺点在于容易被细菌蛋白酶所破坏。

2. 融合型表达蛋白　表达蛋白除了自身的氨基酸序列外，还有一段外源氨基酸序列，从而形成融合蛋白，外源序列大多位于融合蛋白的N端，也可位于C端。融合蛋白具有抗原性，可以作为抗原，同时可以抵御细菌蛋白酶的破坏。融合蛋白比天然的外源蛋白更加稳定，这是融合蛋白最大的优点。为了正确表达，外源基因的阅读框必须与原核基因的阅读框架相符。有的融合蛋白带有信号肽，可以分泌到细胞外。这有助于蛋白质的分离和纯化。

目前融合型表达系统主要有：①组氨酸系统：融合蛋白的N端或C端融合有连续的几个组氨酸（histidine，His），一般为连续6个组氨酸，通过组氨酸与金属离子镍的螯合进行分离与纯化；②GST系统：融合蛋白N端含有谷胱甘肽硫转移酶（glutathione S-transferase，GST），通过谷胱甘肽硫转移酶-琼脂糖进行亲和层析和纯化后，经凝血酶或凝血因子Xα切除GST，从而获得目的蛋白；③金黄色葡萄球菌蛋白A系统：融合蛋白N端含有金黄色葡萄球菌蛋白A，通过IgG-琼脂糖凝胶（Sepharose）亲和层析分离纯化后，经蛋白酶切除金黄色葡萄球菌蛋白A，从而获得目的蛋白；④通过氨基苯硫代半乳糖苷酶-Sepharose亲和层析分离纯化的β-半乳糖苷酶系统；⑤目的蛋白与麦芽糖结合蛋白融合后分泌到胞外，通过目的蛋白与直链淀粉交联纤维素亲和层析分离纯化的麦芽糖结合蛋白系统。

考点提示　融合型表达系统有哪些？

3. 分泌型表达蛋白　表达蛋白带有信号肽的融合蛋白，合成后随即分泌到胞外，防止大肠埃希菌对融合蛋白的降解，而且可减轻大肠埃希菌代谢负荷和易于恢复表达产物的天然构象。

（四）包涵体

1. 包涵体的形成　包涵体（inclusion body）是大肠埃希菌高效表达外源基因时形成的由膜包裹的高密度（约1.3g/L）、不溶性和无活性、大小为0.5~1μm的蛋白质颗粒。它在显微镜下观察时为高折射区，与细胞其他成分有明显的区别。

包涵体的形成主要由于：①基因工程菌的表达产率过高，超过了细菌正常的蛋白水解能力，使表达产物积聚，并与表达的目的蛋白中含硫氨基酸的含量呈正相关；②在原核表达体系中缺乏翻译后修饰所需酶类和辅助因子，使中间产物易大量积聚而形成包涵体；③发酵温度高或胞内pH接近蛋白的等电点时易形成包涵体。包涵体的形成有利于目标蛋白质的富集、防止蛋白酶对表达蛋白的降解、对宿主毒性低，并有利于分离表达产物。但是包涵体形成后，表达蛋白不具有生物活性，因此必须溶解包涵体并对表达蛋白进行复性。

2. 包涵体的分离与纯化 对于细菌的裂解常用的有机械破碎法、溶菌酶法、超声破碎法等。包涵体可通过超声波法破碎菌体后，经离心即可得到，密度梯度离心后可得到高纯度的包涵体。包涵体一般不溶于水，为了获得可溶性的蛋白质可加入强蛋白质变性剂，通过离子间的相互作用，使包涵体蛋白分子内和分子间的各种化学键断裂而易溶解。一般有盐酸胍（5~8mmol/L）、尿素（5~8mmol/L）等，也可用酸性溶液直接溶解包涵体，使非共价聚集的蛋白质分子分离。若包涵体内蛋白质多肽链中含有半胱氨酸时，可采用低pH含巯基的试剂，如巯基乙醇或二硫苏糖醇和适量的SDS，使蛋白质完全还原，呈溶解状态。

3. 包涵体的复性 包涵体中蛋白质必须恢复其生物活性，通过逐步降低变性剂浓度，可使表达蛋白恢复其天然构型，称为包涵体蛋白质的复性。复性效率与蛋白质的纯度和浓度、变性剂残留的浓度、复性时溶液的pH、离子强度、温度等许多因素有关。常用的复性方法有稀释复性、透析复性、超滤复性和柱上复性等。提高包涵体蛋白的复性效率可采用氧化-还原系统、添加低分子化合物、添加分子伴侣和折叠酶等方法。

大肠埃希菌表达系统在实际应用中存在以下不足：①只适合表达不含内含子的cDNA，不宜表达真核基因组DNA；②表达蛋白不能形成一定的折叠、修饰，只适宜表达翻译后不需进行加工的真核蛋白，或无须翻译后加工也不影响生物学活性的真核蛋白；③表达蛋白质易形成包涵体，需经过变性、复性处理，才能恢复生物学活性；④表达分泌性蛋白产量不高；⑤表达蛋白易被细菌蛋白酶破坏。

二、真核生物表达系统

真核生物表达系统具有翻译后的加工修饰，表达的蛋白更接近于天然状态。目前真核表达系统主要有酵母、昆虫细胞及哺乳类动物细胞表达体系。

（一）酵母表达系统

酵母表达系统主要包括酿酒酵母、裂殖酵母、克鲁维酸酵母和甲醇酵母等表达系统。酵母是单细胞真核生物，具有真核细胞的特点，可以对蛋白进行多种翻译后修饰。如蛋白的糖基化、二硫键的形成等。酵母的其他优点包括培养简单，无须特殊的培养基，自身分泌蛋白很少，能把外源基因产生的蛋白质分泌到培养基中，便于分离纯化。因此，酵母是一个理想的分泌型表达系统。

1. 酵母表达载体 一般情况下表达载体均是质粒型穿梭载体，即它们都含有在酵母细胞和大肠埃希菌细胞中发挥作用的可选择遗传标志和复制子。这些穿梭载体再插入一些表达结构，包括酵母启动子和多克隆酶切位点、转录的起始序列、转录终止序列和编码有用的蛋白质结构域的序列。

（1）选择性标志　通常选用的是野生型基因，如 *URA3*、*LEU2*、*HIS3* 和 *TRP1*。这些基因可以补偿酵母细胞某特定的代谢缺陷（营养缺陷）。这些标志和细菌质粒中的抗生素标志不同，它们必须与具有可被互补的适当突变宿主菌株结合。选择性标志基因往往插入大肠埃希菌质粒载体中构成整合型质粒。

（2）复制子　大多数酵母表达载体源于 $2\mu m$ 环的克隆载体，$2\mu m$ 环是一种在酿酒酵母中天然存在的内源性质粒DNA。长度为 $2\mu m$，一般存在于细胞核中，在每个细胞中平均有 $50\sim100$ 个拷贝数，能稳定存活于细胞中，它的复制和染色体的复制通常是同步的，都发生于S期。带 $2\mu m$ 环的克隆载体是在整合型质粒中插入 $2\mu m$ 质粒的复制起始点而构成的。

（3）常用的启动子　外源基因在酵母细胞中表达，要求酵母克隆载体一定要带有酵母基因的启动子。常用的酵母基因启动子有：醇脱氢酶、磷酸甘油酸激酶、3-磷酸甘油醛脱氢酶、蔗糖酶、酸性磷酸酯酶和酵母 α 交配因子（mating factorα，MFα）。

（4）上游活性序列　酵母各类基因的上游普遍存在一段活性序列，作用类似于哺乳动物细胞基因的增强子。上游活性序列位于转录起始点上游几百个碱基处，它的激活能促进转录。

（5）终止序列　在酵母表达载体的启动子和克隆位点均含有翻译终止序列，它可引起RNA聚合酶Ⅱ终止转录。更重要的是，启动子下游有转录终止序列，可增加mRNA的数量和蛋白质表达的总量。

（6）有用的蛋白结构域　许多表达载体在启动子的下游带有编码有用蛋白质结构域的DNA序列。这些结构域包括信号肽序列和核定位序列等。

2. 酵母表达外源性基因的形式　有非分泌型和分泌型两种。

（1）非分泌型表达　外源蛋白质表达后积累于酵母细胞质中不分泌出来，例如酵母表达人乙型肝炎表面抗原。

（2）分泌型表达　蛋白质在酵母细胞中表达后，为了便于糖基化以及纯化的方便，利用酵母分泌型表达载体产生信号肽，将蛋白分泌于细胞外或培养基中，实现外源表达基因的分泌。其中分泌信号序列通常是带有 α 因子前导序列的。

（二）哺乳动物细胞表达系统

哺乳动物细胞表达系统是指采用某种方式将外源基因导入细胞，在哺乳动物细胞中表达获取有用的蛋白质，这类真核基因的表达系统称为哺乳动物细胞表达系统。哺乳动物细胞不仅可以表达克隆的cDNA，而且还可以表达真核基因组的DNA，哺乳动物细胞表达的蛋白通常可以被适当修饰，而且表达的蛋白质会恰当地分布在细胞内一定区域并积累。哺乳动物细胞表达系统的最大缺点是操作技术难、费时、成本高。

1. 哺乳动物细胞表达载体　常用的有SV40病毒表达载体、痘病毒表达载体、反转录病毒表达载体。表达载体的组成成分有：原核DNA序列、启动子、增强子、拼接信号、终止信号和多聚腺苷酸化信号、筛选标志及真核病毒序列等（图5-1）。

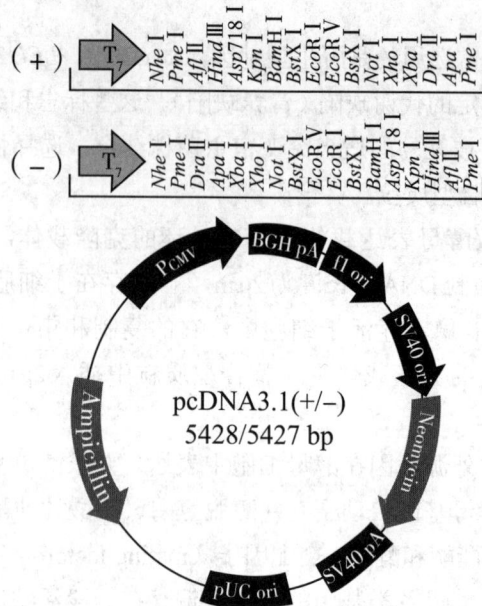

图5-1　pcDNA3.1（+/-）质粒图谱

（1）原核DNA序列　为了能在大肠埃希菌中增殖而得到大量能转染哺乳动物细胞的重组DNA，哺乳动物细胞表达载体中通常有一段原核序列，包括一个复制子、抗生素抗性基因和少数单一限制性酶切位点。

（2）启动子　真核生物的启动子区域位于TATA区上游100~230bp处，TATA区位于转录起始点上游25~30bp处。根据宿主细胞类型选择不同的启动子。

（3）增强子　能使启动子的基因转录效率显著提高的一类顺式作用元件，由多个独立核苷酸序列组成。它们的作用通常不具有方向性，在位于转录起始点的下游或离启动子很远时仍有活性。许多增强子只能在特定的组织或细胞中起作用，即具有组织细胞的特异性，因此在构建真核生物表达载体的时候，应根据宿主细胞选择增强子。

（4）剪接信号　真核生物基因由许多内含子和外显子组成。被转录成mRNA前体以后，需通过剪除内含子、连接外显子才能成为成熟的mRNA。

（5）终止信号和多聚腺苷化的信号　转录的终止信号常常位于多聚腺苷化位点下游的一段长度为几百个核苷酸碱基的DNA区域内。多聚腺苷化需要两种序列：位于腺苷化位点下游的GU丰富区，或U丰富区和位于腺苷化位点上游11~30bp处的一个有6个核苷酸碱基组成并高度保守的AAUAAA序列。为了保证目的mRNA能有效地多聚腺苷化，真核表达载体上必须包括多聚腺苷化下游的一段序列。最常用的方法是用SV40的一段237bp长的含有多聚腺苷化信号的*Bam*HⅠ-*Bcl*Ⅰ限制性片段。另一种的方法是将全长DNA与已组装在表达载体上一个顺式作用元件的部分片段融合，提供多聚腺苷化的信号。

（6）遗传标志　在真核生物表达载体上必须有标志基因，才能进行筛选。常见的标志基因有：胸苷激酶基因（thymidine kinase，*TK*）、二氢叶酸还原酶基因（dihydroiolate reductase，*DHFR*）、氯霉素乙酰转移酶基因（chloramohenicol actytransferase，*CAT*）、新霉素抗性基因（ecomycin eistantene，*NEO*）等。

考点提示 哺乳动物表达载体的特点。

2. 常用的外源基因转染哺乳动物细胞的方式 常用的外源基因转染哺乳动物细胞的方式有许多，表5-1列举了不同哺乳动物细胞的转染方式及应用。

表5-1 不同哺乳动物细胞的转染方式及应用

细胞系	DNA 转染方法	应用
COS	瞬时 DEAE- 葡聚糖	哺乳动物细胞中表达、快速鉴定cDNA 克隆、突变蛋白的表达等
CV-1	SV40 病毒感染	蛋白表达
CV-1/293T	腺病毒感染	蛋白表达
NIH3T3	反转录病毒感染	转基因动物、在不同类型细胞中表达
CHO-DHFR	稳定 DHFR+ 转染用氨甲蝶呤扩增	蛋白高效稳定地表达
灵长 / 啮齿类	痘病毒	疫苗

3. 哺乳动物细胞的瞬时表达和稳定表达系统 在哺乳动物细胞表达系统中比较具有代表性的是COS细胞瞬时表达系统和中国仓鼠卵巢细胞（Chinese hanster ovary rell，CHO）的稳定表达系统。

（1）COS细胞瞬时表达系统 由COS细胞系和带有SV40复制起始点（SV40 ori）的表达载体组成。当SV40病毒感染宿主细胞后，SV40病毒的早期基因产物——大T抗原作为反式因子与SV40 ori结合，使宿主细胞的DNA聚合酶不断复制病毒DNA，最后的结果是在宿主细胞感染48小时后，病毒基因组可扩增1000倍。因此，可以SV40病毒基因组100bp长的SV40 ori为基础构建表达载体，宿主细胞选用COS细胞。

COS细胞源于非洲绿猴细胞系（CV-1）。CV-1细胞经复制起始区缺陷的SV40病毒基因组转化后，产生能表达SV40的大T抗原的COS细胞株。此细胞株还含有启动带有SV40 ori的质粒进行复制所必需的所有细胞因子。这样转染到COS细胞的带有SV40 ori的质粒就可进行快速扩增，每个COS细胞将积累超过10^5个带有SV40 ori的重组表达质粒，并高效表达外源DNA基因。由于转染的质粒不受约束地复制，直到细胞不能忍受如此大量的DNA在它的染色体外进行复制而最终死亡，所以这一系统是瞬时表达系统。

（2）COS细胞瞬时表达系统的应用 主要用于研究哺乳类细胞基因表达的调控；分离编码蛋白质的cDNA；带SV40 ori的表达载体在COS细胞中转染以后可得到高水平表达的蛋白质，对于这些蛋白质的回收、分析，可用作生物试剂，也可用作蛋白质结构与功能的研究，或者作为对组建的真核基因表达载体的快速评估系统。

（3）CHO细胞稳定表达系统 要使外源基因在宿主细胞中高效、稳定地表达，必须建立一个稳定表达系统，包括适宜的表达载体、有效的基因转换、标志基因和目标基因的选择与共扩增、适当的细胞和培养条件。现以pMT2为载体、二氧叶酸还原酶（DHFR）为标志基因、CHO细胞为受体细胞，介绍哺乳动物细胞稳定表达系统。

pMT2在哺乳动物细胞稳定表达系统中和在瞬时表达系统中有所不同，区别为此表达载体中含有鼠的DHFR基因序列作为选择标志基因，并在动物细胞内可进行扩增，pMT2表达

载体既可在瞬时表达系统中起作用，又可在稳定表达系统中稳定表达外源基因。

一般选用DHFR基因缺陷的CHO细胞，便于筛选目的基因。CHO细胞适用于多种蛋白质的分泌表达和胞内表达，对培养基的适应性强，还可进行大量的培养和大规模生产。

第二节　表达产物分离、纯化与鉴定

采用不同的表达系统表达外源基因，得到的产物的特性也不相同，应采取不同的策略分离、纯化表达的蛋白质。

一、大肠埃希菌重组表达蛋白的分离与纯化

大肠埃希菌的非融合蛋白和融合型蛋白的纯化有所不同，非融合蛋白的纯化通过菌体溶解、包涵体的分离、变性和折叠复性等步骤；而融合型表达蛋白除了以上几个步骤外，由于是融合蛋白，所以必须在包涵体分离、变性以后进行定点切割，以释放重组的多肽并折叠复性。

1. 表达蛋白质分离粗制品　初步分离过程一般包括：离心收集菌液→超声波破碎→离心收集上清液→热处理变性→离心→上清液用硫酸铵沉淀。

大肠埃希菌经过离心浓缩以后可用机械磨碎法、超声波处理法或者溶菌酶加去污剂法将包涵体分离。对于融合蛋白来说，除了对包涵体的处理以外，还必须使重组蛋白从中释放，通过定点裂解，包括蛋白酶水解和溴化氢裂解等，以获得感兴趣的重组蛋白。

从包涵体中释放的重组蛋白缺乏生物学活性，通过复性蛋白质恢复蛋白质正常空间结构并使之稳定。一般采用低浓度尿素（3M）使变性蛋白质重新折叠。复性的前提是蛋白质必须达到一定的纯度，另外还与蛋白质的浓度、温度、pH及氧化还原剂条件等密切相关。

2. 表达蛋白质分离精制品　大肠埃希菌重组表达蛋白质分离的粗制品要经过凝胶层析、离子交换层析的纯化，获得相对的纯品。获得的纯品还需经过活性、纯度和序列的测定加以确定。

二、酵母重组表达蛋白的分离与纯化

酵母重组表达蛋白的分离与纯化包括：酵母细胞内表达的蛋白和分泌型蛋白的分离与纯化。

1. 酵母细胞内表达重组蛋白的分离与纯化　这种蛋白质的分离与纯化过程比较简单，以α-蛋白酶抑制剂的纯化为例：收集酵母细胞→玻璃珠破碎→离心取上清液→DEAE Sepharose柱层析→梯度洗脱→收集活性部分→浓缩葡聚糖凝胶G75（Sphadex G75）柱层析→收集、浓缩→SDS-PAGE纯度鉴定。

2. 酵母表达分泌型重组蛋白的分离与纯化　以重组人IFN-λ1蛋白为例。

（1）酵母表达培养基的优化和最佳诱导时间的确定　将含表达质粒的GS115酵母菌种2株分别于100ml BMG培养基中28~30℃振荡培养至$OD_{600}\approx11$。将菌体分别转移至500 ml BMM和BMMY，加入终浓度0.5%甲醇诱导表达，并每24小时追加一次甲醇。分别于表达

24小时、48小时、72小时、96小时时收集等体积上清液，TCA沉淀后进行SDS-PAGE，银染后，根据目的条带的灰度深浅确定最佳表达时间和培养基。

（2）大规模摇瓶表达 在100ml锥形瓶中，将含表达质粒GSll5酵母菌种接种于20ml YNB液体培养基，28~30℃，200~230r/min振荡培养24小时后，将菌液转接于100ml BMG中继续培养24小时，使OD_{600}达到11~14。离心4000r/min，10分钟收集菌体，用500ml BMMY重悬菌体，28℃继续培养诱导IFN-λ1表达。每24小时向培养液中补加5ml甲醇至终浓度1%，以维持诱导，96小时后终止诱导。8000r/min，4℃离心收集上清液。大体积培养时，注意保持通气和温度，培养体积不应超过摇瓶容积的1/4，瓶口用四层纱布罩好，控制摇床转速在200~230r/min，温度28~30℃。

（3）重组蛋白IFN-λ的纯化 采用FPLC系统进行阳离子交换和凝胶过滤柱层析两步纯化。阳离子交换层析柱为自装柱：层析介质SP Sepharose Fast Flow装入XK26柱，柱体积25ml；凝胶过滤层析柱为预装柱Hi load 16/60，层析介质：Superdex75，柱体积120ml。

1）样品处理 酵母表达上清液中加入终浓度为5mmol/L的EDTA以防止蛋白质降解。加入7倍体积Buffer A稀释后，用0.22μm的微孔滤膜过滤去除杂质。

2）阳离子交换层析 用5个柱体积的Buffer A平衡介质后，上样，流速5ml/min，用Buffer A将上样峰洗至基线后，调整流速至3ml/min，先用Buffer A和Buffer B进行不同盐浓度梯度洗脱，分管收集洗脱峰，全程于冰水外循环中进行，防止蛋白质降解。SDS-PAGE蛋白电泳，银染和Western-blot鉴定收集的洗脱峰。

3）凝胶过滤层析 将经鉴定后的洗脱蛋白用10kD超率离心管浓缩至5ml后再进行凝胶过滤层析。用2个柱体积的凝胶过滤缓冲液平衡介质后，上样，流速1ml/min，用凝胶过滤缓冲液洗脱，分管收集洗脱峰，SDS-PAGE蛋白电泳，银染和Westem-blot鉴定。

4）纯化蛋白处理 收集经电泳鉴定后含有重组蛋白的洗脱液，10kD超滤管离心浓缩后用0.22μm滤膜过滤除菌，小量分装，做蛋白定量（BCA法）和HPLC纯度鉴定，剩余样品冻干后-80℃保存。

5）疏水柱层析 将样品用3mol/L（NH$_4$)$_2$SO$_4$，50mol/L PBS调至Buffer A1或A2的盐浓度，以2ml/min分别上样于经Buffer Al或A2平衡后的两种疏水交换层析柱。再用Buffer Al或A2将上样峰洗至基线后，用Buffer B以1ml/min的流速，盐浓度由Buffer A1或A2降至Buffer B（不含盐）连续梯度洗脱20分钟，收集洗脱液每管1ml。SDS-PAGE蛋白电泳，银染和Western-blot鉴定。

（4）蛋白质检测和处理 TCA沉淀法浓缩蛋白：取0.5~1.0ml样品，加入1/10体积100%（W/V）TCA溶液，混匀，冰浴长于30分钟；4℃，12 000r/min，离心15分钟；弃上清，加入-20℃保存的丙酮0.5~1.0ml，4℃，12 000r/min，离心5分钟；重复一次；沉淀室温晾干，溶于20~40μl lx蛋白上样缓冲液中。

1）SDS-PAGE蛋白电泳 参见第九章第一节。

2）蛋白质硝酸银染色 用5倍于凝胶体积的固定液（50%乙醇，10%乙酸）固定凝胶上的蛋白质，室温平缓摇动30分钟以上，用含10%乙醇、5%乙酸的漂洗液洗两次，每次5分钟；8.3%戊二醛固定10分钟；漂洗液洗两次，每次5分钟；去离子水洗两次，每次5分钟；加入0.25%硝酸银溶液，平缓摇动15分钟；用去离子水冲洗两次，每次30秒；加入5倍体积新鲜配制的显色液显色，待蛋白条带达到所需强度，用10%乙酸终止显色反应。

3）Western blot鉴定参见本节四的相关内容。

考点提示 ▶ 原核和真核表达蛋白分离与纯化的步骤。

三、CHO细胞重组表达蛋白的分离与纯化

以重组人神经营养因子NT3的制备为例：CHO细胞收集→离心取上清液→离子交换柱层析→收集洗脱液→浓缩→丙烯葡聚糖凝胶S-100HR柱层析→收集洗脱液→浓缩→反相HPLC→SDS-PAGE纯度鉴定。

四、表达产物的鉴定

用不同方式获得的重组蛋白经分离与纯化后，必须对其进行鉴定。Western印迹（Western blot）又称为免疫印迹（immunoblotting），是20世纪70年代末发展起来的蛋白质检测技术。它集中了SDS-PAGE的高分辨率和固相免疫测定的特异、灵敏、无须对靶蛋白进行同位素标记以及固相膜保存时间较长的诸多优点。

Western blot的操作程序：蛋白质样品制备→SDS-PAGE分离→蛋白质的电转移→靶蛋白与抗体（一抗与二抗）的结合→显色、分析。

1. 配胶 按照配方配置好分离胶和浓缩胶（AP 10%和TEMED使用的时候加），先加分离胶，加水密封压胶，37℃30分钟。胶和水出现明显分界线后加浓缩胶，马上插上梳齿，室温20分钟凝固。

2. 上样 根据蛋白表达量确定上样量，一般为30μg，加2×loading buffer（蛋白浓度低时可改用4×），混匀，沸水变性10分钟，冰上速冷，离心后可上样，一般在两边的点样孔点上1μl预染蛋白marker。

3. 电泳 将预先配好的10×电泳缓冲液用纯水稀释到1×，安装好胶板，加入电泳液，调节电压和时间，一般条件为100V，90分钟，可根据需要进行调整。

4. 转膜 根据胶块大小裁剪PVDF膜，浸泡在甲醇中20秒活化，按照正极–海绵–滤纸–PVDF膜–胶–滤纸–海绵–负极的顺序夹好转膜夹板，安装在转膜槽中，注意正负极。胶预先配好的10×转膜缓冲液按10×转膜缓冲液：无水甲醇：水=1：2：7的比例稀释到1×，调整好电压和时间，一般为100V，90分钟，可根据实际情况进行调整。

5. 封闭 5%脱脂奶粉封闭液室温封闭90分钟或者4℃过夜，注意保持PVDF膜悬浮于封闭液中。

6. 孵育一抗 根据抗体说明书稀释比例，用一抗稀释液稀释，体积每张膜约4ml，室温90分钟或4℃过夜。一抗可回收利用。

7. 洗膜 用1×PBST溶液洗膜三次，每次10分钟，摇床转速调整到100r/min左右。

8. 孵育二抗 根据一抗的来源，选择对应的二抗，根据抗体说明书稀释比例用封闭液稀释二抗，室温封闭60分钟，不能长时间孵育。

9. 洗膜 用1×PBST溶液洗膜三次，每次10分钟，摇床转速调整到100r/min左右。

10. 显影 按照1：1比例配置显影发光液备用，用镊子夹出PVDF膜，在滤纸上轻轻点一下吸取多余的水，加入适当的发光液完全覆盖PVDF膜，置于化学发光成像系统中，设

置好曝光时间进行显影。

考点提示 表达蛋白的鉴定方法。

第三节 基因表达干扰技术

目前抑制基因表达的技术主要有反义核酸、小RNA干扰、核酶与脱氧核酶。

一、反义核酸

1978年Paul Zanecnik和Mary Stephenson报道了反义寡核苷酸（antisense oligonucleotides，ASON）可抑制Rous肉瘤病毒的增殖，使培养的鸡胚细胞不被转化为癌细胞。这项研究首次证实了人工合成的反义寡核苷酸能抑制基因的表达。1984年，lzant和Weintraub提出了反义核酸技术（antisense technology）的概念，反义核酸技术干扰基因表达是继基因克隆和重组技术后分子生物学领域的又一种新技术。反义核酸技术主要包括反义寡核苷酸（antisense oligonucleotide）技术和反义RNA（antisense RNA）技术。

（一）反义寡核苷酸技术

1. 反义寡核苷酸的作用机制 反义寡核苷酸技术也称为反义DNA技术，即用人工合成一段15~25bp，通过碱基配对原则与特定的RNA或DNA互补结合，从而能专一性地抑制基因的转录和翻译。

反义寡核苷酸技术的作用机制主要与其骨架结构有关：①ASON与互补mRNA结合形成RNA-DNA杂化双链，杂化体可以激活细胞内固有的核糖核酸酶H（RNase H），后者可特异地降解RNA-DNA杂化双链中的mRNA，从而达到有效抑制mRNA的翻译；②ASON进入细胞核内，以Hoogsteen键连接到核内基因组DNA，形成3股螺旋DNA、D环或ASON和mRNA形成双链，这些结构与DNA双链竞争性地结合转录因子，从复制或转录水平上抑制、封闭目的基因的表达，也就是通过空间位组效应发挥作用；③ASON与靶蛋白以适配体（aplamer）式连接，抑制蛋白质的加工、修饰及功能表达。

2. 反义寡核苷酸的设计与合成 细胞内mRNA的二级结构或与RNA结合蛋白等反式作用因子的相互作用能阻碍ASON与mRNA结合，使许多ASON不能发挥作用。因此，需筛选mRNA序列中的作用位点。作用位点的筛选可通过计算机软件预测RNA的二级结构：可利用寡核苷酸随机文库鉴别mRNA上的RNase H切割位点，也可通过寡核苷酸芯片的扫描分析、随机寡核苷酸库结合反转录分析法等对自然折叠的mRNA进行设计。

化学合成的ASON长度一般定为15~25bp，太长的ASON很难进入细胞，太短的ASON则特异性较差。一般选用18bp左右为佳，其GC碱基含量为60%~65%。

3. 反义寡核苷酸的修饰 为了提高ASON对核酸酶的耐受力，避免被细胞内和体内的核酸酶降解，最为常见的是对ASON的骨架中的磷酸基团进行修饰。

（1）硫原子代替磷酸二酯中的氧原子 这种修饰使ASON抗核酸酶能力提高，可广泛被各种细胞摄取，并与细胞内蛋白质的结合力增加。但修饰也使ASON对细胞的毒性增加，可采用磷酸二酯和硫代磷酸酯的嵌合体减少ASON对细胞的毒性。

（2）甲基修饰磷酸骨架　使ASON在生理条件下更加稳定，大多ASON不能激活RNase H，但甲基化修饰价格昂贵。

（3）聚酰胺键代替磷酸骨架　其保留核酸结构中最主要的碱基结构，而戊糖和磷酸残基变成线性酰胺结构，增加ASON对目的序列的亲和力，可提高对核酸酶的耐受力和细胞吸收的效率。

4. 反义寡核苷酸的给药途径　合成的ASON可直接作用于培养细胞，细胞通过吞噬作用摄取ASON发挥作用，或将ASON结合多聚赖氨酸或脂质体进入细胞；动物模型则可通过静脉腹腔、皮下、肌肉、瘤体内注射或气雾吸入等途径给药，由于寡核苷酸的化学性质不同、所用动物的品系及模型种类不同和给药途径不同，因此实验的效果与给药剂量有关。

（二）反义RNA技术

反义RNA是指与目的mRNA具有互补序列的RNA分子，通过与目的mRNA进行碱基配对结合的方式参与基因的表达调控。目前主要利用基因重组技术，在体外构建反义基因表达载体后，导入肿瘤细胞以期表达反义RNA，对目的基因产生抑制。

1. 反义RNA的作用机制　主要通过：①在DNA复制水平，作为DNA复制的抑制因子，与引物RNA前体互补结合，抑制DNA复制。②在转录后水平，与mRNA 5′端互补结合，影响其加帽；与mRNA前体的外显子和内含子连接区互补结合，影响前mRNA剪接，并且作用于多聚腺嘌呤形成位点，阻止目的mRNA的成熟及向胞质内转运。③在翻译水平，与目的mRNA 5′非编码区SD序列结合抑制翻译；与编码区AUG互补结合抑制翻译起始，并与目的mRNA的编码区结合；使mRNA构象改变，阻止mRNA在多聚核糖体上翻译。④与mRNA结合后使得mRNA更容易被核酸酶识别而降解。

2. 反义RNA的设计　实验证明：反义RNA技术只需少量反义基因表达载体导入细胞，就可产生大量对目的基因有抑制效应的反义RNA。与ASON相比，反义RNA的设计较为简单，因互补于目的基因不同区域的反义RNA均能抑制基因的表达，实际研究时，在设计反义序列上、下游引物的5′端添加适当的限制性内切酶位点，通过RT-PCR合成cDNA，将此cDNA片段反向插入适当的载体中，因此当重组载体被导入细胞表达时，得到的不是目的基因的转录，而是与目的基因互补的反义基因序列。

（三）反义核酸技术的应用

反义核酸技术发展迅速，涉及范围广泛，具有重要理论意义与临床应用价值，目前已在细胞水平、动物水平就治疗肿瘤、哮喘、高血压和动脉粥样硬化等疾病取得了令人兴奋的结果。目前反义核酸技术需要完善或解决的问题：①需加强ASON的稳定性，防止被核酸酶降解；②ASON与真核细胞共同孵育时只有少量能进入细胞，能到达细胞质和细胞核的则更少，这就需要进一步了解寡核苷酸进入细胞的确切机制；③很多寡核苷酸缺乏特异性，易发生序列特异性和非序列特异性的结合；④ASON是否与人类正常基因组存在同源序列，是否会影响正常细胞的基因表达；⑤用载体导入反义RNA在体内表达时，存在安全性和转染效率不高等问题。

二、siRNA

1998年，Andrew Fire和Craig Mello发现双链RNA（double stranded RNA，dsRNA），可以抑制线虫同源基因的表达使基因沉默，并且沉默可遗传给子代。这类小干扰RNA分子（small interference RNA，siRNA）可以高效、特异地阻断体内同源基因表达，促使同源mRNA降解，诱使细胞表现出特定基因缺失的表型的现象称为RNA干扰（RNA interference，RNAi）。随后，RNAi现象被广泛地发现于真菌、拟南芥、水螅、锥虫、斑马鱼等大多数真核生物体内。《Science》杂志将RNAi评为2002年度和2003年度十大科学成就之一。随着研究的不断深入，RNAi的机制正在被逐步阐明，2006年度诺贝尔生理学或医学奖授予Andrew Fire和Craig Mello，以表彰他们发现RNA干扰现象。

（一）RNAi的发现

在将色素基因导入矮牵牛中，未得到预期花朵紫色加深的效果，而是多数花成了花斑的甚至是白的，这是由于导入的基因与其相似的内源基因都被抑制所致。引发这种基因沉默可能发生在基因的转录或转录后阶段，分别被称为转录基因沉默（transcriptional gene silencing，TGS）和转录后基因沉默（post transriptional gene silencing，PTGS）。以后的研究发现双链RNA不仅可以阻断基因的表达，而且可导致其子代也发生基因沉默，研究者将此现象称为RNA干扰。

RNAi研究的技术路线主要有5个方面：确定目的基因、设计siRNA的序列、获得siRNA、转染siRNA和RNA干扰效果的检测。

（二）RNAi的作用机制

RNAi的作用机制包括起始阶段、效应阶段和倍增阶段。

1. 起始阶段　外源的dsRNA通过导入或者转基因、病毒感染、转座子活化及特异重复序列或其他未知方式进入细胞。引入的dsRNA被核酸酶RNaseⅢ家族中特异识别dsRNA的Dicer酶识别，后者以一种ATP依赖的方式逐步将dsRNA切制成长21～23bp的由正、反义链组成的双链小分子干扰siRNA，且每条单链的3′端都带有2个突出的非配对碱基（多数是UU）。siRNA是识别靶RNA的标志，它的生成启动RNAi反应。

2. 效应阶段　siRNAs的双链结构需被解螺旋后组装到RNA诱导的沉默复合物（RNA induce silencing complex，RISC）中，形成复合物，此复合物由内切核酸酶、外切核酸酶、解旋酶和同源RNA搜索活性蛋白4种成分组成。在ATP的存在下，该复合物中解旋酶活性将siRNA双链解开，并定位到siRNA的反义链互补的靶mRNA转录本上，在距离siRNA 3′端12个碱基的位置切割mRNA。

3. 倍增阶段　以往许多实验发现仅需少量siRNA即可引起强烈的同源基因表达抑制，研究者推测在mRNA剪切过程中产生的21～23bp片段可能会作为新的siRNA而继续参与RNAi过程，从而使干扰作用放大，存在倍增放大机制。RNAi作用机制如图5-2所示。

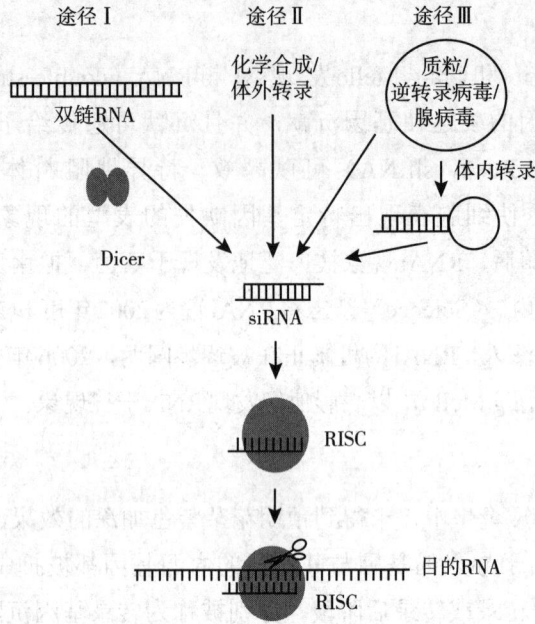

图5-2　RNAi的作用机制

（三）siRNA的设计原则

RNAi的干扰效果受多种因素影响，在制备siRNA前必须精心设计，siRNA的设计可遵循以下几点进行。

1. siRNA中G+C碱基含量　一般为30%~70%，50%时siRNA产生的沉默效应较高，但过高的G+C碱基含量会降低沉默活性。

2. siRNA作用位点　一般选择2~4个不同序列针对目的mRNA，避免选择起始密码下游50~100bp处、终止密码上游100碱基处及5′端非编码区域。因为此区域中含有阻止靶向识别的蛋白结合位点，而3′端非编码区域可以作为目的序列。siRNA序列需经BLAST或Smith-Waterman算法时选择的siRNA正义序列在基因库中进行对比，以确认其序列的特异性。

3. siRNA序列　避免连续4个以上腺嘌呤及3个鸟嘌呤或胞嘧啶核苷酸的序列。

4. siRNA碱基数　因RNA聚合酶Ⅲ启动子只有在第1个转录碱基是嘌呤时才起作用，故选择以A或G开始的21~23bp的目的mRNA。

5. 环碱基数　一般为9个碱基，其序列为TTCAAGAGA。

6. 对照系统　将已设计的siRNA碱基序列随机排列，以保证与其他基因无同源性，才可作为实验的对照系统。

（四）siRNA的制备方法

目前主要有化学合成法、体外转录法、RNase Ⅲ消化法、siRNA表达载体法和siRNA表达框架法5种方式合成siRNA。可以根据不同的实验目的选择一种合适的方式进行实验。

1. 化学合成法　根据siRNA设计原则，从模板mRNA中选择5′-AA+ N19+UU-3′样序列（A：腺嘌呤，U：尿苷酸，N：任意核苷酸），G+C含量在40%~50%，应用2′-邻三异丙基甲硅烷基氧合甲基的化学方法分别合成正义链和反义链，再将两条链退火互补形成双链。此外，也可采用快速RNA亚磷酰胺和胸苷酸亚磷酰胺的方法合成siRNA，再进行去保护和纯化。化学合成法是RNA合成的经典方法，得到的siRNA序列最为准确，但费用较高。

2. 体外转录法 首先使用Whitehead 设计工具对目的mRNA序列进行筛选，使其具有G+N17+C+N2样序列，因T_7 RNA聚合酶启动需要RNA序列的第1个核苷酸为G，N2在正义链上可以是UU–3′，选择好后针对每个siRNA合成包括前20个核苷酸互补于T_7启动子序列，后20个对应于siRNA目的序列，通过转录可得到正义链和反义链RNA，退火后两者可形成siRNA。此法相对化学法所需费用低，且抑制作用稳定，目前已被广泛应用于RNAi实验。

3. RNaseⅢ消化法 大肠埃希菌核酸酶Ⅲ（*E.coli* RNaseⅢ）可消化dsRNA，产生具有5′–磷酸基团和3′–羟基及2个核苷酸–3′外悬结构的RNA片段。dsRNA的合成可通过用两端携带T_7噬菌体启动子的线性DNA模板进行转录得到单链，退火后形成双链RNA。此法省去选择特异性目的mRNA序列的过程，可满足大规模RNAi实验的需要。

4. siRNA表达载体法 本法利用构建的载体上的RNA聚合酶Ⅲ启动子（U6或H1）启动编码小发夹RNA（small hairpin RNA，shRNA）的序列特性。将一段对应于目的mRNA编码区的21个核苷酸正向序列（正义链）插入U6启动子下游，反向序列（反义链）插入间隔区的下游，在反向序列的3′末端添加5个胸腺嘧啶作为转录终止信号，产生的siRNA可自身形成发夹状dsRNA。本法避免了化学合成法和体外转录法得到的siRNA进入细胞后易被降解和进入细胞的siRNA干扰效应持续时间短的缺点。

5. siRNA表达框架法 由PCR产物得到的siRNA表达模板，包括一个RNA聚合酶Ⅲ启动子、一段发夹结构siRNA、一个RNA聚合酶Ⅲ终止位点。它能够直接导入细胞进行表达，是最简单有效的筛选siRNA的工具。

（五）siRNA的导入

只有siRNA进入细胞后才能对目的基因进行干扰。siRNA 转入细胞是成功抑制基因表达的关键点，但是将siRNA导入至作用的靶位，使用目前常规的转染方法和转染试剂很难达到高效的转染，但可通过以下几种方法可将siRNA导入。

1. 脂质体或电穿孔 使用基于脂质体技术的RNAi转染试剂，也可通过电穿孔、显微注射等方法瞬时将合成的或酶促转录制备的siRNA导入细胞。对于siRNA表达载体和表达框则可用常规的DNA转染试剂。

2. 病毒携带 包括腺病毒载体、反转录病毒载体。

3. 细胞穿透肽 对于小鼠模型，利用短氨基酸能以某种方式与细胞膜相互作用从而提高细胞摄入siRNA的效率，可采用高压尾静脉注射、体内穿孔、腺病毒或慢病毒感染和原核注射等方法将siRNA导入。

（六）RNAi沉默效果的检测

以siRNA干扰后，必须对RNAi沉默效果从mRNA和蛋白质两个方面进行检测。对于mRNA，可以采用RT–PCR、real–time RT–PCR、Northern印迹法等，通过信号的强弱判断目的基因沉默效果。对于蛋白质，可通过Western印迹、ELISA、免疫荧光法观察沉默效果等。

（七）RNAi的应用

1. 基因功能的研究 人类基因组已测序完成，预测有30 000~40 000个编码蛋白的基因，需要大规模高通量的研究手段。RNAi能高效特异地阻断基因的表达，因而RNAi已成为研究基因功能的工具。

2. 基因剔除　为了解单个基因功能，常常人为地剔除无关的或不需要的基因。但基因剔除技术操作复杂，而且一次只能剔除一个基因，有时还可能导致个体的早期死亡。RNAi技术具有高效、特异、操作相对简便、效果稳定的优势，并且一次可研究多个基因。

3. 基因治疗　RNAi已作为一种新基因治疗法，被广泛应用于病毒感染、癌症等研究中。如用siRNA针对HIV tat蛋白可抑制病毒的复制；针对丙型肝炎病毒的NS3和NS5B的siRNA转染能稳定复制丙型肝炎病毒复制子的细胞系，可观察到RNA复制和蛋白表达都受到有效抑制；siRNA可使人乳头状瘤病毒的*E6*和*E7*基因表达持续抑制，而不阻止细胞内在的调控系统。

4. 细胞信号传导途径分析　RNAi可高效特异地阻断单个目的基因的表达，从而影响在同一途径中其他基因的表达和活性，这样就可以确定与已知基因相关联的其他基因。RNAi已成为研究信号传导通路的良好工具。

5. 药物开发　通过RNAi与高通量筛选、体外生物检测和疾病模式相结合，可提供大量基因功能的信息，RNAi将成为药物多靶点筛选和鉴定的工具。

考点提示　siRNA的作用机制。

三、miRNA

微RNA（microRNA，miRNA）是一组短小、本身不具有开放阅读框架、长度一般为20~24bp的序列，它的3′端可有两个碱基，5′端有一磷酸基团，具有高度保守性、时序性和组织特异性。最早发现的两个miRNA是lin-4和let-7，目前已鉴定出300多种miRNA，miRNA与生物体阶段性发育密切相关，可以使特异基因在翻译水平受到抑制。miRNA的研究被《Science》杂志列为2002年世界十大科技突破之首。

（一）miRNA的发现

1993年，研究者在新小杆线虫中发现了第1个阶段性调控胚胎后期发育的基因*lin-4*。后来又发现了第2个调控时序性发育的基因*let-7*，长度都只有22个核苷酸而且作用时间短暂，被称为小时序RNA（small temporal RNA，stRNA）。由于随后又有大量类似的RNA被发现，2001年对miRNA进行统命名：用miR-#（#代表数字）表示miRNA，而mir-#（#代表数字）表示相应的编码基因。

（二）miRNA的作用机制

miRNA的作用机制有3个阶段：起始阶段、成熟阶段、功能阶段。

1. 起始阶段　miRNA都是由机体内源基因被RNase II转录成约70个核苷酸大小的发夹单链初级转录产物（primary miRNA，pri-miRNA）。

2. 成熟阶段　pri-miRNA在细胞核内被RNaseIII–Drosha剪切成一个或多个含发夹结构的70核苷酸左右的前体miRNA（precursor miRNA，pre-miRNA），pre-miRNA通过转运机制被运送到胞质，使之与Dicer酶结合并切割成成熟的21个核苷酸的单链，即miRNA。

3. 功能阶段　成熟的miRNA与Gemin3、Gemin4、EIF2C2等形成15S核糖核蛋白（ribionucleoprotein，RNP）复合体，miRNA不仅能通过经典的miRNA作用于特异基因mRNA 3′非编码区，抑制mRNA的翻译而不影响mRNA的稳定性，也能像RISC那样降解与之完全互补的mRNA。

在miRNA的成熟阶段，其中一部分pre-miRNA经Dicer被切割成单链的miRNA，另外一部分pre-miRNA被加工成21~25bp的对称双链RNA即siRNA，而siRNA可以与成熟mRNA上任意与之完全互补的序列结合，导致靶mRNA降解而抑制基因表达，引起RNA干扰。因此说miRNA至少有两种作用机制，其以何种机制发挥作用取决于miRNA与靶结合位点的匹配程度，若完全互补配对引起RNAi，不完全的互补配对则导致翻译抑制。

（三）siRNA与miRNA的区别

siRNA与miRNA很容易混淆，两者有许多相同之处，但也有许多不同点。它们的共同点：①都由22个左右的核苷酸组成；②都是Dicer酶的产物；③生成都需Argonate家族蛋白的存在；④都与RISC形成复合物起干扰、调节作用；⑤都可在转录后、翻译水平上干扰靶mRNA。

siRNA与miRNA的不同之处在于：①siRNA是由病毒感染或人工导入dsRNA后诱导而成，是外源性的，miRNA则是细胞内固有组分之一，属内源性；②siRNA是由长dsRNA经Dicer酶切割得到，miRNA则是由具有发夹状结构的pre-miRNA经Dicer酶切割而来；③siRNA为双链，其3'端有两个非配对的UU碱基，miRNA则以单链形式存在，其5'端有一个磷酸基团，3'端为羟基；④siRNA与靶mRNA完全互补配对结合，而miRNA与靶mRNA并不完全互补，存在错配；⑤siRNA形成RISC需AGO2蛋白存在，而miRNA则需要AGO1蛋白；⑥siRNA以RNAi途径行使功能，降解mRNA以达到抑制蛋白质翻译的目的，miRNA则与mRNA的3'非编码区结合，阻止mRNA的翻译而不降解靶mRNA；⑦miRNA在生物物体中的表达具有时序性、保守性、组织特异性；⑧siRNA主要抑制转座子活性和病毒感染，miRNA则是调节与生长发育有关的内源基因；⑨miRNA有开关作用，当需要时可以与结合的mRNA分离，miRNA还可作为合成蛋白质的模板。

（四）miRNA的生物学功能

目前通过对miRNA生物学功能研究，得知miRNAs在细胞生长和凋亡、血细胞分化、同源异形盒基因调节、神经元的极性、胰岛素分泌、大脑形态形成、心脏发生和胚胎后期发育等过程发挥重要作用。如miR-181控制哺乳动物血细胞分化为B细胞；miR-143在脂肪细胞分化中起作用；miR-430参与斑马鱼的大脑发育；miR-375调节哺乳动物胰岛细胞发育和胰岛素分泌；miR-196参与哺乳动物四肢形成；miR-1与心脏发育等有关。

最近许多研究发现，miRNA可与肿瘤发生有关，具有抑癌基因的功能。有报道显示由于miR-15a和miR-16-1的缺失或下调，导致Bcl 2表达升高，促进了白血病、淋巴瘤和前列腺癌的发生。miR-143和miR-145在乳腺癌、前列腺癌、子宫癌、淋巴癌等细胞系中其基因表达量明显下降。另外报道miRNA可起致癌功能，如miR-21的基因在胶质母细胞瘤中表达量比正常细胞高5~100倍；miR-155的基因在Burkitt瘤、Hodgkin瘤中表达量也明显上升。随着对miRNA作用机制的不断深入研究，将使我们对miRNA与疾病之间的关系认识提高到新水平。

考点提示 ▶ miRNA的作用机制及与siRNA的异同。

四、核酶与脱氧核酶

1981年，Cech等人阐明了四膜虫（Tetrabymema）26S rRNA前体的拼接机制，并证明了L-19分子具有poly C聚合酶活性。1983年，Altman发现RNA本身即可催化rRNA前体成熟，由此大家开始认识到某些RNA也具有酶的功能，突破了蛋白质酶类的传统生物催化剂的概念。这些能够催化RNA剪接的由RNA组成的酶被称作"核酶"（ribozyme，Rz）。核酶是分子生物学领城中的又一重大发现，为此Cech与Altman共同分享了1989年的诺贝尔化学奖。

1994年，Brenker首次证实体外一个小的单链DNA能够催化RNA磷酸二酯键的水解，现将这种具有催化功能的DNA分子称为"脱氧核酸"（deoxyribozyme或DNAzyme，DZ）。脱氧核酶的发现使人们对酶本质的认识实现了又一次飞跃。

（一）核酶

核酶是一类具有酶的特异性催化功能的RNA分子，能序列特异性地剪切RNA或修复突变的RNA。在调节基因表达水平，阻止病毒复制和修复基因突变等基因治疗领域有广阔的应用前景。

1. 核酶的分类　核酶广泛存在于各类生物中，参与细胞内RNA及其前体的加工和成熟过程。核酶种类繁多，按其分子大小和反应机制不同，大致可分为大分子核酶和小分子核酶。

（1）大分子核酶　其中包含了第I类内含子、第II类内含子和核糖核酸酶P（RNase P）。其中分子大小为几百到几千个核苷酸。

不连续基因中的非编码的序列叫作内含子，被内含子隔开的编码序列叫作外显子。1个基因的外显子和内含子都转录在一条原始转录物RNA分子中，称为hnRNA，然后把内含子切除，把外显子拼接起来才能产生成熟的mRNA分子。内含子有第I类内含子和第II类内含子之分，第I类内含子存在于各类生物的细胞器基因和核基因中，其代表分子有：四膜虫mRNA前体、藻类线粒体mRNA和tRNA前体、玉米及豆类叶绿体RNA前体、T4噬菌体胸腺嘧啶合成酶转录产物。其中纤毛原生动物四膜虫的大rRNA前体的拼接机制研究较清楚，成为第I类内含子拼接机制的模型。第II类内含子的代表分子是酵母线粒体细胞色素氧化酶mRNA前体、真核snRNA前体。以酵母细胞色素C氧化酶亚基a和亚基b的内含子al5拼接机制，建立了第II类内含于拼接机制的模型。这两类内含子的区别在于第I类内含子有一个由10~12bp的保守序列构成的"中心核心结构"（central core structure），而第II类则没有，RNase P是一种由RNA和蛋白质构成的复合体，其中RNA是真正的活性中心且高度保守，而蛋白质部分只是起支持结构的功能。RNase P是一种核酸内切酶，参与加工tRNA的初始转录产物，所有的tRNA 5′末端都由该酶催化产生。

（2）小分子核酶　常见的小分子核酶有锤头状（hammerhead）RNA、发夹形（hairpin）RNA、肝炎D病毒（hepatitis delta virus，HDV）RNA和Neurospora Varkud satellite（VS）核酶。小分子核酶的大小为35~155bp。锤头状核酶的结构最为简单，对其进行的研究也最多；其次是发夹形核酶，其催化效率较高，对金属离子和pH变动的依赖性也较小。

2. 核酶的结构

（1）锤头状核酶　Symons和Uhlenbeck分别在植物类病毒和拟病毒中发现了它，它也是第一个通过X射线确定晶体结构的最小的有催化活性的RNA之一，其靶序列较简单。锤头状核酶主要催化一些类病毒和与类病毒相似的RNA复制产物的不可逆自我剪切。大多数的锤头状核酶的催化中心是保守性的。

一般典型的锤头状核酶的二级结构有3个旋环结构区和1个催化中心，锤头状核酶通过I、III螺旋与底物RNA相结合，形成RNA-RNA杂交链，从而决定了催化反应的底物特异性。催化中心内的C3到A9形成一催化袋结构，其剪切活性需要有镁离子的参与。一般来说，核苷酸C3到A6，G8到G10.1，C11.1到A14是催化反应必需的，在底物RNA中，16.2、

16.1和17位点处的一个NUH三联体对于剪切反应也是必需的（N代表任意一个核苷酸，H为除G以外的任一核苷酸）（图5-3）锤头状核酶的特异性切割点在NUH三联体的3′末端。

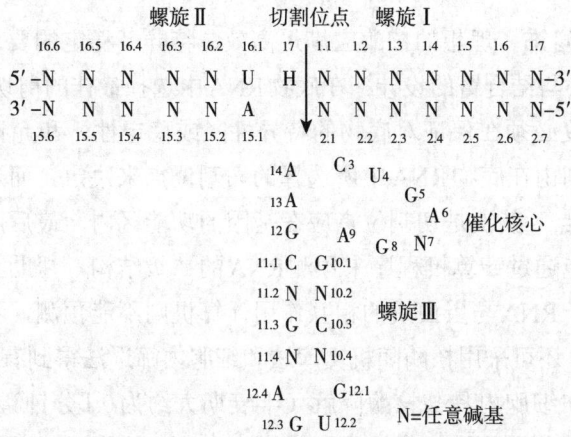

图5-3　锤头状核酶的二级结构

（2）发夹形核酶　由约50个核苷酸组成，其表现为一种可逆的自切割反应，使滚环复制的产物最终形成成熟的病毒核酸。发夹形核酶与锤头状核酶都能催化产物的连接，但是发夹形的催化活性要比锤头状核酶高得多。而且人们发现，发夹形核酶催化连接反应的活性比催化切割反应的活性要高近10倍，而锤头状核酶正好相反，它催化自切割的活性比催化连接反应的活性高100倍。

最小的有功能的发夹形核酶由约50个核苷酸组成。当它与底物结合时，其二级结构可分成两个结构域，中间由一个起铰链作用的核苷酸连接，每个结构域又由螺旋-环-螺旋组成。螺旋结构遵循碱基互补原则，其中螺旋1和螺旋2将核酶与底物紧密结合。与螺旋结构相反，环上的核苷酸大多比较保守，它们的变化或修饰都可能影响剪切效果。剪切反应发生在底物环5的N与G之间。如发生分子间的反式切割反应，靶序列一般为BN*GUC，其中*为剪切位点，B可为除A之外的任一核酸，N可为任一核酸，G是高度特异性的，不可改变，U和C的存在可使切割效果达到最佳（图5-4）。

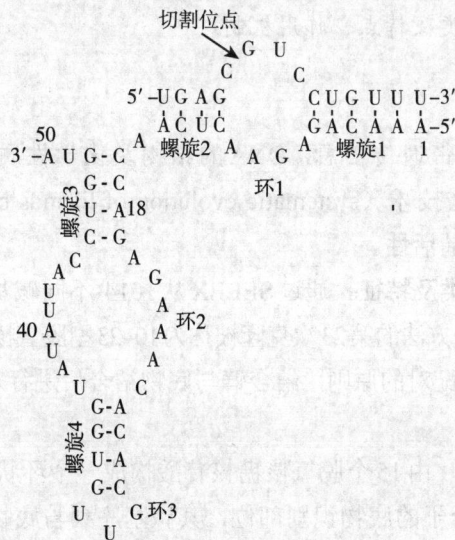

图5-4　发夹形核酶的二级结构

HDV核酶来源于肝炎D型病毒的基因组RNA和反义基因组RNA，其可逆性尚不清楚。VS核酶的催化反应需要二价金属离子（如镁离子）的参与，其催化中心还未被准确地确定。

3. 核酶的设计与修饰 理想的核酶应满足高效、特异、稳定的要求。核酶设计包括两个重要方面：核酶核心与结合臂的设计；在底物RNA中选择最佳的剪切位点。

核酶结合臂的长度必须在保证对底物的特异性（或稳定性）和允许产物有效解离间达到平衡，而碱基组成则由在底物RNA中所选择的切割位点来决定。而选择切割位点时，应首选GUC作为切割位点，其次是切割位点应在基因的功能区内，最后所选切割位点应是核酶易结合部位。现已能通过计算机程序来预测RNA的二级结构，帮助我们选择核酶容易接近的切割位点，但对于RNA与蛋白质的相互作用计算机则不能预测，不能保证设计得到的核酶均有活性。因此，还可采用核酶随机文库法和细胞内筛选法得到有活性的核酶。

未经修饰的核酶在细胞内易被核酶降解（半衰期大约为0.1分钟），因此，外源人工合成的核酶要进行必要的化学修饰，保护其免遭细胞内核酶的降解而活性下降，对于核酶的修饰主要借鉴反义寡核苷酸的修饰思路，主要是对核酶的磷酸二酯骨架的修饰、戊糖环的修饰和碱基的修饰。

4. 核酶的转移方法 核酶需转入细胞内发挥功能，主要有外源性转移和内源性转移两种方法。

（1）外源性转移 主要通过裸露DNA直接注射、电脉冲介导法、显微注射微粒轰击法等物理方法；也可以采用酸钙共沉淀法、DEAE-葡聚糖法、脂质体法等化学方法。

（2）内源性转移 使用病毒载体（反转录病毒载体或腺病毒载体）将核酶转移至细胞内，通过细胞的转录表达核酶。

5. 核酶的应用 在理论上，通过人工设计的核酶可以控制细胞内任何的RNA，从而达到治疗疾病的目的，现已有利用组合筛选法得到抑制乙型肝炎病毒复制的发夹形核酶、有抑制丙型肝炎病毒复制的锤头状核酶、能在体外抑制艾滋病病毒复制的核酶。核酶技术用在肿瘤治疗方面也取得了明显的效果，这些实验为将来将核酶作为基因工程药物的开发奠定了基础。

考点提示 核酶的分类及特点、作用机制。

（二）脱氧核酶

DNA适合于编码和携带遗传信息，DNA的结构及化学性质限制其具有其他功能的可能性，但体外分子进化技术（systematic evolution of ligands by exponential enrichment，SELEX）发现DNA具有酶的活性。

1. 脱氧核酶的结构种类及特征 通过SELEX从1014不同碱基序列的DNA分子随机库中经过10轮体外选择性扩增方法的第23次克隆被称为10-23型脱氧核酶，它包括底物结合臂和催化序列两部分，利用碱基配对的原则，结合臂与底物结合后进行对底物的定点切割，8-17型脱氧核酶为AG连接。

（1）10-23型脱氧核酶 由15个脱氧核糖核苷酸构成一个环状催化中心，两侧臂各有8个脱氧核糖核苷酸构成酶分子的底物识别部位，其碱基序列与底物RNA通过碱基互补紧密结合。10-23型脱氧核酶的切割位点为底物RNA的嘌呤、嘧啶连接处。

10-23型脱氧核酶的催化活性的高低与多种因素有关，如与底物的序列有关，DNA与RNA杂交自由能越低，则双链越稳定，酶活性也越高；结合臂在8~9bp时酶的催化效率最高。酶的催化活性还依赖于镁离子或组氨酸等（图5-5）。

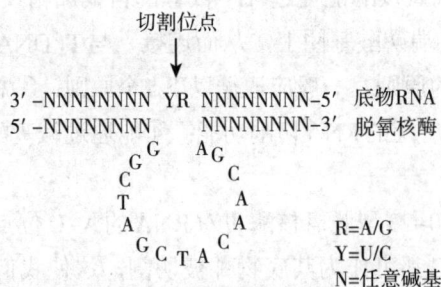

```
                        切割位点
                          ↓
        3'-NNNNNNNN YR NNNNNNNN-5'  底物RNA
        5'-NNNNNNNN      NNNNNNNN-3'  脱氧核酶
                 C  G      A G
                C          C
               T           A
               A           A
                G C T A  C
                              R=A/G
                              Y=U/C
                              N=任意碱基
```

图5-5   10-23型脱氧核酶的结构图

（2）8-17型脱氧核酶   结构与10-23型脱氧核酶结构非常类似，其两侧臂各由7个脱氧核苷酸组成，催化中心则是由13个脱氧核苷酸围成的环形区域，不同的是8-17型的切割位点附近的G、T是非配对（摆动配对）的，若将其改为配对，则酶的催化活性全部丧失（图5-6）。

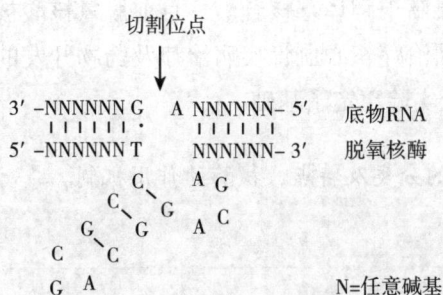

```
                      切割位点
                        ↓
        3'-NNNNNN G   A NNNNNN-5'  底物RNA
           |||||| |   | ||||||
        5'-NNNNNN T    NNNNNN-3'  脱氧核酶
                    C    A G
                   C   G  C
                 G   G  A
                C   C
               G A
                              N=任意碱基
```

图5-6   8-17型脱氧核酶的结构图

2. 脱氧核酶的催化特性   通过对脱氧核酶的不同催化表位、作用底物的研究，发现除具有RNA切割活性外，脱氧核酶还有多种催化功能。

（1）RNA切割活性   脱氧核酶对RNA的切割形式有：①依赖镁离子的10-23型脱氧核酶和8-17型脱氧核酶的切割，由脱氧核酶的结合部位通过碱基互补与RNA结合，催化部位在RNA分子的一个未配对的嘌呤和一个已配对的嘧啶碱基处切割RNA；②依靠L-组氨酸的切割；③不需任何因子参与的单链DNA分子依靠自身的结构变化对RNA进行切割。

（2）DNA连接酶活性   有的脱氧核酶具有序列特异性连接酶活性，如脱氧核酶E47能够连接两条DNA的3'-磷酸咪唑末端与5'-羟基末端。

（3）卟啉金属化酶和过氧化酶活性   脱氧核酶PS5.M能催化铜离子和锌离子整合到卟啉环底物上，其还能与血红素结合，形成的复合物能催化氯化高铁血红素氢过氧化物的分解。

（4）DNA切割活性   脱氧核酶除具有RNA切割作用外，现发现还有两类具有DNA自我切割活性的脱氧核酶。需要铜离子和维生素C参与的称为I类脱氧核酶，而II类脱氧核酶则只需铜离子。II类脱氧核酶与DNA是通过双链与三链结构结合并改变结合物的识别位点，切割不同核苷酸序列的单链DNA分子。

（5）N糖基化酶活性   脱氧核酶能催化一个特定嘌呤碱基的N糖苷键水解，产生脱嘌呤位点，其作用机制与糖基化蛋白酶的催化机制相似。

（6）DNA激酶活性　脱氧核酶还具有类似T_4，多核苷酸激酶的作用，将NTP或dNTP上的磷酸基团转移至DNA的5′-羟基上，使DNA分子实现自我酸化，提高脱氧核酶的催化效率。

（7）DNA戴帽活性　脱氧核酶能促进ATP依赖的自我加帽反应，即把ATP上的AMP基团转移到脱氧核酶自身的5′端磷酸基团上，从而连接，与T_4 DNA连接酶活性类似。

3. 设计合成脱氧核酶的原则　一般应遵循以下5个原则：①总核苷酸数不超过50；②催化效率不低于核酶；③具有广泛的RNA切割功能；④能通过碱基配对与底物结合；⑤具有可重复性。

4. 脱氧核酶的应用　10-23型脱氧核酶可对RNA的A-U位点切制，也就是理论上目前已知基因的起始密码子AUG都可作为其底物并被切割，这使我们找到了几乎所有蛋白表达的万能钥匙，也为治疗RNA病毒感染的疾病提供了一条新途径。研究表明，10-23型脱氧核酶与HIV-1的*env*基因mRNA转译起始区15~17个单核苷酸有一致的合成底物作用，能准确切割底物mRNA，从而抑制这些基因的表达。另外有研究显示，在人*c-myc* mRNA的起始密码AUG处切割mRNA，阻断*c-myc*表达；切割*bcr-abl* mRNA，抑制慢性白血病患者骨髓细胞增生；分别针对乙型肝炎病毒HBsAg和HBeAg的AUG设计的脱氧核酸，可抑制相应病毒的表达，其抑制效果高于翻译寡核苷酸。目前脱氧核酸被用于某些遗传性疾病、细胞转导的研究、肿瘤的基因治疗、心血管疾病治疗及药物开发的研究，这些体外实验及动物实验为脱氧核酸酶的临床实验奠定了基础。

考点提示　脱氧核酶的分类及特点，核酶的作用机制。

知识拓展

CRISPR-Cas9技术

CRISPR-Cas9是细菌和古细菌在长期演化过程中形成的一种适应性免疫防御，可用来对抗入侵的病毒及外源DNA。而CRISPR-Cas9基因编辑技术，则是对靶向基因进行特定DNA修饰的技术，这项技术也是目前用于基因编辑中前沿的方法。以CRISPR-Cas9为基础的基因编辑技术在一系列基因治疗的应用领域中都展现出极大的应用前景，例如血液病、肿瘤和其他遗传疾病。目前，该技术成果已应用于人类细胞、斑马鱼、小鼠以及细菌基因组的精确修饰。

本 章 小 结

表达系统分为原核表达系统和真核表达系统，其中大肠埃希菌表达系统是目前采用最多的原核生物表达体系，该表达体系包括重组载体构建、转化、目的蛋白的表达和纯化，产生的蛋白质包括融合型表达蛋白、非融合型表达蛋白和分泌型表达蛋白。真核表达体系具有翻译后的加工修饰，使表达的蛋白更接近于天然状态。真核表达系统主要有酵母、昆虫细胞及哺乳类动物细胞表达体系。因采用不同的表达系统表达外源基因，得到的产物的特性也不相同，故应采取不同的策略分离、纯化表达的蛋白质。

　　目前用于抑制基因表达的技术主要有反义核酸、小干扰RNA以及核酶和脱氧核酶。反义DNA用人工合成的15~25个核苷酸片段，通过碱基配对原则与特定的RNA或DNA互补结合，从而能专一性地抑制基因的转录和翻译。反义RNA是指与特定的目的mRNA具有互补序列的RNA分子，通过与目的mRNA进行碱基配对结合的方式参与基因的表达调控。小RNA干扰分子可以高效、特异地阻断体内同源基因表达，促使同源mRNA降解，诱使细胞表现出特定基因缺失的表型。miRNA与生物体的阶段性发育密切相关，可以使特异基因在翻译水平被抑制。核酶是一类具有酶的特异性催化功能的RNA分子，能序列特异性地剪切底物RNA或修复突变的RNA。

习　题

扫码"练一练"

一、选择题

1. 外源基因表达体系包括

A. 原核生物表达体系　　　　　　　　　B. 真核生物表达体系

C. 病毒表达体系　　　　　　　　　　　D. 多肽链化学合成系统

2. 原核表达载体具有的特点

A. 选择性标志　　　　　　　　　　　　B. 启动子

C. 翻译起始点和终止序列　　　　　　　D. 多克隆位点

3. 真核基因表达的蛋白包括

A. 非融合型表达蛋白　　　　　　　　　B. 融合型表达蛋白

C. 分泌型表达蛋白　　　　　　　　　　D. 包涵体蛋白

4. 下面属于融合型表达系统的有

A. 组氨酸系统　　　　　　　　　　　　B. GST系统

C. 金黄色葡萄球菌蛋白A系统　　　　　D. β-半乳糖苷酶系统

5. 真核表达系统包括

A. 酵母表达体系　　　　　　　　　　　B. 昆虫表达体系

C. 哺乳动物细胞表达体系　　　　　　　D. 大肠埃希菌表达体系

6. 目前基因表达干扰技术包括

A. 反义核酸　　　　　　　　　　　　　B. 小干扰RNA

C. 核酶　　　　　　　　　　　　　　　D. 脱氧核酶

7. siRNA导入细胞的方法有

A. 脂质体　　　　　　　　　　　　　　B. 电穿孔

C. 病毒载体　　　　　　　　　　　　　D. 细胞穿透肽

二、简答题

1. 目的基因在原核细胞中有哪几种表达形式？

2. RNAi和miRNA有何异同？

3. RNAi的应用有哪些？

（邹自征）

DNA 测序技术

1. **掌握** 双脱氧链末端终止法测序技术的原理及反应体系；测序策略。
2. **熟悉** 第二代测序技术的基本原理和工作流程、特点及应用；自动测序仪工作原理。
3. **了解** 新一代测序技术及发展趋势。
4. 学会运用DNA测序技术设计完善的测序应用案例。

DNA的碱基序列蕴藏着丰富的遗传信息，测定和分析DNA的碱基序列对于了解遗传的本质以及科学研究和临床诊疗十分重要。碱基序列的测定和分析就是对其一级结构的序列分析，简称测序（sequencing），是现代分子生物学一项重要的技术。最早的测序是1965年Holley等人历时7年完成的对酵母丙氨酸转运RNA 77个核苷酸序列的测定。同期Sanger等人建立了RNA小片段序列测定法，完成了大肠埃希菌5S rRNA的120个核苷酸序列的测定。最早的DNA测序技术（DNA sequencing method）是1975年由Sanger和Coulson建立的"加减法"。1977年，Sanger等人又建立了双脱氧链末端终止法，使得DNA序列测定的效率和准确性大大提高。同年Maxam和Gilbert也报道了采用不同化学方法修饰和裂解DNA特定碱基进行DNA测序的化学降解法。早期建立的这些DNA测序技术，均属于手工测序。直到20世纪80年代末，出现基于Sanger法测序原理和荧光标记的荧光自动测序技术后，DNA测序进入了自动化测序时代。第二代测序技术的应用更使得DNA测序进入了高通量、大规模并行，低成本时代。目前，基于单分子读取技术的新一代测序技术已经出现，该技术测序更快，成本更低，有望应用于临床。

扫码"学一学"

第一节　双脱氧链末端终止法测序技术

自Sanger的双脱氧链末端终止法发明以来，DNA测序方法一直都在改进，但该方法是后来众多测序技术的基石。"加减法"、脱氧核苷酸末端终止法和化学降解法被称为第一代DNA测序技术，目前仍被广泛应用。

一、双脱氧链末端终止法测序的原理

1977年，Sanger等人在"加减法"测序的基础上，引入双脱氧核苷三磷酸（ddNTP）后建立了双脱氧链末端终止法，也称为Sanger法或酶法，其基本原理（图6-1）：测序反应原理类似体内复制或体外的PCR反应原理。在测序过程中，除了加入4种正常的dNTP底物

外，Sanger法引入了ddNTP作为链终止物。ddNTP比普通的dNTP在3′位置少一个羟基（2′，3′-ddNTP），可以通过其5′-三磷酸基团掺入正在延伸的DNA链中，但由于缺少3′-羟基，不能同后续的dNTP形成3′，5′-磷酸二酯键，因此，正在延伸的DNA链将不再延伸，终止于这个异常的核苷酸处。所以，在4组独立的DNA合成反应中，分别加入4种不同的ddNTP后，链的持续延伸将与偶然发生却十分特异的链终止展开竞争，在掺入ddNTP的位置链延伸终止。结果生成4组一系列的长短不一的核苷酸链，它们将分别终止于模板链的每一个A、每一个T、每一个G、每一个C的位置上。测序反应产物经过高分辨率凝胶电泳，如果测序反应产物经过放射性物质标记，则通过放射自显影后胶片上的带型，可直接识读待测DNA的核苷酸顺序。如果反应产物是荧光染料标记，当它们通过电泳胶道时经激光照射而激发荧光并被荧光检测器收集，再将荧光信号转换成与DNA序列相对应的碱基序列信息，从而实现DNA序列测定的自动化。

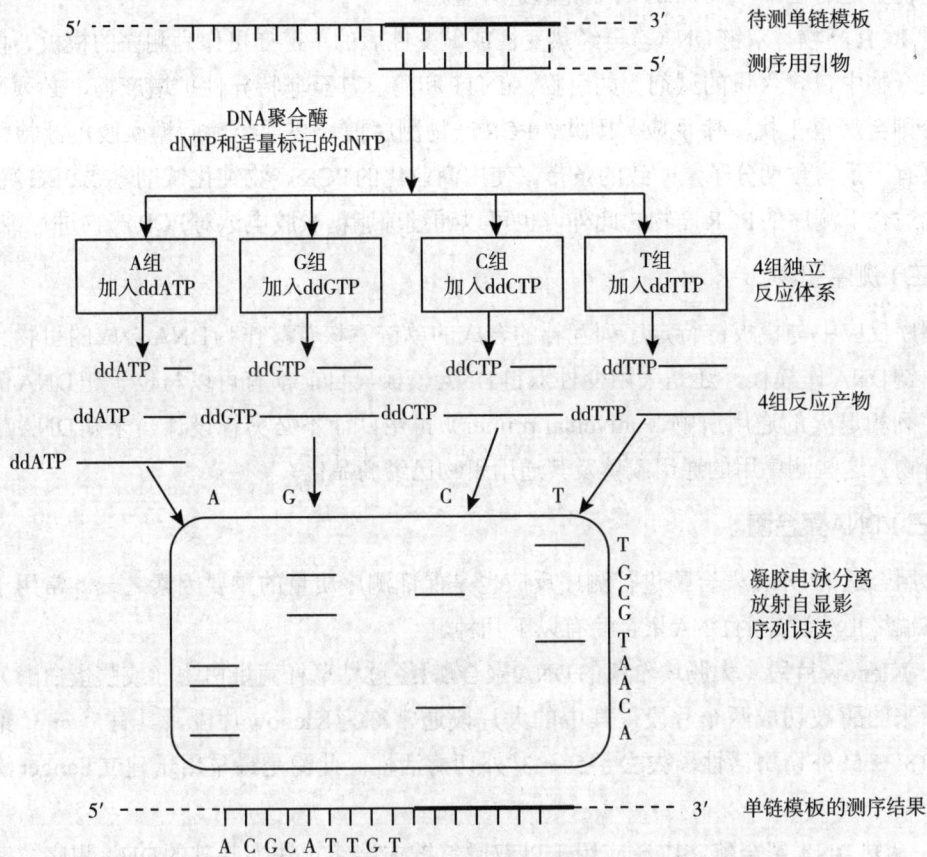

图6-1　双脱氧链末端终止法测序原理示意图

二、测序反应体系

DNA测序反应体系主要包括：DNA模板、DNA聚合酶、测序引物和同位素标记或荧光标记等。

（一）DNA模板

在Sanger法测序反应中，有两种类型的DNA模板可以作为测序模板，纯化的单链DNA，或者是双链DNA经热变性或碱变性后的单链。

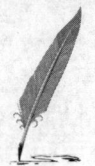

1. 单链DNA模板 可将靶DNA片段克隆到M13mp载体，再从重组克隆M13mp噬菌体颗粒中分离得到的单链DNA模板。由于纯化的DNA是单链，所以在复性时不会有互补链与测序引物竞争产生干扰。这种单链模板效果最佳，即使手工测序，只要掌握模板与引物的最佳比例，有经验的测序人员通过一次末端终止反应，能读取500bp个以上的核苷酸序列。同时，由于可以使用M13mp载体的通用引物测序，因此M13mp载体仍然被广泛应用于高通量测序中。但对于大于3kb的片段在克隆过程中会发生缺失和重排。

2. 双链DNA模板 用质粒载体克隆获得双链模板，再经热变性或碱变性后的单链也可作测序模板。用小量制备的质粒DNA来测定未知序列的DNA克隆往往因为有污染而并不可取，高纯度的质粒最好采用氯化铯-溴乙锭梯度平衡超速离心法制备，目前已有商品化的适合测序的质粒提取和纯化试剂盒可用。应该注意的是，适合作双链模板的质粒载体，最好具有较高的拷贝数并有插入失活的选择标志，有配套的通用引物结合区。双链模板测序最大的优势是对已知序列DNA的亚克隆进行鉴定。

3. PCR产物 双链DNA，再经热变性或碱变性后的单链亦可作为测序的模板。但PCR反应混合物中包含大量的试剂，如引物、dNTP和酶，甚至非特异性扩增产物，必须彻底除去，否则会严重干扰测序反应。因此，PCR产物测序前，必须经琼脂糖凝胶电泳检测，以确定只有一条与预期分子量一致的条带。使用商业化的PCR产物纯化试剂盒或PEG沉淀法，可得到适合于测序的PCR产物。此外，也可以通过琼脂糖凝胶电泳对PCR产物进行纯化。

（二）测序引物

测序反应中与模板链特定序列互补的合成的单链寡核苷酸作为DNA合成的引物。不管是将单链DNA作模板，还是采用变性双链DNA模板，目前都有可以与位于靶DNA侧翼的载体序列相退火的通用引物（universal primer）可用，而不必另行设计与未知DNA序列互补的引物。这些测序用的通用载体及其通用引物已经商品化。

（三）DNA聚合酶

选用合适的DNA聚合酶进行测序反应也是保证测序质量的重要因素之一。常用于双脱氧链末端终止法测序的DNA聚合酶有以下几种。

1. Klenow片段 大肠埃希菌的DNA聚合酶I经过枯草杆菌蛋白酶（或胰蛋白酶）处理后，原来的酶被切成两个片段，其中的大片段通常称为Klenow片段，具有$5' \rightarrow 3'$聚合酶活性和$3' \rightarrow 5'$外切酶活性，失去了$5' \rightarrow 3'$外切酶活性。此酶是最早用于建立Sanger法测序的酶。

2. 耐热DNA聚合酶 广泛应用于以双脱氧链末端终止法为基础的DNA测序方案。在该类测序方法中，由于使用了耐热DNA聚合酶，与其他DNA聚合酶相比较具有两大优点：①由于采用热循环方法线性扩增模板DNA，获得清晰可辨的序列梯带所需要的模板DNA量少；②由于耐热DNA聚合酶可在95℃高温下保持稳定，测序反应可以在高温（70~80℃）下进行，能克服富含GC序列的模板形成自身二级结构对测序的影响。

3. 测序酶 一种经过化学修饰的T₇噬菌体DNA聚合酶，其原来的$3' \rightarrow 5'$外切酶活性很强，经化学修饰后大部分被消除。目前常用的测序酶大都是基因工程产品，完全缺失了$3' \rightarrow 5'$外切酶活性，具有活性稳定可靠、持续合成能力强和聚合速率高的优点，对dNTP类似物有广泛耐受性，是测定较长DNA的首选酶。

（四）荧光标记

最初建立的DNA测序技术使用的是α-^{32}P-dNTP、α-^{35}S-dNTP等放射性标记，然而放射性元素存在对危害人体健康、污染环境以及不适合自动化等问题。从而被以化学发光技术和荧光标记技术为主的非放射性标记方法所取代，其中荧光标记技术具有简单、灵敏且易于实现自动化的直接检测优势，所以目前被广泛应用于DNA自动化测序。目前，用于DNA自动化测序的商品化的荧光标记多为可见荧光染料（450~650nm吸收及发射荧光范围）和近红外荧光染料（650~860nm吸收及发射荧光范围），主要有IRDye41、IRDye40、IRDye700、Cy5、Cy5.5、FOM、JEO、TAMRA、ROX、R110和R6G等。

DNA测序反应产物有3种荧光染料标记方案，分别如下。

1. 标记引物　荧光染料与寡核苷酸引物的5′端相连。

2. 标记终止物　荧光基团与双脱氧核苷酸终止物相连，荧光标记位于DNA的3′末端。

3. 内部标记　荧光染料标记的dNTP掺入新合成的DNA链中。这3种方案各有优点和缺点。

> **考点提示**　Sanger法测序原理；测序反应体系。

第二节　自动化测序技术

扫码"学一学"

DNA序列分析自动化包括"分析反应"自动化和"读片过程"的自动化。随着计算机软件技术、仪器制造和分子生物学研究的迅速发展，20世纪80年代末期开始，自动化DNA测序技术取得了突破性进展，其简单、安全、精确、并行和高效等特点，使自动化DNA测序技术迅速取代了手工测序。虽然各种DNA自动测序系统差别很大，但大都是根据Sanger法测序原理发展起来的，只是用4种荧光素代替了同位素进行标记，再经过激光扫描分析便可以迅速读出所测序列。目前，应用最广泛的自动测序仪是基于毛细管电泳和荧光标记技术的自动DNA测序仪。

一、自动化测序仪的主要构成

自动DNA测序仪（DNA automated sequencer or sequenator）一般包括4个系统。

1. 测序反应系统　在加入DNA样品后，能根据设定自动进行测序反应和荧光标记。

2. 电泳分离系统　测序反应产物的电泳主要有平板凝胶电泳、毛细管凝胶电泳和微槽管道凝胶电泳，一般都有多个电泳通道，可多达384道。

3. 信号检测系统　激发能源装置发射激光以激发样品荧光，荧光检测装置探测并完成荧光信号收集。通常有3种类型的荧光检测装置可被用于自动DNA测序仪中：①光电倍增管（PMT）；②电荷耦联检测器（CCD）；③光电二极管检测器（PD）。

4. 信号分析系统　将荧光检测系统收集到的荧光信号，按设定的程序将颜色信息转变为碱基序列信息。

二、自动化测序仪的工作原理

下面以某种自动化测序仪为例进行简要介绍，其原理仍基于Sanger的双脱氧链末端终

止法以及四色可见荧光染料标记 ddNTP 终止物技术。

1. 分组进行测序反应 一个 DNA 样品分别进行 4 组测序反应，且分别以带有不同荧光的 ddNTP 作为终止物，每个产物在光激发下会产生不同的荧光信号。

2. 电泳分离反应产物 因为采用 4 种不同荧光染料标记的 ddNTP 终止物，所以四组测序反应产物可以混合后，在一个凝胶泳道、一个毛细管或一个控流通道上进行电泳分离。

3. 信号的产生与收集 通过激发能源装置发射极细光束，通过精密的光学系统被导向检测区，在这里激光束以与凝胶垂直的角度激发荧光 DNA 片段上的荧光发色基团吸收激光束提供的能量而发射出特征波长的荧光，代表不同碱基信息的不同颜色荧光经过光栅分光后再投射到 CCD 摄像机上同步成像。

4. 信号转换与数据分析 收集的荧光信号再传输给计算机加以处理，由电脑根据设定的程序将颜色信息转换为碱基序列信息。如果荧光信号是绿色，意味着这个寡核苷酸片段链末端是以 ddATP 终止的，同样，一般用红色代表 T，蓝色代表 C，橙色代表 G。电脑显示及打印出所检测 DNA 碱基序列的图谱，也分别用绿、红、蓝和橙 4 种颜色表示。

目前，先进的测序仪每个通道一般每次可读取 1000bp 左右的序列，但以靠近引物端的约 500bp 序列最为准确。一台 384 道的测序仪可在 3 小时产生 200 000bp 的序列数据。一些大型的基因组计划，如人类基因组实验室，采用多台 96 道甚至 384 道的测序仪并行测序，以获得数百万甚至数亿碱基序列数据。

> **考点提示** ▷ 自动化测序仪的工作原理。

扫码"学一学"

第三节　第二代测序技术

第一代测序技术的主要优点是测序读长较长（可达 1000bp），准确性高（99.999%），但也存在测序成本高、通量低、依赖电泳分离技术等方面的缺点，导致了第一代测序技术对不同生物基因组进行序列测定的规模限制和高昂代价，严重影响了其真正大规模的应用。2003 年完成的人类基因组图谱前后共耗费 13 年时间，花费 4 亿多美元。随着 DNA 自动化测序技术的不断创新和改进，操作程序的逐步优化，在保证测序精度的前提下，测序成本大大降低，测序速度大幅提高，测序通量甚至达到了传统 Sanger 法的几百甚至几千倍，形成了目前广泛应用的第二代测序技术（next-generation sequencing, NGS）。但二代测序技术在序列读长方面比起第一代测序技术则要短很多，大多只有 100~150bp，焦磷酸测序可测定 500bp 的序列。

一、基本原理和工作流程

第二代测序技术尽管从模板文库制备、片段扩增到测序所采用的技术与方法不完全相同，但都采用了大规模矩阵结构的微阵列分析技术原理：首先进行文库制备，即将片段化的基因组 DNA 两侧连上通用接头，随后运用 PCR 扩增技术产生几百万个空间固定的 DNA 簇，这种 DNA 簇由单个文库片段的多拷贝组成，称为 PCR 克隆阵列（polony），最后测定每个克隆的核苷酸序列。这些反应能大规模并行，通过对每一步反应所产生的信号进行同时检测，以此来获取测序的数据，最后用高性能的计算机对大规模的测序数据进行拼接和分析，获得完整的 DNA 序列信息，能实现一次对几十万到几百万条 DNA 分子进行序列测定。其工作流程如图 6-2。

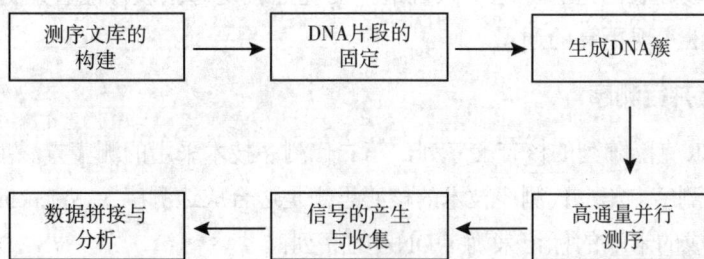

图 6-2　第二代测序技术工作流程

（一）测序文库的构建

测序文库的构建主要有以下 3 种方法。

1. 小片段文库　将基因组 DNA 打成几百个碱基（或更短）的小片段，在片段的两个末端接上通用接头（adapter）制成片段文库。该文库还适用于转录组测序、RNA 定量、miRNA 研究、重测序、RACE、甲基化分析及 Chip 测序等。

2. 大片段文库　将基因组 DNA 打碎成 300~800bp 的片段，将 A 和 B 接头（3′端和 5′端具有特异性）连接到 DNA 片段上。该文库也适用于转录组测序、RNA 定量、miRNA 研究、重测序、RACE、甲基化分析及 Chip 测序等。

3. 配对末端文库　将基因组 DNA 打断后，与中间接头连接、环化，然后用 *Eco*P15 酶切，使中间接头两端各有 27bp 的碱基，最后加上两端的接头，形成配对末端文库。

（二）DNA 簇的产生

一般是通过 PCR 对 DNA 片段进行单分子扩增，产生 DNA 簇，形成所谓的 PCR 克隆阵列，主要有以下 2 种方法。

1. 在芯片表面锚定后通过桥式 PCR 产生 DNA 簇　芯片表面连接有一层与通用接头匹配的单链引物，单链化 DNA 片段一端（5′或 3′）通过与芯片表面的引物互补被"固定"在芯片上，另外一端随机和附近的另外一个引物互补结合，也被"固定"住，形成"桥"。利用固定引物进行桥式 PCR（bridge PCR）反应，经 30 轮左右扩增后每个单分子得到了 1000 倍以上的扩增，成为单克隆 DNA 簇用于测序。

2. 利用捕获磁珠固定后进行乳液 PCR 产生 DNA 簇　带有接头的单链 DNA 文库被固定在特别设计的 DNA 捕获磁珠上，每一个磁珠携带一个单链 DNA 片段。随后将磁珠乳化，形成油包水（water-in-oil）的乳浊液结构，每个小乳滴都是只包含一个磁珠及 PCR 试剂的微反应器，即一个 DNA 片段对应于一个磁珠。进而，利用通用引物扩增 DNA 簇，每个独特的 DNA 片段在自己的微反应器里进行独立的乳液 PCR（emulsions PCR），从而排除了其他序列的竞争。整个 DNA 片段文库的扩增平行进行，对于每一个 DNA 片段而言，扩增产生几百万个相同的拷贝（成为单克隆 DNA 簇），乳液 PCR 终止后，扩增的片段仍然结合在磁珠上。

上述携带单克隆 DNA 簇的磁珠可以通过 2 种方式进行测序反应。

（1）携带单克隆 DNA 簇的磁珠（20μm）被放入 PTP 板中，PTP 孔的直径（29μm）只能容纳一个磁珠（20μm），测序反应在每个微孔中进行。

（2）携带单克隆DNA簇的磁珠（1μm）沉积在一块玻片上，磁珠共价结合在玻片表面，测序反应在玻片表面进行，这个系统最大的优点就是每张玻片能容纳更高密度的磁珠，在同一系统中轻松实现更高的通量。

（三）高通量并行测序

测定每个PCR克隆阵列的核苷酸序列，第二代测序技术采用的测序方法主要有以下3种。

1. 边合成边测序　第二代测序技术的核心思想是边合成边测序（sequencing by synthesis），即通过捕捉新合成的末端的标记来确定DNA的序列。

（1）技术原理　测序中使用经过改造的DNA聚合酶和带有4种不同荧光标记的修饰dNTP进行测序反应。修饰过的dNTP是"可逆终止子"（reversibl e terminator）（图6-3），其3'羟基末端带有可化学切割的部分，阻止下一个dNTP与之相连，因此每个循环只容许掺入单个碱基。在 dNTP被添加到合成链上后，清除所有未反应的游离 dNTP和试剂，接着用激光扫描反应板表面，激发碱基荧光，并用光学设备收集荧光信号，读取每条模板序列第一轮反应所聚合上去的dNTP荧光信号，用计算机分析系统将光学信号转化为测序碱基信息，就可以判断掺入的碱基是哪一种。切割已反应dNTP的化学阻断基团，恢复3'端黏性，以便能进行下一轮的测序反应，继续聚合dNTP。如此反复循环测序反应，根据每轮反应读取的荧光信号结果，就可转换成每个模板DNA片段的序列。这一过程重复到50个循环，产生50个碱基的DNA序列。

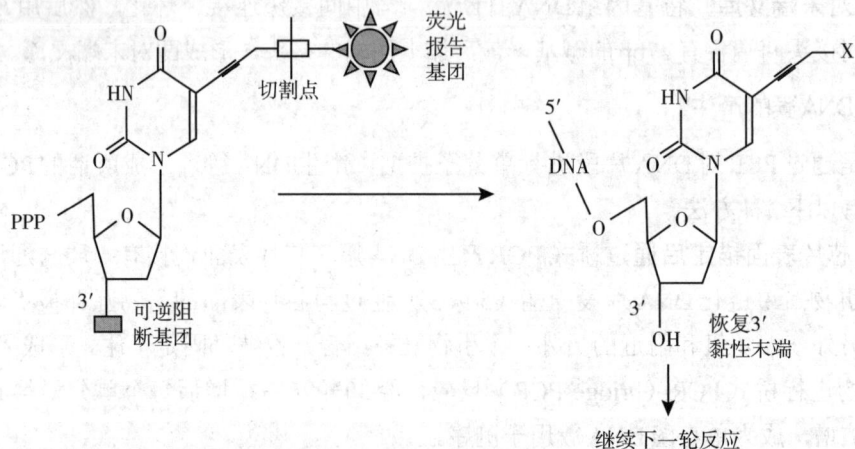

图6-3　可逆终止子

（2）技术特点　由于边合成边测序要记录每个DNA簇的光学信号，每一簇中所有DNA链的延伸保持同步至关重要，但是测序中每一步化学反应都可能失败，而且错误率是累积的，即DNA链越长，错误率越高，这些都限制了读长的增加。使用边合成边测序技术测序平台，目前最好的能够获得100bp以上的配对末端读长，并在每次运行中产生超过30GB的高质量数据，其测序通量是第一代测序仪的数千倍。

2. 焦磷酸测序（pyrosequencing）　由 Nyren 等人于1987年建立起来的一种基于化学发光反应定量测定引物延伸副产物焦磷酸盐（PPi）的新型酶联级联测序技术。该方法适于对已知的短序列的测序分析，其可重复性和精确性能与Sanger法相媲美，而速度却大大提高，读长已超过500bp。焦磷酸测序技术具备同时对大量样品进行测序分析的能力，是一种高通量、低成本的二代测序技术。

（1）技术原理　引物与模板DNA退火后，在DNA聚合酶（DNA polymerase）、ATP硫酸化酶（ATP sulfurytase）、荧光素酶（luciferase）和腺三磷双磷酸酶（apyrase）4种酶的协同作用下，将引物上每一个dNTP的聚合与一次荧光信号的释放偶联起来，通过检测荧光的释放和强度，达到实时测定DNA序列的目的。

（2）反应体系　由反应底物、待测单链、测序引物和4种酶构成。反应底物有（dNTP）、5′腺苷-磷酰硫酸（adenosine 5′-phosphosulfate，APS）、荧光素（luciferin）。4种酶分别是DNA聚合酶、ATP硫酸化酶、荧光素酶和腺三磷双磷酸酶。

（3）反应过程　第1步：特异性的测序引物和单链DNA模板结合，然后加入酶混合物（DNA聚合酶、ATP硫酸化酶、荧光素酶和腺三磷双磷酸酶）和底物混合物（APS和荧光素酶）。第2步：向反应体系中加入某1种dNTP，如果它能与DNA模板的下一个碱基配对，则会在DNA聚合酶的作用下，添加到测序引物的3′末端，同时释放出1分子焦磷酸（PPi）。第3步：在ATP硫酸化酶的作用下，PPi可以和APS结合形成ATP；在荧光素酶的催化下，生成的ATP又可以和荧光素结合形成氧化荧光素，同时产生可见光。通过光学检测系统即可获得一个特异性的检测峰，峰值的高低和相匹配的碱基数成正比。如果加入的dNTP不能和DNA模板上的碱基配对，则不会发生聚合反应，无检测峰。第4步：反应体系中剩余的dNTP和残留的少量ATP在腺三磷双磷酸酶的作用下发生降解。第5步：待上一轮反应完成后，加入另一种dNTP，使第2~4步反应重复进行，根据获得的峰值图即可读取准确的DNA序列信息。需要说明的是，在焦磷酸测序过程中，由于dATP能被荧光素酶分解，对后面的荧光强度测定有影响，而dATP-α-S对荧光素酶分析的影响比dATP低500倍，因此在焦磷酸测序中用dATP-α-S代替了dATP（图6-4）。

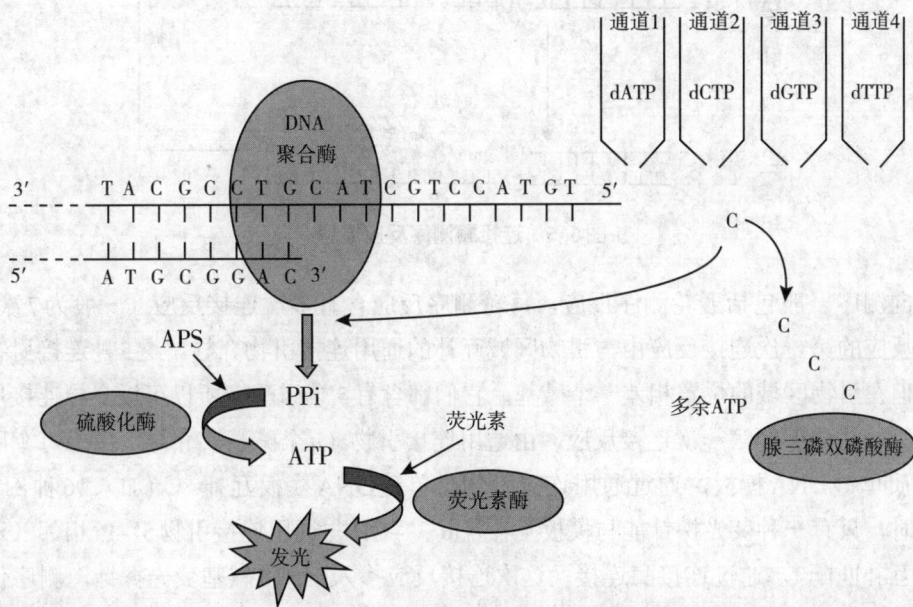

图6-4　焦磷酸测序反应过程示意图

（4）技术特点　焦磷酸测序法突出优势是读长较长，序列读长已达500bp以上，且不需要额外的化合物用于DNA链的延长。但是焦磷酸测序技术也有不足：①由于没有终止基团可以停止DNA链的延伸，在测定相同核苷酸聚合物区域时，如一连串的CCCCCC，只靠光信号的强度来推断同聚核苷酸的长度，就容易产生错误。因此，这一技术平台主要的错误类型就是插入/缺失，而不是碱基的替换；②由于它依赖于包含一系列酶的焦磷酸检测，故相对于其他第二代测序技术，其试剂价格相对较高。但对于那些需要较长读长的应用，如从头测序，它仍是最理想的选择。

3. 连接酶测序（ligasen sequencing） 测序反应在玻片表面进行，没有采用测序时所常用的DNA聚合酶，而是采用了DNA连接酶（DNA ligase）进行连接反应。连接反应的关键底物是8碱基单链荧光探针混合物3′NNnnnZZZ-5′，连接反应中，这些探针按照碱基互补规则与单链DNA模板链配对。探针的5′末端分别标记了CY5、Texas Red、CY3、6-FAM这4种颜色的荧光染料，而3′端3~5位的"nnn"表示随机碱基，6~8位的"ZZZ"指的是可以和任何碱基配对的特殊碱基。探针3′端第1、2位"NN"的碱基对表示探针染料类型的编码区，是ATCG4种碱基中的任何两种碱基组成的双碱基，共16种8碱基单链荧光探针。每种颜色对应着4种探针3′端的双碱基"NN"，即所谓"双碱基编码矩阵"。"双碱基编码矩阵"规定了该编码区16种碱基对和4种探针颜色的对应关系（图6-5）。

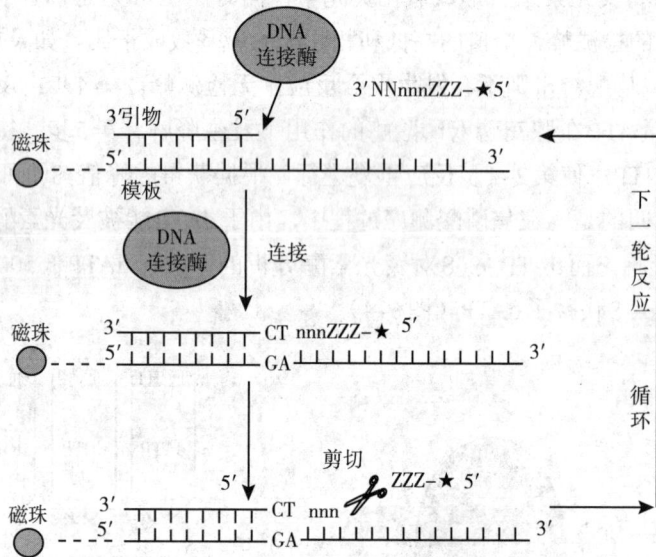

图6-5 连接酶测序反应原理

单向测序一般包括五轮测序反应，每轮测序反应含有多次连接反应（一般为7次）。每轮测序反应的第一次连接反应由与引物区域互补的通用连接引物介导。这5种连接引物长度相同，但在引物区域的位置相差一个碱基，它们都含有5′端磷酸，所以可以介导连接反应的进行。第一轮测序的第一次连接反应，由通用连接引物（n个碱基）介导，由于每个磁珠只含有均质单链DNA模板，通过通用连接引物与单链DNA模板互补。当加入16种8碱基荧光探针时，只有一种荧光探针能与模板互补且其3′-OH与通用连接引物5′-Pi相邻（双碱基与模板互补匹配），通过连接酶连接。这次连接反应掺入一种8碱基荧光探针，测序仪记录下探针第1、2位编码区颜色信息。随后的化学处理断裂探针3′端第5、6位碱基间的化学键，并除去6~8位碱基及5′末端荧光基团，暴露探针第5位碱基5′-Pi，为下一次连接反应做准备。因为第一次连接反应使合成链多了5个碱基，所以第二次连接反应得到模板上第6、7位双碱基序列的颜色信息，直到第七次连接反应得到的是第31、32位双碱基序列的颜色信息。

几个循环之后，开始第二轮的测序，第二轮通用连接引物（$n-1$ 个碱基）比第一轮错开一位，所以第二轮得到以 0、1 位起始的若干双碱基对的颜色信息。经五轮测序反应后，按照第 0、1 位，第 1、2 位，第 2、3 位……的顺序把对应于模板序列的颜色信息连起来，就可得到由"0、1、2、3……"组成的完整的原始颜色序列。

测序完成后，获得了由颜色编码组成的完整的原始序列，按照"双碱基编码矩阵"，可以将原始颜色序列"解码"成碱基序列。这种方法虽然较复杂，但实际上整个系统都是在计算机控制下自动运行的。由于每个碱基都在两个独立的连接反应中被测定，都被测定了两遍，所以该测序技术具有可以确定错误识别碱基的优点。使用这一技术的测序平台，目前最好的单次运行可产生 100~200GB 的序列数据，相当于几十倍人类基因组覆盖度，其准确性、系统可靠性和可扩展性均非常理想。该技术主要的缺点是序列读长相对较短，目前的测序读长为 30~35bp。

二、特点及发展趋势

（一）第二代测序技术的特点

1. 技术优势　第二代测序技术有三个主要技术特征：①通过有序或者无序的阵列配置可以实现大规模的并行化，以提供高程度的信息密度。理论上，只有光的衍射极限会限制并行化的提高（用来检测独立光学事件的半波长），这极大地提高了总的测序数据产出通量。②高通量，一次能对几十万到几百万条 DNA 分子进行序列测序，如果单次运行能产生 100~200GB 的序列数据，大致相当于人类基因组几十倍的覆盖率。③不采用电泳分离，设备易于微型化。

2. 应用特点　接头的运用使得第二代测序技术不再局限于单纯的基因组测序，而是作为一个平台，可以开展全基因表达图谱分析、SNP、小 RNA、Chip、DNA 甲基化等诸多研究；第二代测序技术在单次测序读长方面，目前最好的测序平台可达 500bp 以上，但仍然无法与传统 Sanger 方法的 1000bp 读长相比；第二代测序技术定位序列数据可达到 99.99% 的准确率。

3. 存在问题　随着测序通量的不断提高，海量数据也就给后续的生物信息分析带来了巨大的挑战，需要开发出能满足数据储存、处理和利用的分析软件和方法，才能充分体现出新技术高通量和高准确度的应用价值。另外，第二代测序仪的价格大约在 50 万美元，还难以向一般小型实验室和医院普及。

（二）测序技术的发展趋势

在第二代测序技术中，DNA 序列大都需要经过 PCR 扩增或连接酶反应产生 DNA 簇，在荧光或者化学发光物质的协助下，通过读取 DNA 聚合酶或 DNA 连接酶将碱基连接到 DNA 链上的过程中释放出的光学信号而间接确定。除了需要昂贵的光学监测系统，还要记录、存储并分析大量的光学信息，这都使仪器的复杂性和成本增加，依赖生物化学反应读取碱基序列更增加了试剂、耗材的使用。以单分子实时技术（single molecule real time technology，SMRT）和 纳米孔单分子测序技术（Oxford nanopore technologies）为主的第三代测序技术（next next generation sequencing）已经出现。第三代测序技术的最大特点就是单分子测序，测序过程无须进行 PCR 扩增，超长读长，平均达到 10~15Kb，是二代测序技术的 100 倍以上。同时也不再需要昂贵的DNA簇扩增步骤，这将进一步降低测序的成本。目前，已有几种第三代测序技术出现，有的正在不断改进和创新中。

1. 单分子实时测序技术　SMRT技术也采用了边合成边测序的思想，以SMRT芯片为测序载体，依赖于被称为零级波导（ZMW）的纳米孔结构来实现实时观察DNA聚合反应。DNA 聚合酶和模板结合，4色荧光标记 4 种dNTP，不同碱基的加入，会发出不同光，根据光的波长与峰值可判断进入的碱基类型。同时这个 DNA 聚合酶是实现超长读长的关键之一，读长主要跟酶的活性保持有关，它主要受激光对其造成损伤的影响。SMRT 技术的一个关键是怎样将反应信号与周围游离碱基的强大荧光背景区别出来。

SMRT 技术除了能够检测普通的碱基之外，还可以通过检测相邻两个碱基之间的测序时间，来检测碱基的表观修饰情况，如甲基化。因为假设某个碱基存在表观修饰，则通过聚合酶时的速度会减慢，那么相邻两峰之间的距离会增大，我们可以通过这个时间上的差异来检测表观甲基化修饰等信息。

SMRT 测序时，样品准备过程涉及样品DNA 的打断、末端补齐、连接接头、测序这几个步骤。测序中需要的样品量很少，样品准备中所用的试剂也很少，而且测序过程中省去扫描和洗涤的过程，所以测序所花的时间较少。同时具有高速测序、长序列读长和低成本方面的巨大优势，其测序速度可达第二代测序的1万~2万倍，序列读长可达10 000bp。但是，SMRT测序错误率比较高（这几乎是目前单分子测序技术的通病），达到 10%~15%，而且以缺失序列和错位居多。但可通过多次测序来进行有效纠错。

2. 纳米孔单分子测序技术　该技术是基于电信号而不是光信号的测序技术。技术关键是特殊的纳米孔，孔内共价结合有分子接头。当 DNA分子以一次一个碱基的速度依次通过纳米小孔时，它们将使电荷发生变化，从而短暂地影响流过纳米孔的电流强度（每种碱基所影响的电流变化幅度是不同的），灵敏的电子设备将检测到这些变化从而鉴定所通过的碱基，理论上，它也能直接测序 RNA。

纳米孔测序技术读长很长，大约在几十kb，甚至100 kb；错误率目前介于1%~4%，且是随机错误，而不是聚集在读取的两端；数据可实时读取；通量很高（30x 人类基因组有望在一天内完成）；起始DNA在测序过程中不被破坏；样品制备简单又便宜。纳米孔单分子测序计算还有另一大特点，它能够直接读取出甲基化的胞嘧啶，这对于在基因组水平直接研究表观遗传相关现象有极大的帮助。并且该方法的测序准确性可达99.8%，而且一旦发现测序错误也能较容易地进行纠正。

3. 其他测序技术　直接读取单分子DNA序列技术，如非光学显微镜成像（扫描隧道显微镜、原子力显微镜等）、石墨烯技术等。

4. DNA测序技术的展望　DNA测序技术经过不断的创新与改进，目前已经到了第三代。三代测序技术有各自的优势：第一代测序技术虽然成本高，速度慢，但是对于少量的序列来说，仍是最好的选择，所以在以后的一段时间内仍将存在；第二代测序技术已经基本成熟，并广泛商用；第三代测序技术已开始建立，有的则正在研发，将逐步走向成熟。可以预见，随着新的测序技术的出现，大规模测序的成本会大幅下降，花费1000美元测一个人的基因组的目标相信很快就可以实现。届时，对于遗传病的诊治将变得简单、快速，并能从基因组水平上指导个性化精准诊疗和保健，从而进入个性化医疗的时代。同时，生物学研究的进展将会更多地依赖于测序技术的进步，不同领域的科学家花很少的钱就可以对自己熟悉的物种基因组进行测序，从而更好地指导试验设计，取得更多新的发现。

考点提示 第二代测序技术工作原理、工作流程。

知识拓展

单细胞测序技术

以往研究人员测序的对象往往是组织样本或细胞群，这使得细胞之间的差异有可能被平均值所掩盖。于是，单细胞测序技术应运而生。自2013年被《Nature Methods》评为年度技术以来，这项技术正被迅速地采用。单细胞RNA-seq能够独立地提供每个细胞的RNA表达谱，并鉴定异质细胞群中的稀有细胞。尽管肿瘤异质性可归因于累积突变，但即使是遗传上相同的细胞在相同环境下也可能表现出基因和蛋白表达水平的差异，从而导致耐药性的产生。单细胞RNA-seq就能够发现这些稀有个体。当然，单细胞RNA-seq的开展绝非易事，需要用到一系列尖端技术，其中，第一步的单细胞分离就相当棘手。此外，同时分析多种分子（如DNA、RNA和蛋白质）的方法也不断被开发出来。这种更全面的单细胞组图有望进一步加深我们对生物学过程的了解，对未来的科研及临床研究大有益处。

第四节 DNA测序技术的应用

扫码"学一学"

随着人类基因组计划的完成和测序技术的不断发展，测序技术在生物学和医学各个领域的应用越来越广泛。第二代测序技术可以应用于肿瘤学、遗传学、免疫学、微生物学、寄生虫学、药学等多种学科。在临床诊疗方面，第二代测序技术拥有传统PCR法测序所不具备的灵敏、精确、价廉、信息量大等优势，更适用于基因水平的检测。测序技术可以说是核酸序列分析的"金标准"。

在应用测序技术分析待测核酸序列时，首先需要建立一个完善的测序方案，一般从以下几个方面考虑：①DNA片段大小：由于单套测序反应所能准确测定的DNA序列最长一般<1kb，因此，在进行序列测定之前，必须首先考虑待测DNA分子的大小，其次是所要测定的序列范围以及要求的序列精确程度等。②实验条件：手工测序还是自动化测序，合成引物费用等，再结合实验室的条件选择切实可行的克隆及测序方案。③背景资料：是否清楚DNA限制性酶切图谱，是否有一段已知序列，是否具有重复序列等。④测序目的：已知序列的确证性测序或未知序列的测序。

一、对已知DNA序列的测定

对已知DNA序列的测定即确证性测序，确证性测序的应用包括：①确定重组DNA的方向与结构；②对突变（如点突变）进行定位和鉴定；③比较性研究，如比较同种病毒不同株系之间的基因差异。

对于多数实验室而言，测序是对已知序列的次级克隆或PCR产物进行鉴定和证实（确证性测序），大小一般<1kb。如次级克隆DNA的插入方向、定点突变的检测、酶切产物的鉴定和待表达基因阅读框架的调整等。这类DNA片段通常较小，只需了解两端的部分序列即可。所以只需直接克隆到M13mp或者质粒载体中，进行单链或双链模板测序。对于一个

稀大的DNA片段的确证性测序，可以利用通用引物分别从两端开始双向测序，再通过中间重叠部分拼出全序列。对于更大的DNA序列，可以在序列适当区段增加一个或数个测序引物，分别测序再拼出全序列。

二、对未知DNA序列的测定

未知DNA序列的测定是指确定一个未知序列的准确长度及核苷酸排列顺序。未知DNA序列的测定，复杂而费时。测定未知DNA序列的方案被称为测序策略。目前已发展了一些可行的策略，即通过具有最小重叠、最少数量的测序反应，拼接出目的DNA正确的序列。

1. 小片段未知序列DNA 片段对于较小的目的DNA片段（如<1kb），可以直接利用M13mp或质粒系统（如pUC18等）克隆、测序。

2. 大片段未知序列DNA 如果是数千个碱基的大片段未知序列DNA，乃至数亿个碱基的生物基因组，且要求精确测定其整个序列，就必须将其切割成适当大小的各个片段（<1kb）分别进行次级克隆再进行测序，最后拼出全序列。可以考虑以下具体策略。

（1）随机克隆法或称鸟枪法 一种传统的方法，即利用DNaseI、超声波或限制性酶，将目的DNA大片段随机切割成小片段，并分别进行亚克隆，然后利用通用引物测定亚克隆的序列，通过电脑程序排列分析，可获得目的DNA的全序列。这一测序策略目前应用于各种大型测序计划中，可以快速得到95%所需的序列。但由于用于测序的克隆是随机挑选出来的，因此某些区段往往被重复测定（4~6次），有时需要很长时间才能确定缺口和解读序列。

（2）引物步移法 一种完全定向的测序策略，提供了一种获取新的序列信息的有效方法。通过使用载体的通用引物，从目的DNA的一端开始测序。再根据获得的较远端的测序信息重新设计引物（步移引物），再测序以获得更远端的序列。理论上，这种步移测序能不断重复直到获得全序列，但引物的设计和合成耗时且较昂贵，故一般只适用于小型测序计划。其优点是不需要亚克隆，且每一轮测序的方向和位置是已知的。

知识链接

大规模基因组测序

大规模基因组测序使用了多个测序策略，以完整获得一个生物基因组序列。无论采用哪种测序策略，首先都得把基因组变成较小片段并克隆到合适的载体上，获得覆盖全基因组的部分重叠的克隆集合（克隆重叠群），大片段克隆尤其可贵。克隆用的载体有酵母人工染色体（YAC）和细菌人工染色体（BAC）。YAC载体可容纳百万个bp，人类基因组计划的大部分工作草图绘制工作是通过该载体完成的。BAC载体的容量平均为15万个bp，BAC无论在体内还是体外都很稳定，克服了YAC不易分离操作、容易被剪切和不稳定等缺点，人类基因组计划的大部分测序工作是利用该载体实现的。在得到大片段的克隆重叠群后，再采用不同的测序策略分别测序，最后通过重叠区连接成完整的全基因组序列。

三、DNA测序技术的具体应用

1. 从头测序和重测序 对于基因组未被测序过的生物基因组测序进行从头测序，由于受测序读取长度的限制，二代测序技术一般不能独立完成复杂基因组，如真核生物基因组的从头测序工作，只能完成简单生物如细菌的基因组的从头测序。但是，如果对照一个参考基因组，二代测序技术可以短时间内非常轻松地完成一个基因组的重测序。此外，第二代测序技术可应用于病原微生物鉴定，使诊断时间缩短，诊断结果更加精确。

2. 个体基因组测序和SNP研究　2008年，由美国、中国和英国共同启动的"千人基因组计划"，是人类基因组计划的延续，也是迄今为止最大的基因组重测序计划，该计划打算测序大约1200个不同国家的人类个体的基因组。《Nature》连续发表了第1个亚洲人图谱（炎黄一号）、第1个癌症患者图谱、第1个非洲人图谱、第1个韩国人图谱，意味着离个体基因组时代为时不远。单核苷酸多态性（SNP）是第二代的遗传标记，人体许多表型差异、对药物或疾病的易感性等都可能与SNP有关。研究SNP是人类基因组计划走向应用的一个强有力的工具，可用于高危群体的发现、疾病相关基因的鉴定、药物的设计和测试以及生物学基础研究等。二代测序技术利用其高通量、成本低的优势，对较多的个体进行个体基因组测序，很容易可以得到大量的人类基因组SNP位点，得知我们每一个的基因组序列都存在着差异。临床医师可以通过这些信息了解患者的整体遗传信息，对预防、诊断和治疗提供指导性意见，特别是常见的复杂性遗传疾病，如肿瘤、心脑血管疾病等，以及临床药物在体内的消化、吸收、转运所设计的药物代谢酶，涉及多个染色体上的多种变异形式，很难用少数几种研究方法在短时间内获取全部变异信息。

知识拓展

2013年5月，美国著名影星安吉丽娜·朱莉在《纽约时报》撰文，称其因携带*BRCA1*基因有害突变而预防性切除了双侧乳腺，从而将患乳腺癌的风险由原来的87%降低至5%。朱莉的这种通过检测*BRCA*基因突变来预测患乳腺癌风险的做法，为女性防治"世界头号女性杀手"——乳腺癌提供了一个很好的借鉴。

3. 转录组及表达谱分析　基因表达谱指细胞在特定的条件下表达的所有基因。以往的基因表达谱分析主要依靠基因芯片技术，该技术不需要依赖已知的基因序列来设计探针，其误差较大，而且无法定量检测未知基因。第二代测序技术的发展使不依赖于现有基因模型的大规模基因表达谱研究成为可能，并对全基因组重测序、遗传疾病谱测定，以及针对细胞全部转录产物包括非编码RNA、低拷贝编码RNA及其可变剪接体的研究起到了极大的促进作用。近年来，第二代测序技术可对单个细胞样品中的所有RNA即整个转录组进行整体测序，还可以检测以前没发现过的基因或新的转录本，定量测定基因的表达模式。

4. 小分子RNA研究　第二代测序技术除主要用于DNA序列测定外，还被广泛应用于小分子RNA（miRNA）或非编码RNA（ncRNA）表达研究。非编码的小分子RNA参与了许多重要的生物发育过程。它们的序列长度很短，只有18~40个核苷酸，正好在第二代高通量测序技术的读长范围内。第二代测序方法还能发现新的小分子RNA。如对人胚胎干细胞发育前后的分析，获得了334个已知的和104个新发现的小分子RNA的表达谱。

考点提示　▷　测序技术的具体应用。

知识链接

核酸数据分析

随着高通量测序技术的广泛应用，DNA 的数据量也以指数速度增长，此刻生物信息学就显得尤为关键。生物信息学中的数据库大致分为四类：一级数据库、二级数据库、专家库及整合数据库。三个一级核酸数据库是美国 NCBI 的 GenBank、欧洲 EBI 的 EMBL 和日本的 DDBJ，它们在生命科学中占据着不可动摇的重要地位，是生物信息学中不可或缺的数据资源与分析工具。这三个数据库都是国际核苷酸序列数据库合作的成员，他们定期进行数据交换，互通有无，同步更新。通过直接浏览或网上下载，可免费获取数据库中的核酸序列信息，开展核酸序列的查询、检索、比对、分析和预测等工作。

本 章 小 结

第一代 DNA 测序技术以 1977 年由 Sanger 等人建立的双脱氧链末端终止法为主，其核心原理是用到了 2′端和 3′端都不含羟基的 ddNTP，其在 DNA 的合成过程中不能形成磷酸二酯键，因此可以用来中断 DNA 合成反应。第一代测序技术的主要特点是测序读长可达 1000bp，准确性高达 99.999%，但测序成本高、通量低等方面的缺点，严重影响了其真正大规模的应用。经过不断的技术开发和改进，诞生了通过接头进行高通量的并行 PCR 和测序反应，并结合微流控技术，再通过高性能计算机对大规模测序数据进行分析完成测序的二代测序技术。第二代测序技术尽管从模板文库制备、片段扩增到测序所采用的技术与方法不完全相同，但测序的核心原理（除连接酶测序之外）都是基于边合成边测序的思想，都采用了大规模矩阵结构的微阵列分析技术。包括文库制备、DNA 片段的固定、生成 DNA 簇、高通量并行测序、信号的收集与数据分析等环节。其优点是成本大大下降，通量大大提升，并且保持了高准确性，但缺点是所引入的 PCR 过程会在一定程度上增加测序的错误率，并且具有系统偏向性，同时读长也比较短。第三代测序技术是为了解决第二代所存在的缺点而开发的，它的根本特点是单分子测序，不需要任何 PCR 的过程，这是为了能有效避免因 PCR 偏向性而导致的系统错误，同时提高读长，并要保持二代技术的高通量、低成本的优点。目前已经出现以单分子实时技术和纳米孔单分子测序技术为主的第三代测序技术。

随着人类基因组计划的完成和测序技术的不断发展，测序技术已经广泛应用于生物学和医学各个领域。在肿瘤学、遗传学、免疫学、微生物学、寄生虫学、药学等多学科都有应用。在临床诊疗方面，第二代测序技术拥有传统 PCR 法测序所不具备的灵敏、精确、价廉、信息量大等优势，更适用于基因水平的检测。测序技术可以说是核酸序列分析的"金标准"。

扫码"练一练"

习 题

一、选择题

1. 下列有关测序反应体系反应原理的叙述中，错误的是

A. 加入的核苷酸单体为脱氧核苷三磷酸

B. 低温退火时，引物与模板形成双链区

C. 沿着 3′→ 5′的方向形成新链

D. DNA 聚合酶结合到 DNA 双链区上启动 DNA 的合成

E. 形成的新生链与模板完全互补配对

2. 双脱氧链末端终止法测序反应与普通体外合成 DNA 反应的主要区别是

A. DNA 聚合酶不同   B. dNTP 的种类不同

C. dNTP 的浓度不同   D. 引物不同

E. 双脱氧链末端终止法测序反应体系中还需加入 ddNTP

3. 下列荧光标记方法中，可以将 A、C、G、T 四个测序反应在同一管中完成而不影响测序结果的是

A. 单色荧光标记引物法   B. 单色荧光标记终止底物法

C. 多色荧光标记引物法   D. 多色荧光标记终止底物法

E. 多色荧光标记法

4. 全自动 DNA 测序仪的主要应用范围，不包括

A 人类遗传病、传染病和癌症的基因诊断

B. 法医的亲子鉴定和个体识别

C. 生物工程药物的筛选

D. 动植物杂交育种

E. 新蛋白质的鉴定

5. 下列有关双脱氧链末端终止法测序原理的叙述中，不正确的是

A. 其基本原理是利用 DNA 的体外合成过程

B. 反应体系中需加入 dNTP 和 ddNTP

C. ddNTP 可以形成磷酸二酯键而掺入 DNA 链中

D. dNTP 掺入后可导致新合成链在不同的位置终止

E. 生成的反应产物是一系列长度不同的多核苷酸片段

6. 下列有关多色荧光标记终止底物法的叙述中，不正确的是

A. 需将 4 种 ddNTP 分别用 4 种不同的荧光染料标记

B. 标记和终止过程在同一时间完成

C. A、T、C、G 四种反应可以在同一管中完成

D. 可在一个泳道内完成电泳测序

E. 荧光染料标记过程和延伸反应终止分别发生在同一 DNA 片段的两端

7. 下列有关荧光标记 DNA 的检测原理的叙述中，不正确的是

A. 用于测序的产物绝大多数应为单链

B. DNA 片段上的荧光基团可吸收激光束提供的能量而发射出特征波长的荧光

C. 两极间的电势差推动 DNA 片段从正极向负级泳动并达到相互分离

D. 不同颜色的荧光与不同的碱基信息相对应

E. 测序结果中，纵轴表示荧光波长种类和强度

8. 测序反应体系中加入的酶为

A. 限制性内切酶   B. RNA 聚合酶   C. DNA 聚合酶

D. DNA 水解酶   E. 反转录酶

9. 双脱氧链末端终止法测序反应中除PCR反应体系成分外，还加入了

A. DNA 聚合酶   B. dNTP   C. dNDP

D. ddNTP   E. ddNDP

10. 在DNA自动测序中广泛应用的示踪物是

A. 色素染料   B. 同位素   C. 电化学发光物质

D. 酶   E. 荧光素

二、简答题

如何应用高通量测序技术进行肿瘤药物靶标筛选及个体化指导用药？

（陈利荣）

第七章

聚合酶链反应及相关技术

1. **掌握** PCR技术的基本原理、反应特点；实时荧光定量PCR的原理、定量方法；反转录PCR的基本原理。
2. **熟悉** PCR反应体系与反应条件。
3. **了解** 多重PCR、等位基因特异性PCR和高分辨熔解曲线分析技术的原理及应用。
4. 学会根据PCR实验反应条件与实验要求，独立完成PCR实验操作。

扫码"学一学"

第一节 聚合酶链反应

"聚合酶链反应"（polymerase chain reaction，PCR）是20世纪80年代中期发展起来的一种选择性体外扩增微量目的DNA片段的技术。反应原理与细胞内的DNA复制相似，该技术具有高敏感性、高特异性、高产率、快速简便、重复性好、易自动化等突出优点，自建立以来就成为生命科学研究领域中非常重要的分子生物学技术。

PCR技术能在一个试管内将所要研究的目的DNA片段在数小时内扩增十万至数百万倍，可从一根毛发、一滴血，甚至一个细胞中扩增出足量的DNA供分析研究和检测鉴定。过去几天几星期才能做到的事情，用PCR实验几小时便可完成。PCR技术是生物医学领域中的一项革命性创举和里程碑。

📋 知识链接

1918年全球大规模传播的流感病毒导致近4000万人死亡、关于恐龙复活的电影《侏罗纪世界》、末代沙皇尼古拉二世一家的身份认定、1994年的辛普森杀妻案，这四个事件之间有什么联系？PCR技术的发明，将上面四个事情联系到了一起。

一、PCR基本原理

DNA的半保留复制是生物进化和传代的重要途径。在生物体内，双链DNA在多种酶的作用下可以解链成单链，在DNA聚合酶与启动子的参与下，根据碱基互补配对原则复制成同样的两分子拷贝（图7-1）。

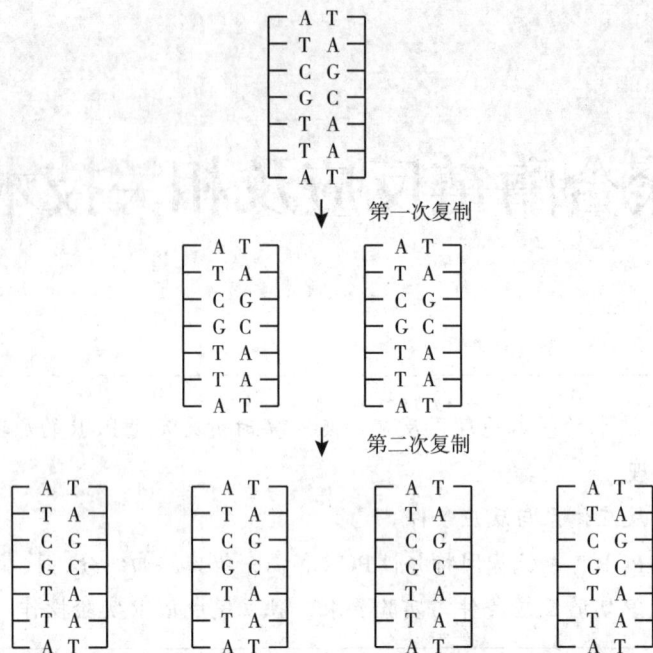

图7-1　DNA的半保留复制

　　PCR技术的原理类似于细胞内的DNA复制过程，以扩增的DNA分子为模板，以一对与模板互补的寡核苷酸片段为引物，在DNA聚合酶作用下，依照半保留复制原则沿着模板链延伸直至完成两条新链的合成。不断重复这一过程，即可使目的DNA片段得到扩增。新合成的DNA片段还可以作为模板，使DNA的合成量呈指数级增长。

知识链接

　　1983年4月，27岁的美国科学家凯利·穆利斯在开车去度假的路上思考用Sanger法做DNA测序分析时是否可以在目的基因下游互补链上增加一条引物，使得两条链的分析结果可以相互确认。但是如果反应过快而合成了新链，就无法再进行序列分析了。同时穆利斯也意识到，重复这一反应过程可将位于两个引物之间的特异性序列无限扩增。

　　于是在之后的几个月中，他反复进行实验，最终成功发明了PCR技术，并获得了1993年的诺贝尔化学奖。T.Appenzell在颁奖典礼上称赞穆利斯有丰富的想象力，他说PCR技术确实只是实验中的一个小技巧，虽然它的知识和智慧含量看似不高，但毕竟没有人更早地将它发明出来。PCR技术的发明对于分子生物学的影响远远超过了其他所有的技术。

二、PCR反应体系和基本步骤

（一）PCR的反应体系

　　一个完整的PCR反应体系的基本成分包括：需要扩增的模板DNA、一对寡核苷酸特异性引物、DNA聚合酶、4种三磷酸脱氧核苷酸（dNTP）以及含有Mg^{2+}的用于维持pH的缓冲液。

1. 模板DNA　模板是待扩增的核酸序列。由于PCR技术可以实现核酸大量的扩增，甚至在只有一个起始模板分子的情况下也能实现PCR扩增，任何可提供一个或多个目的DNA的分子原则上都能作为PCR模板，因此DNA模板的来源广泛，既可以从血细胞、绒毛、尿样、毛发、精液、口腔上皮细胞或任何其他组织细胞中提取DNA，也可以利用较早的法医标本、古生物标本，将固定和包埋的组织标本脱蜡再经蛋白酶K消化处理后提取DNA，还可以利用实验室里的细菌菌落或噬菌斑制备DNA，甚至是已经被纯化的DNA。无论模板DNA来源如何，只要有已知的一些序列信息，可以设计出引物的DNA就能应用于PCR扩增。

核酸模板的量与纯化程度是PCR成败与否的关键环节之一，任何待扩增的核酸模板都需要经过纯化处理，以除去DNA聚合酶抑制剂。在一般临床标本的检测中，会采用一些快速简便的方法溶解细胞，例如通过溶解细胞膜上的脂类与膜蛋白来破坏细胞膜，进而解离细胞中的核蛋白，与之结合并沉淀除去染色体的蛋白质使靶核酸游离，蛋白酶能水解消化蛋白质特别是与DNA结合的组蛋白，再用有机溶剂酚与氯仿抽提蛋白质和其他细胞组分，最后用乙醇或异丙醇沉淀核酸。DNA模板的浓度常为$0.1\sim0.2\mu g/100\mu l$体系。PCR产量随模板DNA浓度的增加而显著升高。

PCR模板既可以是DNA，还可以是RNA。当使用RNA当作模板时，需要先经过反转录生产cDNA，然后再进行PCR扩增。

2. 特异性引物　引物设计是为了找到一对合适的核苷酸片段，它可以与模板DNA链特异结合，对于DNA的扩增起到引发的作用。扩增是从引物的3'端开始延伸的，引物的特异性直接决定了PCR扩增片段的长度、位置和结果。选择高效而特异性强的引物是PCR成败的一个关键因素。

引物设计软件有很多种，比如Primer premier、oligo7、Beacon Designer，还有在线设计的软件，比如NCBI的primer-Blast、primer 3 plus、The PCR suite等近10种软件，但是最常用的还是Primer premier软件，它是加拿大Premier公司开发的一款专业用于PCR或测序引物以及杂交探针设计和评估的软件，软件主体分为四大功能，即引物设计、限制性内切酶位点分析、DNA基元（motif）查找和同源性分析，给专业人员的引物设计工作带来了极大的便利。软件的主界面有序列编辑窗口（genetank）、引物设计窗口（primer design）、酶切分析窗口（restriction sites）和纹基分析窗口（motif），软件操作也十分便捷，可以简单地通过手动拖动鼠标以扩增出相应片段所需的引物，并通过界面中显示的各种参数的改变和可能出现的二聚体、异二聚体、发夹结构等情况。也可以给定条件，让软件自动搜索引物，并将引物分析结果显示出来。引物设计应遵循以下原则：设计引物的前提是与引物结合的DNA序列片段必须是已知的，而与两个引物结合的两个片段之间的序列未必清楚。引物设计的基本原则是最大限度地提高扩增效率和特异性，同时尽可能抑制非特异性扩增。为了节省时间和减少PCR过程中的问题，可以使用计算机软件对引物进行设计、选择和优化。

（1）引物长度　大多为18~30个碱基，常用为20bp左右。引物太长或太短都会影响PCR效果，如果引物过长，超过38bp，就会使PCR的最适延伸温度超过*Taq* DNA聚合酶的最佳作用温度（74℃），从而降低产物的特异性；如果引物太短，就会使引物与模板的特异性结合降低，同样会影响PCR的结果。

（2）引物跨度　为了使目的序列较易扩增，通常引物扩增跨度以200~500bp为宜，特定条件下可扩增长至10kb的片段。

（3）引物碱基含量　在一对引物间的（G+C）的含量应相似，且以40%~60%为宜，G+C太少扩增效果不佳，G+C过多易出现非特异性条带。

（4）碱基的分布　ATGC最好随机分布，避免嘌呤或嘧啶的聚集，同时避免4个及以上的核苷酸序列连续出现，如果3′端连续出现超过3个G或C，则会引发G+C富集序列区错误。

（5）引物浓度　在PCR反应体系中，适宜的引物浓度为0.1~1μmol/L。浓度过高，易生成引物二聚体；浓度过低，不足以完成30个循环，会降低PCR的产率。

（6）引物自身　避免引物自身内部出现二级结构，避免两条引物间互补，特别是3′端的互补，否则会自身折叠成发夹状或形成引物二聚体，产生非特异的扩增条带。

（7）引物3′端的碱基　特别是最末端及倒数第二个碱基，应严格要求配对，以避免因末端碱基不配对而导致PCR失败；延伸是从3′端开始，因此3′端不能进行任何修饰。

（8）引物5′端的碱基　引物5′端的主要作用是限定引物的长度，对扩增特异性的影响并不大，因此可以在5′端加上合适的酶切位点或翻译起始密码子，被扩增的靶序列最好有适宜的酶切位点，这对酶切分析或分子克隆很有好处。

引物与模板的正确结合是关键，引物与模板的结合及引物链的延伸是遵循碱基配对原则的。PCR的忠实性及*Taq* DNA聚合酶耐高温性，使反应中模板与引物的结合（复性）可以在较高的温度下进行，结合的特异性大大增加，被扩增的靶基因片段也就能保持很高的正确度。再通过选择特异性和保守性高的靶基因区，其特异性程度就会更高。

3. *Taq* DNA聚合酶　在PCR技术出现的初期，使用的DNA聚合酶是大肠埃希菌DNA聚合酶1的Klenow片段，该片段的分子量为76 000Da，由于Kenow片段不耐高温，90℃会变性失活，导致酶钝化，所以不能耐受PCR反应中解链所需的高温，因此在每次反应周期中都必须要重新添加酶以满足每次扩增的需要，这为实验操作带来了不少麻烦。虽然在1988年Keohanog改用T_4 DNA聚合酶代替Kenow片段来进行PCR实验，使扩增产物片段均一性和真实性有所提高，但依旧没有改变每循环一次都要添加一次酶的情况，也没有为PCR技术带来更实质的进展。

1973年，在美国留学的中国台湾学者钱嘉韵与她的同学和老师在美国黄石国家公园的温泉中分离出了一株水生嗜热菌（*Thermus aquaticus*，简称*Taq*），这种菌能在70~75℃的环境中生长，他们在该菌中提取到了一种耐热DNA聚合酶（*Taq* DNA聚合酶），这种酶的分子质量为94kD。具有耐高温、高催化活性等特点，在94℃下反应2小时后其残留活性依然可以达到60%。1988年，Saiki等开始将耐热*Taq* DNA聚合酶应用于PCR反应，整个反应过程只需添加一次酶，大大提高了反应的特异性、灵敏性和反应效率，由于该酶的使用，PCR技术得到了更广泛的应用。目前该酶已经商业化生产。

Taq DNA聚合酶在PCR反应中常用浓度为1~2.5U/100μl，浓度过低会减少合成产物的量，浓度过高会引起非特异性扩增。在使用过程中*Taq* DNA聚合酶所遇到的最大问题是它只具有5′→3′聚合酶活性和5′→3′外切酶活性，并不具备3′→5′外切酶活性，没有校正功能，所以PCR反应中会发生某些碱基的错配，导致PCR产物中点突变要多些。在通常的反应中错掺率约为2×10^{-4}，即每掺入2×10^4个单核苷酸就有一个错配。由于PCR产量很高，错配产物在总产量中所占比例很小，所以这一错配率不是一个严重的问题。可是如果将PCR产物用于克隆，将含有错配核苷酸的产物克隆后，所有克隆的DNA都会带有相同的错配。所以在这种情况下，减低错配率就非常重要，通常可以通过减少循环次数、减低DNA合成的总量或者增加模板分子的方法来降低错配率。

除了耐热 *Taq* DNA 聚合酶以外，目前还发现了多种耐热 DNA 聚合酶，如从 Litoralis 栖热球菌（*T.litoralis*）分离出 *Vent* DNA 聚合酶、从嗜热栖热菌（*T.thermophilus*）中分离出 *Th* DNA 聚合酶等。

4. dNTP 标准 PCR 反应体系中包含 4 种等物质量的三磷酸脱氧核苷酸（dNTP），即 dATP、dGTP、dTTP、dCTP，此为 PCR 反应的合成原料。dNTP 溶液具有较强的酸性，一般用 1mol/L NaOH 将贮存液调到 pH 为 7.0 后分装后存放在 −20℃ 冰箱中保存，贮存液可稀释到 50mmol/L。在 PCR 反应体系中，每种 dNTP 的浓度一般应为 20~200μmol/L，4 种 dNTP 的浓度要相等，以减少错配误差，dNTP 的浓度会直接影响 PCR 反应的速度和特异性。浓度过低会降低 PCR 产物的产量，当浓度高于 50mmol/L 时会与游离的 Mg^{2+} 结合，使 Mg^{2+} 浓度下降，影响 DNA 聚合酶的活性。

5. 缓冲液 目前 PCR 反应中最常用的缓冲液含：10~50mmol/L 的 Tris-HCl 缓冲液（pH 8.3~8.8，20℃）、50 mmol/L KCl、1.5mmol/L $MgCl_2$，Trsi 是一种双极性离子缓冲液，用于调节 pH，为 *Taq* DNA 聚合酶提供并维持碱性环境。

缓冲液中的 50mmol/L KCl 有利于引物的退火，50mmol/L 的 NaCl 或者 50mmol/L 以上的 KCl 则会抑制 *Taq* DNA 聚合酶的活性。

缓冲液中还包含有二价阳离子，因为 *Taq* DNA 聚合酶需要游离的二价阳离子，Mg^{2+} 优于 Mn^{2+}，而 Ca^{2+} 无效，所以常用的是 Mg^{2+}。Mg^{2+} 浓度除了影响酶活性和引物的退火以外，还影响引物二聚体的形成、产物的特异性和模板与 PCR 产物的解链温度等，而 DNA 模板、引物和 dNTP 的磷酸基团都能结合 Mg^{2+}，这样就会降低 Mg^{2+} 的实际浓度。所以，一般情况下，PCR 反应体系中 Mg^{2+} 的浓度要超过 dNTP 的浓度 0.2~2.5mmol/L。Mg^{2+} 浓度过高时，酶会催化非特异扩增；过低时，酶活性明显降低。因此，PCR 反应中优化 Mg^{2+} 浓度是非常重要的，最佳的浓度还是要结合不同的引物与模板，用实验的方法来确定。

除此以外，还可以在 PCR 反应缓冲液中加入一些 *Taq* DNA 聚合酶的保护剂，比如 Tween-20（0.05%~0.1%）、明胶（0.01%）或小牛血清白蛋白（100μg/ml）等。另外，即使使用已经克隆的 DNA 和已知序列的引物，PCR 效率一般也不会达到 100%，通常都要优化反应条件来提高效率。当需要从众多序列中扩增出一条特定目标序列时，比如从基因组 DNA 中扩增一个基因或从 cDNA 文库中扩增一个 cDNA 时，条件优化就更为重要。因为如果反应条件不合适，PCR 产物就会在凝胶上出现不清晰的成片条带，而非明显条带。通常可以改变的参数包括退火温度和 Mg^{2+} 浓度。退火温度太低会发生错配，不同的序列有不同的最适 Mg^{2+} 浓度，常为 1~4mmol/L。也可以利用巢式 PCR 来提高反应的特异性，巢式 PCR 指在第二轮 PCR 中，加入一对新的引物，它在第一对引物扩增片段的基础上继续扩增，形成更短的 PCR 产物。如果在 PCR 第一轮中产生了非特异的产物，在凝胶上就会出现不清晰条带或出现多条带，而使用巢式 PCR 就会确保只有目的产物被扩增，因为只有目的序列才会含有与两对引物结合的位点。

（二）PCR 的基本反应步骤

DNA 在复制时，两条以氢键结合的互补链必须先行分开，才能分别作为复制的模板。在实验中发现，在高温下，双股 DNA 链会分离成单股，等温度降低后，互补的两条 DNA 链又可以恢复成双股 DNA。因此，在生物体外，可以通过温度变化控制 DNA 的变性和复性（图 7-2）。

扫码"看一看"

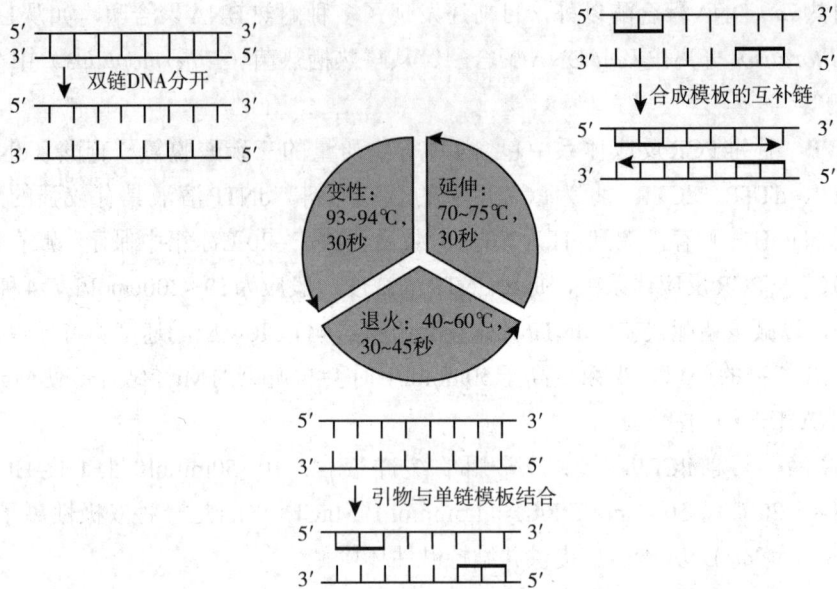

图7-2 PCR反应的基本步骤

1. 变性 变性过程分为预变性和变性两个过程，预变性是为了破坏DNA中可能存在的较难破坏的二级结构。使DNA充分变性，减少DNA复杂结构对扩增的影响，以利于引物更好地与模板结合，特别是对于基因组来源的DNA模板，最好增加这个步骤。在一些使用热启动*Taq*酶的反应中，预变性还可以激活*Taq*聚合酶，使PCR后续反应顺利进行。变性过程指在预变性后，将反应体系加热至93~94℃，维持约30秒，使模板DNA双链氢键完全断裂变性成为单链，同时引物自身以及引物之间存在的局部双链也可以消除。

2. 退火 退火温度可以用公式$T_m=2$（A+T）$+4$（G+C）计算，T_m是寡核苷酸的熔解温度，即总的DNA双螺旋结构解旋到一半的温度，一般情况下退火温度较T_m值低5℃，为50~60℃。实际的退火温度也可以根据引物长度和序列确定，退火时间为30~45秒，使引物与模板单链DNA有足够的时间结合，实现引物与模板DNA退火，形成局部双链。模板DNA链分子比引物复杂很多，引物的量也大大超过模板DNA相对应的结合序列，所以DNA模板单链之间互补结合的机会很少，增加了退火成功的概率。

3. 延伸 反应体系温度升至70~75℃，维持约30秒，DNA聚合酶以引物为固定起点，4种dNTP为底物，在Mg^{2+}存在的条件下，从引物的$5' \rightarrow 3'$方向延伸，催化与模板互补的DNA链的合成反应。

上述3个步骤称为1个循环，每一次循环后新合成的DNA分子继续作为下一次循环的模板，每完成一次循环，目的DNA产物就会增加一倍，经过30次循环后，可以得到2^{30}个拷贝，约10^9个拷贝数，即可达到扩增DNA片段的目的。理论上说，扩增后的DNA产量是以2^n指数上升的，扩增n个循环后，产量为2^n个拷贝数。但实际上这个过程并不是无休止的，在反应经过20~30个循环后，由于底物的消耗，扩增片段的增加，反应速度会减慢，在反应速度减慢之前，扩增倍数就可以达到约10^6个拷贝，合成的目的DNA片段的数量足以满足实验的需要。

三、PCR扩增产物的分析

在PCR扩增反应完成之后，需要对产物进行分析来确定是否成功扩增了目的基因，是否在扩增过程中出现了碱基的缺失、插入或置换的情况，常用的方法是高分辨熔解曲线分析（HRM）法、PCR限制性片段长度多态性（PCR-RFLP）法、PCR单链构象多态性（PCR-SSCP）法和PCR-ASO分析。

（一）熔解曲线分析

PCR反应前，在反应体系中加入荧光物质，随着反应的进行荧光物质会逐步插入DNA双链中。反应结束后逐步将温度升高，同时监测荧光信号的变化，由于温度的升高，DNA双链会变性成单链，荧光染料恢复到原始的游离状态，荧光信号的强度逐渐下降，最后根据荧光强度的变化可以绘制出一条荧光强度随着温度的升高而逐渐下降的曲线，即熔解曲线。再用荧光信号强度改变量的负一阶导数与温度作图，就可以得到有单峰的熔解曲线（图7-3），纵坐标是荧光信号强度改变量的负一级导数，即 $-d（REU）/dT$，峰值为 T_m 值。每段DNA片段都有不同的碱基序列，在加热变性后都会形成特定的熔解曲线，所以可以根据熔解曲线法来检测扩增产物是否正确。

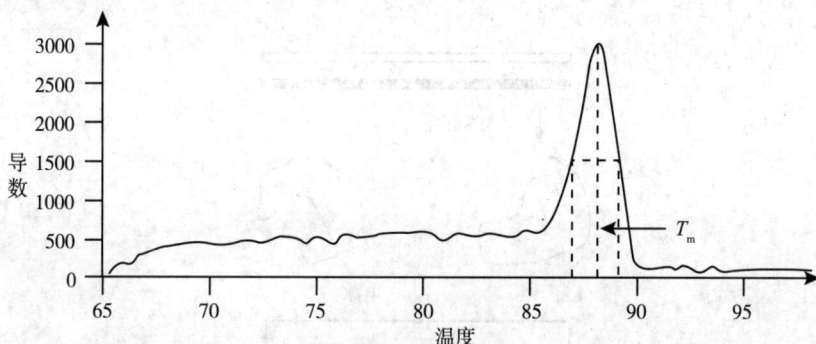

图7-3　熔解曲线

（二）PCR-RFLP法

由于不同基因片段的限制性核酸内切酶酶切位点不同，可以使用特异性内切酶将PCR扩增产物切割成不同大小片段。但如果扩增产物中有碱基的缺失、插入或置换的情况，切出来的片段长度及数量就会发生改变，不能产生所需长度的DNA片段，酶切结果的多态性可以在凝胶电泳中体现，这种分析方法的优点是操作方法简便且用时短（图7-4）。

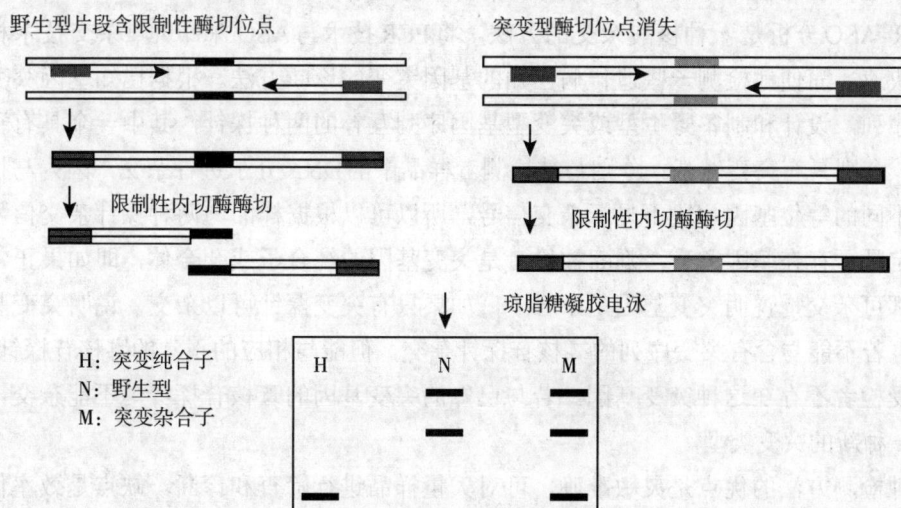

图7-4　PCR-RFLP法

（三）PCR-SSCP法

PCR-SSCP是根据单链DNA分子能自发地形成二级结构，二级结构的空间构象又取决于DNA分子的碱基组成，一个碱基的差异可导致所形成的二级结构改变的原理发展起来的一种分析技术（图7-5）。突变DNA由于碱基组成的改变，其PCR产物变性后所产生的两条单链DNA的空间构象较野生型不同。在非变性聚丙烯酰胺凝胶中电泳时，不同构象的单链片段具有不同的电泳迁移率，从而将野生型与突变型靶基因区分开。

PCR-SSCP的敏感性与待分离DNA片段的长度有关。长度越长，不同序列分子之间电泳迁移率的差异越小，敏感性越低。适合PCR-SSCP检测的靶基因片段长度应控制在200bp以内。PCR-SSCP由于操作简便，不需特殊设备以及可同时分析多个样本等优点，是广泛应用的筛查点突变的技术之一。

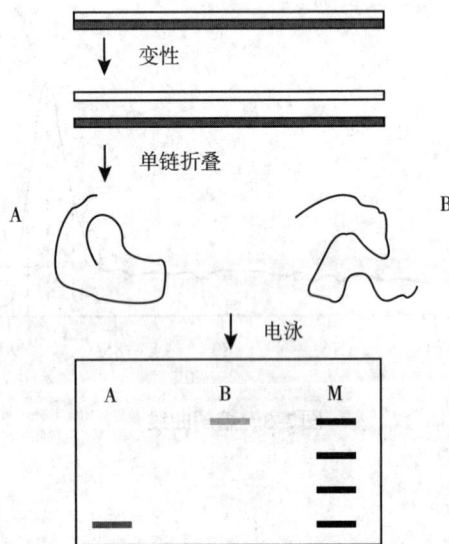

图7-5　PCR-SSCP法

（四）PCR-ASO分析

ASO是等位基因特异性寡核苷酸杂交法（allele-specific oligonucleotide，ASO）的简称，PCR-ASO分析是一种核酸杂交的方法，将PCR技术与ASO探针斑点杂交技术相结合的一种快速、简便地检测一些遗传病已知的基因突变的诊断方法。根据已知基因突变位点的碱基序列，设计和制备野生型或突变型基因序列互补的两种探针，其中一个具有正常序列，另一个则具有突变碱基。分别与被检测者样品中的DNA分子进行杂交，因为与探针中央碱基不同的等位基因片段不显示杂交信号，所以可以根据样品与两种探针杂交信号的强弱，确定是否存在基因突变，判断被检者是突变基因的纯合子或杂合体，即如果正常和突变探针都可杂交，说明突变基因是杂合子，如果只有突变探针可以杂交，说明突变基因为纯合子，若不能与含有突变序列的寡核苷探针杂交，但能与相应的正常的寡核苷探针杂交，则表示受检者不存在这种突变基因。若与已知的突变基因的寡核苷探针匀不能杂交，提示可能为一种新的突变类型。

这种检测方法的优点是灵敏准确，可对大量样品进行筛查和诊断。缺点是效率低，对具有高特异性的一些遗传病必须合成多种探针，并依次进行杂交，工作量较大。

考点提示 　　*PCR技术原理；PCR反应体系及步骤；PCR产物分析。*

四、PCR扩增产物的鉴定

PCR扩增产物除需要进行多态性分析之外，还要确定是否真正得到了准确的预期扩增产物，可以根据研究对象和目的的不同采用不同的方法来进行PCR扩增产物的鉴定。比如：斑点杂交法既可以鉴定扩增产物，还有助于产物的分型；凝胶电泳可以判断扩增产物的多少，有助于扩增产物的鉴定；Southern杂交分析可以从非特异扩增产物中鉴定出特异产物的大小，增加检测的敏感性与特异性。还有一些更精准分析方法，如PCR-ELISA、PCR-EIA、PCR-DLA等。

目前实验室常见方法是琼脂糖凝胶电泳法和聚丙烯酰胺凝胶电泳法，后者的灵敏度更高，但配制方法复杂，所以最常用的还是琼脂糖凝胶电泳法，这种方法操作简单，只需少量DNA就可以进行实验，原理是当不同大小的DNA分子通过琼脂糖凝胶时，由于泳动速度不同而被分离，经溴化乙锭（EB）染色后，在紫外光照射下DNA分子会发出荧光，根据荧光强度定性判定扩增后产物含量的多少。

用于电泳检测PCR产物的琼脂糖需要为纯度较高且除掉了荧光抑制剂及核酸酶等杂质的电泳纯级琼脂糖，根据产物大小配制不同浓度的琼脂糖（见表7-1）。实验步骤包括制胶、加样、电泳和结果判读。

表7-1　PCR产物大小与琼脂糖凝胶浓度的关系

片段大小（bp）	琼脂糖浓度（%）
50~200	2
200~3000	1.5
400~7000	1.2
500~10 000	1.0
800~12 000	0.7
1000~30 000	0.5

五、PCR失败原因及其对策

PCR实验虽然为一个简单的实验，但在实际操作过程中还是有可能出现各种各样的问题。产生问题的原因主要来源于：实验操作不当、试剂质量问题、反应过程中各种试剂的含量以及反应温度和时间的设置不当等。

（一）假阴性

1. 模板问题　①模板中含有杂质蛋白质，特别是染色体中的组蛋白；②模板中含有 *Taq* DNA聚合酶抑制剂；③模板中核酸变性不彻底。

对策：重新制备模板，重新配制稳定而有效的消化处理液，在其他条件和试剂均不变的情况下重新实验，确定是否是模板问题导致没有条带出现。

2. 酶问题　酶的活性丧失或者在实验开始前忘记加酶。

对策：更换新酶或者重新加入酶。

3. 引物问题 ①引物合成的质量问题；②没有遵循上文要求的引物设计原则，导致引物设计不合理；③实验中没有加入引物或只加入了一条。

对策：使用 Primer premier 软件重新设计更加合理的引物，与生物公司商议重新制备新的引物，引物应分装小剂量保存，避免反复冻融所导致的降解失效。

4. Mg^{2+}浓度问题 Mg^{2+}浓度会影响酶活性、引物的退火、引物二聚体的形成、产物的特异性和模板与PCR产物的解链温度等多种反应因素。一般情况下，PCR反应中Mg^{2+}浓度过高，会使酶催化非特异性扩增；浓度过低会明显降低酶活性。

对策：将反应体系中Mg^{2+}的浓度超过dNTP的浓度0.2~2.5mmol/L，或根据实验中的实际引物和模板量来重新计算Mg^{2+}浓度。

5. 反应条件设置问题 ①变性温度低或变性时间短；②退火温度低，影响引物与模板的结合。

对策：检查基因扩增仪的温度与时间设置是否正确，在条件完全一样的情况下更换另一台扩增仪，如果可以出现条带，则需要联系设备公司检查设备硬件是否存在质量问题。

（二）假阳性

1. 引物问题 ①引物扩增出来的序列与非目的扩增序列有同源性；②引物太短或靶序列太短。

对策：重新设计引物，使引物更加地合理。

2. 扩增产物或靶序列交叉污染 ①大片段的交叉污染；②空气中小片段的污染。

对策：操作时要格外小心、动作轻缓，防止加样枪内吸入杂质，实验所用的耗材与器皿要进行高温消毒（不耐高温试剂除外），离心管与枪头为一次性用品，不能反复使用，对于小片段的污染可以使用巢式PCR的方法来消除或者减轻。

（三）非特异性扩增

扩增条带与预期大小不一致，或非特异性扩增与特异性扩增同时存在，其原因跟前面提到的基本一致。

1. 引物设计不合理 与靶序列不完全一致或引物自身结合成二聚体。

2. Mg^{2+}浓度不合适 Mg^{2+}浓度过高，会使酶催化非特异性扩增；浓度过低会明显降低酶活性。

3. 退火温度过低 会影响引物与模板的结合效率。

4. 循环次数过多 会造成底物和酶的消耗，扩增片段的增加速度减慢，扩增效应逐步减慢最终降为零。

5. 酶的质量和种类问题 酶的选择不合理或存在质量问题。

对策：重新设计引物，更换另一种酶，增加模板量或减少引物量，降低Mg^{2+}浓度，减少循环次数，提高退火温度等方法。

（四）出现拖尾带

扩增时出现拖尾带（有时也称为片状带或地毯带），这种情况的原因有很多，比如：模板不纯，dNTP或Mg^{2+}浓度偏高，酶量过多或酶的质量差，退火温度偏低，循环次数过多，Buffer选择不合适。

对策：重新制备模板，降低dNTP或Mg^{2+}浓度，降低酶量或更换另一种酶，升高退火温度，减少循环次数，重新选择buffer等。

六、PCR技术的质量控制

由于PCR实验的特殊性，所有PCR实验室都有严格的质量控制要求和多种SOP文件，制定这些管理办法的依据有：《医疗机构临床实验室管理办法》（卫医发〔2006〕73号）、《医疗机构临床基因扩增检验实验室管理办法》（卫办医政发〔2010〕194号）、《医学实验室质量和能力认可准则》ISO 15189（CNAS—CL02：2023）、《医学实验室质量和能力认可准则在分子诊断领域的应用说明》（CNAS—CL36：2012）、《医学实验室质量和能力认可准则在组织病理学检查领域的应用说明》（CNAS—CL37：2012）等。

（一）建立质量管理体系

PCR实验室要有质量手册、程序文件、检验项目SOP文件、仪器操作SOP文件、实验室质量管理记录表。这些文件主要包括：实验室技术和管理人员的学历、职称、上岗证书、岗位职责、定期培训和继续教育记录、考核记录，并且要定期更新；实验室仪器设备和试剂耗材的采购、验收、调试、管理、领用记录；实验标本采集、运送、接受、实验结果、处理和保存记录；仪器设备和检验项目的标准操作程序；对事故和差错的纠正和预防，各实验区域应有专用的仪器设备，同一区域内的仪器设备、物品和工作服应有明显标记，避免与其他区域的仪器设备混用。

（二）实验室人员要求

每个PCR实验室应至少有两名取得PCR上岗证的本单位在职技术人员，且具有中级或以上专业技术职称，如果实验室开展病理检测技术或基因芯片技术的诊断且要出具报告，则需要应至少两名取得《医师执业证书》的本单位在职医师。

（三）实验室环境和设备要求

为了防止污染，实验室应合理分隔为四个区。

1. 试剂准备区 主要完成贮存试剂的制备、试剂的分装和主要反应混合液的制备工作。用于本区域的材料应直接运送至试剂准备区，不能经过扩增区或产物分析区，制备试剂的原材料也必须存储在本区，并在区域内制备成所需要的试剂。在打开含有反应混合液的离心管前应先快速离心，之后将其分装储存，避免由于经常打开而造成污染。每天实验内容结束之后应使用次氯酸钠对操作台面进行消毒，使用254nm波长的紫外灯在操作台上60~90cm高度中照射消毒，为保证良好的消毒效果，可以开紫外灯过夜消毒。

本区域应包括的设备有：超净工作台、冰箱、一套加样枪及配套吸头、乳胶手套、涡旋混合器、工作服、无菌离心管。

2. 标本制备区 主要进行标本的保存、核酸（DNA或RNA）提取、储存及反应体系的配制。在本区域实验时的所有操作均要在生物安全柜中进行，实验人员要戴口罩，穿工作服，带双层手套操作，实验过程中应尽量避免走动，因为在加样过程中可能会发生气溶胶所致的污染，也可将本区域设置为正压环境以避免从临近区域进入本区域的污染。反应体系配制完成后立即盖好反应管盖子，来避免本区域内的交叉污染。

本区域应包括的设备有：生物安全柜、冰箱、一套加样枪及配套吸头、台式离心机、乳胶手套、涡旋混合器、试管架、工作服、无菌离心管、金属浴或水浴锅。

3. 扩增区 主要进行DNA或cDNA的扩增，另外加入已经制备的DNA模板或已经合成的cDNA到反应体系的过程也可以在本区域内进行。在巢式PCR中，第一次扩增结束后必须打开反应管，所以有比较大的污染风险，因此巢式PCR第二次加样要在本区域内进行。为避免产生气溶胶，在本区域内的实验应尽量避免走动，如需加样应在超净工作台进行，为避免气溶胶从本区域内流出，本区域内物品不得进入试剂准备区和标本制备区，可以通过降低本区气压来避免气溶胶的流出。本区域的实验内容主要由PCR仪完成，所以每次机器运行前都要认真核对程序，避免使用他人程序或自己的程序被他人误篡改，机器运行结束后应及时去除反应管，填写机器使用记录。每天实验工作完成之后应对实验室操作台进行全面的消毒与清洁，同样使用次氯酸钠清洁台面，使用紫外灯照射消毒。

本区域应包括的设备有：超净工作台、荧光定量PCR仪、普通PCR仪、工作服。

4. 产物分析区 本区域进行扩增片段的测定，是PCR过程中的最后一个工作区域，也是整个实验室最不洁净的地方，应十分注意不要通过本区域内的物品或工作服将扩增产物带出，如果使用PCR-ELISA方法检测时必须要用洗板机洗板，废液要收集到1mol/L HCl中，不能在实验室内倾倒。另外，本区域内会用到可致基因突变或者有毒的物质，如溴化乙锭、丙烯酰胺或甲醛等，实验室人员应注意自身的生物安全防护，本区域同样采取降低气压的方式来减少扩增产物扩散到其他区域的可能性，也同样使用相同的清洁和紫外灯照射消毒的方式。

本区域应包括的设备有：凝胶成像系统及配套电脑、洗板机、酶标仪、水平电泳槽、垂直电泳槽、HLA基因分型电泳槽、工作服。

原则上这些区域要本着工作有序、互不干扰、防止污染、报告及时的原则。每一个区域都要有独立的缓冲区、水池、有独立的通风系统、标本制备区有冲眼器和生物安全柜。在实验室中接受标本的区域应该在这四个区域之外，标本的处理要做到分析前与分析后分别放置，病理检测技术项目要有独立的切片制备区和前处理区。

定期维护保养和校准实验室的常用仪器，包括冰箱、电子天平、温湿度计、恒温金属浴、加样枪、离心机、生物安全柜、PCR仪等，这些仪器都有标准的清洁和校准步骤，只要定期维护和校准，就能使设备处在良好的状态。

（四）防止污染的方法

1. 实验室常用的标本有全血、血清、血浆、外周血、棉拭子、痰、体液、组织等，为得到准确的实验结果，标本的采集、运送、验收（拒收）、预处理和保存要严格按照标准的操作流程进行，这些都对实验结果是否准确有决定性的作用。

2. 实验所需试剂应为不含DNA和DNase的分析纯或生化试剂，实验用水应符合GB 6682—2008中的一级水规格，去离子水的电阻应达到18.2MΩ。其他实验所用的核酸提取试剂、蛋白酶K、RNase、阳性对照标准物质、阴性对照标准物质、各种限制性内切酶、*Taq*聚合酶、菌种、探针、阳性质粒、引物等关键试剂都应在实验前进行质量检测。

3. PCR实验用的加样枪与其他实验用品应为专用，不与其他实验室共用，实验前应将实验室用紫外线消毒以破坏残留的DNA或RNA。

4. 加样枪污染是一个比较常见的问题，因为操作不当会将样品或模板吸入或黏在枪头上，所以加样时要格外小心，吸样要慢要尽量一次性完成，不要反复吸样，以免交叉污染或产生气溶胶污染。

5. PCR实验用的试剂应预先配制好，少量分装，−20℃保存。可以减少重复加样，减少被污染机会。此外，PCR试剂、样品应和产物分开保存，不能放在同一冰箱或同一冰盒内。

6. 在设立对照实验的时候应注意交叉污染的可能，阳性对照以能出现扩增条带的最低量标准的核酸为宜，阴性对照是一管不加模板的样品。

7. 减少循环次数，一般在25~40个循环为宜，只要产物量达到检测水平就可以结束。

8. 防止人为污染，实验过程要使用一次性吸头、一次性手套、一次性离心管。

9. 防止因耗材质量问题引起的污染，使用质量较好的离心管，避免在扩增过程中样品外溢或外来物进入，还应注意在反应结束后打开离心管前要先离心将液体离心到离心管底部，防止打开离心管后液体溅出。

第二节　定量 PCR 技术

扫码"学一学"

随着PCR技术的飞速发展，学者们已经不再满足于验证某一特异DNA序列是否存在，而是进行更为精确的核酸定量检测，传统PCR的反应产物以指数形式增加，利用终点PCR对样品中的模板进行分析，常使用在琼脂糖凝胶电泳中增加荧光染色剂的方法来检测PCR反应的最终扩增产物，这种方法会因为最终产物的堆积影响对检测样品中不同来源的DNA模板含量的判断。另外，在PCR反应中加入的各种试剂、模板、离子也会影响酶的反应，使反应进行到某一阶段后产物不再以指数形式增加，而是进入了"平台期"，所以终点PCR反应定量并不准确，只能作为半定量的实验手段应用。

虽然研究者们曾经使用Southern、Northern等方法定量分析特异核酸序列，但这些方法存在定量的下限是10^5~10^7个靶分子，而PCR技术能检测少到10个分子甚至更少的特异核酸分子。

定量PCR（quantitative PCR）是通过动态监测PCR扩增过程中每个循环结束后的产物量，消除了产物堆积对定量分析的干扰，从而实现PCR扩增的动力学监测，达到精确定量起始模板数的目的。这种方法也被称为实时PCR（real-time PCR）或荧光定量PCR（real-time fluorescence quantitative PCR）。定量PCR技术实现了mRNA和miRNA水平的准确、快速的定量分析，已广泛应用于临床。

一、荧光定量PCR的基本原理

荧光定量PCR技术是引入了荧光标记分子，基于荧光共振能量转移的原理：当一个荧光基团与一个荧光淬灭基团的距离邻近到一定范围内时，就会发生荧光能量转移，淬灭基团就会吸收荧光基团发出的激发荧光，使荧光基团发不出荧光。荧光基团与淬灭基团分开后，淬灭作用就会消失。所以选择合适的淬灭基团和荧光基团对引物或核酸探针进行标记，利用荧光基团和淬灭基团结合或分开的原理，建立各种荧光PCR方法，所得到的荧光信号强度与PCR产物量成正比，对每一个反应时刻的荧光信号进行实时分析，即可计算出PCR产物量。根据动态变化数据，可以精确计算出样品中最初的含量差异。

二、荧光定量PCR的分类

荧光定量PCR可以根据是否使用探针，分为探针类和非探针类定量PCR。

1. 非探针类定量PCR 不使用探针，与常规PCR的不同之处在于加入了能与双链

DNA结合的荧光染色剂，由此来实现对PCR过程中产物量的动态监测。最常用的荧光染料为SYBR Green，之所以使用这种染色剂是因为它能结合到DNA双螺旋小沟区域，染料处于游离状态时，荧光信号强度较低；与双链DNA结合之后，荧光信号强度将增强到大约游离状态的1000倍，荧光信号的强度和结合的双链DNA的量成正比。非探针类实时PCR成本低廉，技术日趋完善，近几年来快速发展，进行了大量应用。

2. 探针类定量PCR 与非探针类定量PCR相比，探针类定量PCR不是通过向反应体系中加入的荧光染料来产生荧光信号，而是通过使用探针来产生荧光信号。除此以外，探针还能和模板DNA待扩增区域结合，大大提高了PCR的特异性。目前，常用的实时探针包括Taqman荧光探针、分子信标（molecular beacons）探针、荧光共振能量转移（foescence resonance energy transfer，FRET）探针等。

1996年，美国Applied Biosystems公司推出了以Taqman荧光探针标记为基础的实时荧光定量PCR技术，以其较强的特异性、准确定量、重复性好、灵敏度高、快速、全封闭反应等优点迅速成为分子生物学研究中的重要工具，是定量PCR中较为成熟的方法，目前已经成为国内临床诊断中应用最为广泛的定量PCR技术。

以Taqman荧光探针标记为基础的定量PCR系统中，在常规正向和反向一对引物之间，加了一条两端带有荧光标记的且能与模板DNA特异性结合的Taqman探针（图7-6）。探针在完整状态时，5′端有一个荧光报告基团（reporter，R），3′端有一个荧光淬灭基团（quencher，Q）。在扩增反应前，探针保持完整，R基团和Q基团同时存在于探针上，R基团的激发光会被Q基团所抑制，所以没有荧光释放。随着PCR反应过程的进行，*Taq* DNA聚合酶沿着DNA模板链延伸，当移动到模板与荧光探针结合的位置后会发挥其5′→3′核酸外切酶的活性，将Taqman探针切断，R基团与Q基团分离后，便产生荧光信号。Q基团被荧光监测系统接收，用于数据分析。每完成一次循环，就会有一个R基团被释放，被释放的R基团的数目和PCR的产物量是相同的。

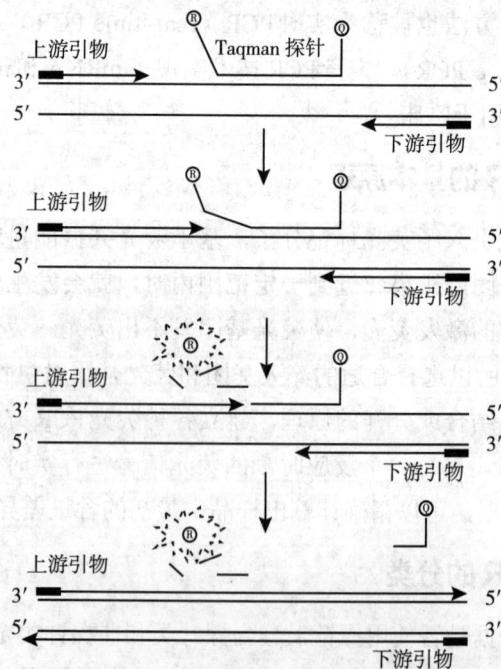

图7-6 Taqman探针的反应原理

虽然Taqman探针很好地解决了PCR产物定量分析的问题，但是它也存在一些弊端，比如探针价格较高、探针两侧的基团距离较远时会出现淬灭不彻底的情况、容易受到*Taq* DNA聚合酶5′→3′外切酶活性的影响等一系列的问题。针对这些问题，美国ABI公司于2000年推出了一种新型的MCB-Taqman探针（minor groove binding Taqman），它与普通Taqman探针的区别在于3′端采用的是非荧光性的淬灭基团（non-fluorescent quencher，NFQ），吸收R基团的能量后不发光，这就降低了原始信号的干扰。另外MCB-Taqman探针的3′端连接了小沟结合物（minor groove binder，MCB）-二氢环化吲哚卟啉三肽，用来稳定探针与模板的杂交，还缩短了探针中R基团和Q基团的距离，使淬灭效果更好、成本更低、荧光背景也更低。

三、荧光定量PCR的定量方法

（一）荧光定量PCR中的常用概念

荧光定量PCR检测是通过使用实时荧光PCR仪对扩增产物进行实时荧光信号的检测，根据荧光信号与扩增循环数之间的关系，系统可自动绘制出样品实时扩增曲线（图7-7）。由图可见，在反应初期，扩增产物所产生的荧光水平并不能与背景荧光明显的区分，随着反应的不断进行，产生的荧光强度逐步进入指数增长期和最后的平台期，因此可以在荧光强度处于指数增长期时的某一时刻来检测PCR的产物量，并由此推断出模板的最初含量。

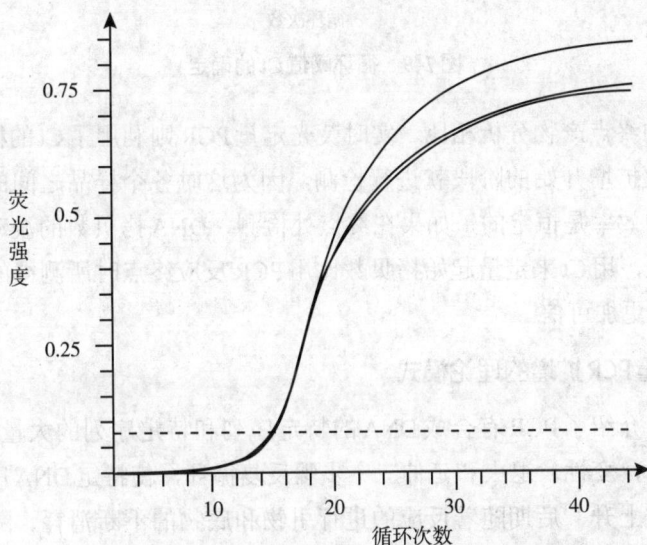

图7-7 荧光定量PCR扩增曲线

为了便于检测，人为地在荧光扩增曲线上设定一个荧光阈值（threshold）（图7-8）。它可以设定在指数扩增阶段的任意位置上。一般荧光阈值缺省设置为3~15个循环的一个信号的标准偏差的10倍，把前15个循环的信号作为荧光本底信号（baseline），即样本的荧光背景值和阴性对照的荧光值。同时要考虑扩增效率和线性回归系数等参数，在软件中手动设置时要本着大于样本的荧光背景值和阴性对照的荧光最高值的原则，同时要尽量选择进入指数期的最初阶段且保证回归系数>0.99，真正的信号是高于荧光阈值的信号，被用于定义样本的循环阈值（cycle threshold value，Ct），Ct是指在PCR扩增过程中，扩增产物的荧光信号达到设定的荧光阈值时所经过的循环数（图7-9）。

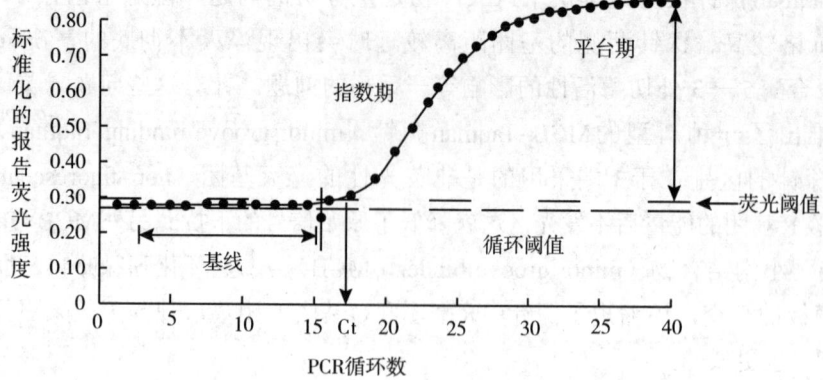

图 7-8　荧光阈值的确定

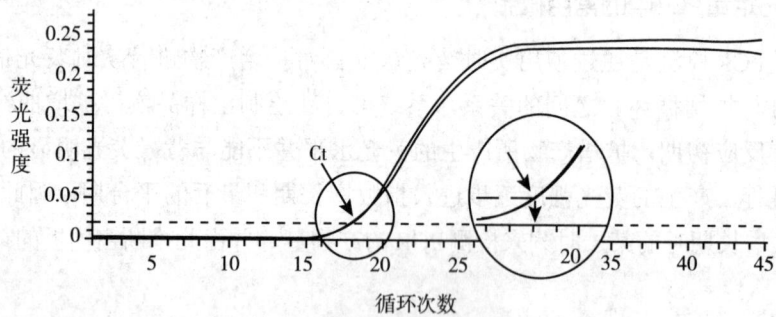

图 7-9　循环阈值 Ct 的确定

与普通 PCR 的终点产物分析相比，实时荧光定量 PCR 则利用了 Ct 的概念，采用始点定量的方式，在指数扩增开始的阶段就进行检测，因为这时各个样品之间的误差非常小，还没有被放大且扩增效率是恒定的，如果在终点处检测，DNA 拷贝数的波动就会很大。Ct 值具有极好的重复性，用 Ct 来定量起始拷贝数比用 PCR 反应终点时所测得的 PCR 反应产物量来推断起始拷贝数更加可信。

（二）荧光定量 PCR 扩增的理论模式

前面章节已经介绍了 PCR 有合成 DNA 的特定序列和特定序列的大量扩增这两大特性，在 PCR 反应过程中，变性、退火和延伸三个步骤反复循环，使特定 DNA 序列的量随着循环次数的增长呈指数上升，后期随着反应的进行引物和底物的不断消耗、酶活力的下降和扩增产物的增加，扩增效应逐步减慢最终降为零，扩增到达平台期。

在扩增指数增长期，可以用方程 $Y_n = X_0 (1+E)^n$ 计算扩增产物，公式中 Y 表示 DNA 片段扩增后的拷贝数，X_0 表示起始的模板量，E 表示平均扩增效率（$0<E<1$），一般在 20~30 个循环周期内保持相对恒定，n 表示循环次数。

在定量 PCR 反应中，使用方程 $Y_{Ct}=X_0 (1+E)^{Ct}$ 计算产物的量，公式中 Y_{Ct} 为扩增产物的荧光信号达到荧光阈值强度时的产物量，在 Ct 确定后，Y_{Ct} 是常数。将公式重新整理。

$\log X_0 = -\log (1+E) \times Ct + \log Y_{Ct}$。

$Ct = -1/\log (1+E) \times \log X_0 + \log Y_{Ct}/\log (1+E)$。

在 PCR 反应中，E 和 Y_{Ct} 是常数，因此 Ct 与 $\log X_0$ 成反比，即循环阈值 Ct 与初始模板量的对数值呈线性相关，初始模板量 X_0 越大，扩增产物达到阈值时所需的循环数 Ct 就越小。因此可以根据反应中扩增达到阈值时的循环数计算出样品中所含的模板量。

（三）荧光定量PCR定量方法

荧光定量PCR定量方法包括绝对定量和相对定量两种方法，绝对定量是用已知浓度的标准品绘制标准曲线来推算未知样品的量，即通常说的拷贝数。相对定量是用于测定一个测试样本中目标核酸序列与校正样本中同一序列表达的相对变化，比较两个或多个不同样本中的基因表达高低水平的变化，得到的结果是比值。

1. 绝对定量　绝对定量是为了确定某样品的准确分子数，使用预先已知的标准曲线来推算未知样本的量。方法是将标准品稀释成不同的浓度，作为样品进行PCR反应（图7-10）。以标准品拷贝数的对数和Ct值绘制标准曲线，便可证明标准品浓度的对数与循环次数成正比（图7-11），模板DNA量越多，荧光达到阈值所需要的循环数越少，即Ct值越小。

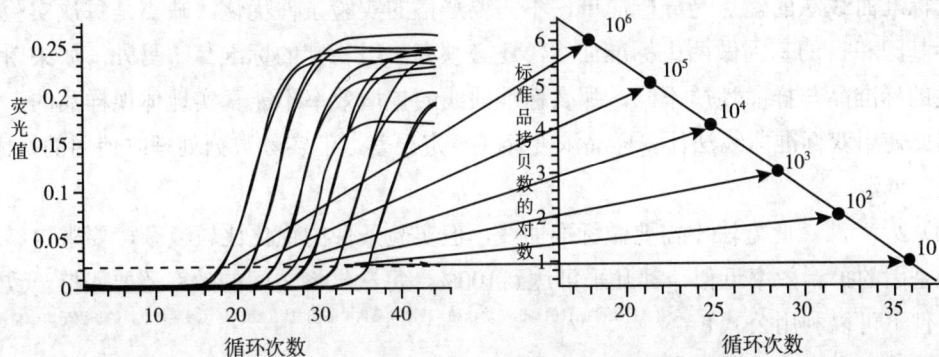

图7-10　荧光强度、初始模板量对数与循环数曲线

在对未知样品进行定量分析时，根据未知样品的Ct值，即可在标准曲线中得到样品的拷贝数（图7-11）。因为样本的浓度是根据标准品荧光曲线确定的，所以选择合适的标准品是定量是否准确的关键因素。首先要求标准品与待测样品的扩增序列要完全一致并且有一样的扩增效率；其次要求标准品的纯度高、准确定量并且不含有DNA酶等影响定量的干扰因素；最后还要求标准品与待测样本在各种反应体系中的干扰因素一致。

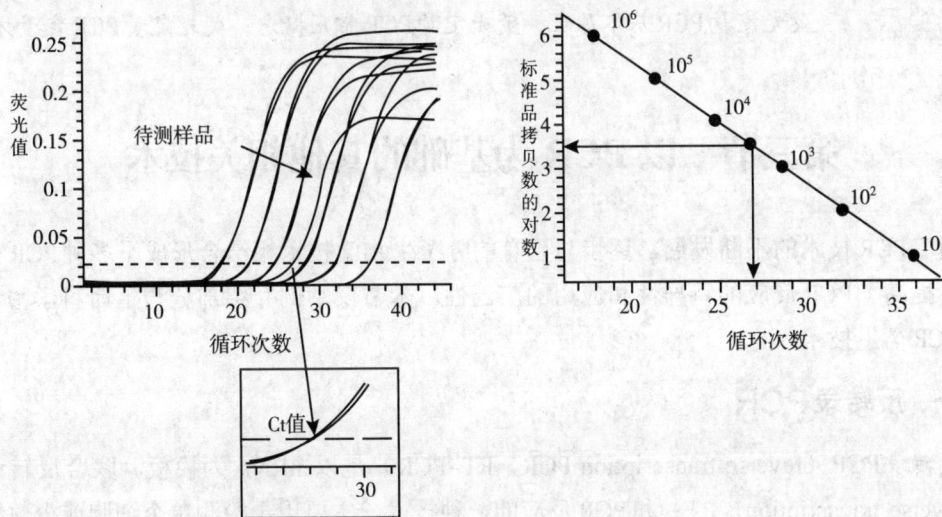

图7-11　根据Ct值推算待测样品拷贝数

2. 相对定量 基因相对于内参基因而言的相对表达量，不是基因的绝对量，所以在基因表达量分析中不需要细胞起始数量相同、不需要核酸提取效率相同，也不需要计算目的基因的拷贝数和浓度，只需要知道标准品的相对稀释浓度。内参基因一般为管家基因，要满足以下条件：①高度表达；②在不同细胞或组织中的表达量近似；③表达水平与目的基因近似；④不存在假基因；⑤实验条件不会影响其表达等条件。相对定量的方法一般使用双标准曲线法和$2^{-\Delta\Delta Ct}$法。

（1）双标准曲线法 在每次实验时都要同时扩增每个样品中的内参基因和目的基因，用标准品做内参基因和目的基因的标准曲线，再从各自标准曲线中计算待测样品的初始表达量，最后通过公式 $F=\dfrac{待测样品目的基因浓度/待测样品内参基因浓度}{对照样品目的基因浓度/对照样品内参基因浓度}$，就能算出不同样品在不同处理条件下目的基因的表达量的差异。

双标准曲线法的优点是分析简单，不需要严格的实验条件优化。缺点是每次实验都要对内参基因和目的基因做两组标准曲线，还必须有一组稳定的标准品。另外，如果用作标准曲线的标准品与样品性质不同，那么标准曲线的扩增效率不能真实地体现样品的扩增效率，因此使用双标准曲线法计算样品浓度存在一定误差，但实际数据处理时使用的是比值，误差会被抵消。

（2）$2^{-\Delta\Delta Ct}$法 此方法不需要做标准曲线，但实验条件的优化比较复杂，要求内参基因和目的基因的扩增效率近似，都几乎可达到100%，每次扩增之间的效率还要保持一致，在这种条件下可以利用公式 $F=2^{-\{(待测样品目的基因平均Ct值-待测样品内参基因平均Ct值)-(对照样品目的基因平均Ct值-对照样品内参基因平均Ct值)\}}$ 计算目的基因的表达量的差异。

荧光定量PCR法克服了普通PCR利用终点进行定量分析时会由于反应进入"平台期"而产生较大误差的问题，该技术不仅实现了对DNA或RNA片段的精确定量，还具有较强的特异性、灵敏度高、准确度高、重复性好、高效快速、全封闭反应等优点；另外，荧光定量PCR操作简便，能在自动化程度很高的仪器设备的封闭体系中完成扩增反应并进行实时定量检测，有效降低了人为操作中造成污染的概率，这项发明使分子诊断领域发生了重大变化，在病原体感染检测和细胞因子表达方面以及临床上得到了广泛应用。

考点提示 荧光定量PCR基本原理；荧光定量PCR常用概念；荧光定量PCR定量方法。

第三节 以PCR为基础的其他相关技术

随着PCR技术的不断发展，逐步与已有的分子生物学技术相结合形成了多种PCR衍生技术，提高了PCR反应的特异性和应用的广泛性。本节仅举例介绍部分与生命科学密切相关的PCR衍生技术。

一、反转录PCR

反转录PCR（reverse transcription PCR，RT-PCR）是以mRNA为模板，联合反转录反应（reverse transcription，RT）和PCR反应的一种技术，主要用于检测单个细胞或少数细胞中少于10个拷贝数的RNA模板。进行RT-PCR反应的前提是作为模板的mRNA必须是完整

的，不能含有DNA、蛋白质或其他杂质。因为即使mRNA中含有非常微量的DNA，在扩增之后也会出现非特异性扩增；如果蛋白质没有清除干净，就会与mRNA结合从而影响反转录反应和PCR反应；残留的RNase极易将模板RNA降解掉。

RT-PCR的主要步骤包括：反转录、变性、退火和延伸四步。第一步以mRNA为模板，在反转录酶的作用下合成mRNA的互补链cDNA；第二步加热变性使mRNA和cDNA解离；第三步以cDNA为模板与另一引物退火；第四步在DNA聚合酶的催化作用下引物延伸生成双链DNA，最后通过PCR反应来扩增目的基因（图7-12）。

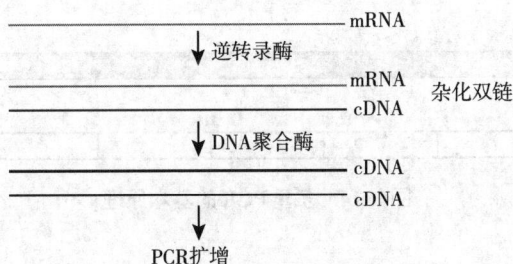

图7-12　RT-PCR的基本过程

RT-PCR是目前从组织或细胞中获得目的基因以及对已知序列的RNA进行定性和半定量分析的最有效方法。

二、巢式PCR

巢式PCR是一种特殊的PCR反应，普通PCR反应只使用一对引物进行扩增，而巢式PCR使用两对引物扩增一个完整的片段。第一对引物扩增片段的过程和普通PCR一致。第二对引物称为巢式引物，它结合在第一次PCR扩增产物的内部，以第一次反应的产物为模板完成第二次扩增，所以第二次PCR扩增片段要短于第一次扩增的片段。巢式PCR的优点是特异性非常强，因为如果第一次扩增产生了错误片断，第二次扩增时引物就基本不能在错误片段上进行配对。同时，与多组引物都能互补的靶序列很少，所以巢式PCR也降低了扩增多个靶位点的概率（图7-13）。

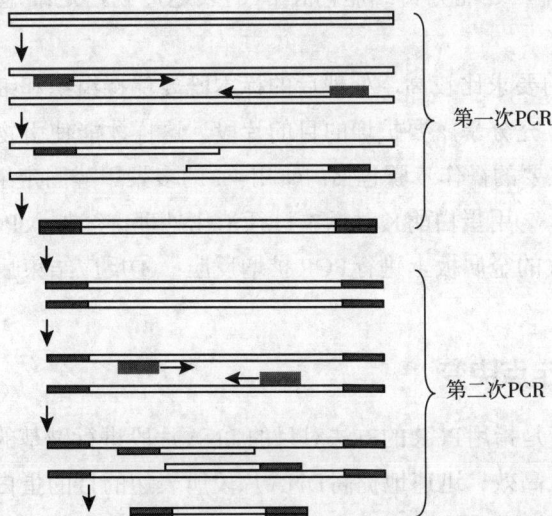

图7-13　巢式PCR的基本原理

141

三、多重PCR

多重PCR（multiplex PCR），也称复合PCR，是指在一个PCR反应体系内加入两对以上的引物，同时扩增出多个DNA片段的PCR反应（图7-14）。其反应原理、反应试剂和操作过程与一般PCR相同。多重PCR具有效率高、系统性强、操作简单、节约成本等优点，在临床检测中，同一个PCR反应体系可以同时加上多个病原体的特异性引物，就可以检测出是否同时感染多种病原体，比如甲乙丙型肝炎病毒的重叠感染、霍乱痢疾等肠道致病菌的检测等。

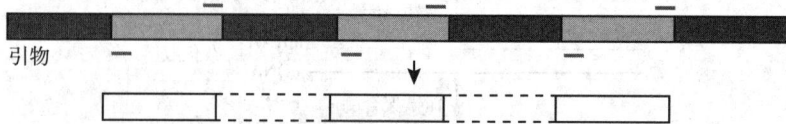

图7-14　多重PCR的基本原理

四、原位PCR

原位聚合酶链式反应（In still PCR，Is-PCR），也称原位PCR，是1990年建立的一项PCR新技术，它是指在不破坏组织或细胞的前提下，以被10%的福尔马林固定、石蜡包埋的组织切片或完整的细胞涂片作为一个微小的反应体系，在单个细胞内进行的PCR反应，然后用特异性探针进行原位杂交，即可得到细胞内的扩增产物，用于确定待测DNA或RNA在该组织或细胞中是否存在。

普通PCR或RT-PCR虽然可以扩增出细胞内单拷贝的序列而且敏感度很高，但它的产物不能在组织或细胞中直接定位，不能与细胞形态学研究相结合，也不能与特定的组织或细胞的特征表型相联系。原位杂交技术虽然可以定位，但在每个细胞中目的片段的拷贝数少于10的情况下，检测的灵敏度并不高。原位PCR则可以把两者相结合，弥补了PCR技术和原位杂交技术的不足，既有PCR的灵敏和快速又有原位杂交定位准确的特点，所以它成为将目的基因的扩增与定位相结合的一种好方法，利用该方法可以检测细胞内病毒感染、细胞内基因重排，还能分析细胞内RNA的表达产物，是细胞学诊断中崭新的检测技术。

原位PCR对标本的要求比较高，处理后的标本既要保持组织和细胞的形态结构，还要增加细胞膜的通透性，充分暴露要扩增的目的片段，这样才能使引物和探针高效地进入胞质内发生扩增反应。主要的操作步骤包括：①用4%的多聚甲醛固定组织或细胞于预先用四氟乙烯包被的玻片上；②用蛋白酶K对标本进行消化处理；③加入PCR反应液后覆盖液体石蜡，然后放在扩增仪的金属板上进行PCR扩增反应；④反应结束后，使用标记寡核苷酸探针进行原位杂交。

五、PCR诱导定点突变

PCR诱导定点突变是指用PCR的方法对目的DNA片段进行碱基的插入、删除、点突变等操作，这项技术可以高效、迅速地提高DNA片段所表达的目的蛋白质的性状及表征，是目前基因研究方法中的常用手段。

之所以要对DNA片段中的特定碱基进行定点插入、改变或者缺失的改造，是因为这样可以改变对应的氨基酸序列从而改变蛋白质结构，蛋白质的结构决定其功能。研究突变基因的表达产物可以有助于学者们了解蛋白质结构和功能的关系，它们之间的关系也是蛋白质组研究的重点内容之一。在实际操作中，首先要设计好引物，利用PCR反应将模板扩增出来，去掉模板后留下的扩增产物就是突变之后的产物，再进行转化和阳性克隆，通过测序确定产物的准确性。目前已经有很多通过定点突变技术成功改造基因的案例，例如野生型绿色荧光蛋白在紫外光激发下能够发出微弱的绿色荧光，对其发光结构域的特定氨基酸定点改造后，能在可见光的波长范围被激发，而且发出的荧光强度是原来的百倍，还改造出了黄色荧光蛋白和蓝色荧光蛋白等。除此以外，还可以利用点突变技术改造酶的不同活性或者动力学特性，提高蛋白的抗原性或稳定性，改造DNA作用元件或者启动子，研究蛋白质相互作用位点的结构、蛋白质的晶体结构，甚至可以用于基因治疗、新药研发、农业培育抗虫、抗病的良种、医学矫正遗传病等多个领域。如今几乎每个生物实验室都会用定点突变法来研究基因或蛋白质的功能，体外定点突变技术已经成为研究蛋白质结构和功能之间复杂关系的有力工具，也是实验室中改造和优化基因常用的手段。

考点提示　反转录PCR；多重PCR；原位PCR。

第四节　PCR及其衍生技术的应用

扫码"学一学"

前文已经提到，常规PCR检测技术是一种分子检测技术，不能实现定量分析，扩增反应的后处理也需要依靠人工操作来实现，产物容易受污染，实时荧光定量PCR实现了核酸的定量分析，它在常规PCR反应体系中增加了荧光基团，具有特异性较强、灵敏度高、准确度高、重复性好、高效快速、全封闭反应的特点，降低了污染的概率，而且操作简便，这项技术与其衍生技术已经被应用于病原微生物诊断、肿瘤基因检测、早期诊断、产前诊断、基因表达和免疫分析等多个领域。

一、遗传病的诊断

将PCR技术用于遗传性疾病的诊断始于1985年，时至今日已经有近百种遗传病可以使用PCR技术进行诊断和产前诊断，传统的基因诊断方法操作烦琐又价格昂贵，在临床上应用不多，PCR技术可以在短时间内将靶DNA片段扩增百万倍，操作简便准确性又高，不仅能直接检测基因突变，还能与其他技术结合，使诊断结果几乎可以达到百分之百的准确，最大程度地满足临床检测的需要。

遗传性疾病分为单基因遗传病和多基因遗传病。单基因遗传病只受一对基因的影响而发病，多基因遗传病受多对微交基因所产生的协同作用和环境因素共同影响而发病，这些微交基因可以存在于正常人群中，具有此类基因越多的人患病的可能性越大，这些基因被称为易感基因。当使用PCR技术直接诊断遗传病时，根据遗传病的分类选择不同的方法检测，对于某些单基因遗传病可以直接利用缺失区域的DNA序列引物直接扩增，看有无特异性扩增，这种检测的准确性很高，而且只需要一对引物就可以完成。当遇到基因重排的情况且突变影响了限制性内切酶的酶切位点时，需要将扩增产物用适当的内切酶重新切割，再根据电泳图谱复制来判断是否有内切酶酶切位点的改变。

到目前为止，人们还不知道绝大多数人类遗传病原发基因缺陷的所在位置，也不知道基因表达产物是什么，更无法治疗遗传性疾病，所以难以用直接法进行分析，只能使用遗传连锁分析和其他关联研究进行致病基因的遗传定位，对未明基因缺陷或基因遗传病做出间接诊断，通过产前检查，减少病儿出生率，从孕妇的外周血中分离胎儿DNA是一种无创伤检查的方法，容易被孕妇所接受。

二、病原体检测

全世界每年约有1700万人死于由细菌、病毒、寄生虫等病原生物引起的感染性疾病，历史上曾经出现的流感病毒疫情、2003年的SARS病毒疫情和肆虐非洲的埃博拉病毒等，都严重地威胁着人类的生命安全。病原生物种类繁多，感染人类后携带自身特异的DNA或RNA，传播速度快又难以控制，因此建立在PCR技术基础上的病原生物检测技术得到迅速发展。

PCR技术不仅可以对病原生物进行特异性识别，还可以鉴别同一种类病原生物的非致病性菌株和致病性菌株，所以PCR技术在病原生物检测领域具有十分独特的优势。尤其是实时荧光定量PCR技术，它在封闭的体系中完成扩增并进行实时测定且扩增后不需要其他人工操作的特点大大降低了污染的概率，特别适用于传染性强的病原生物检测。例如，实时荧光定量PCR技术诞生以后就不再使用血清学方法检测乙肝病毒，而是使用HBV-DNA定量检查来检验乙肝病毒在血液中的含量，这种方法也成为判断乙肝病毒是否复制的"金指标"。在治疗过程中，通过HBV-DNA的含量、下降的速度和幅度可以很好地预测抗病毒治疗的效果，若患者体内HBV-DNA定量检查值小于1000cps/ml时，表明体内HBV-DNA为阴性，传染力弱；HBV-DNA定量检查值大于1000cps/ml时，表明体内HBV-DNA为阳性，病毒仍然较多，传染力强。如果体内病毒载量过高，在放化疗时很容易出现肝损害甚至威胁生命。对乙肝病毒和丙肝病毒定量分析可以显示病毒量与某些药物的疗效关系，即HCV高水平表达，干扰素治疗作用不明显；HCV低水平表达，干扰素作用明显；在拉米夫定治疗过程中，HBV-DNA的血清含量有所下降，若出现再度上升或超出以前水平的情况，则提示病毒发生变异。血细胞检验疟原虫的传统方法工作量大敏感度低，使用PCR技术检测既可以达到诊断目的，还能了解疟原虫的基因变异情况。

EB病毒（Epstein-Barr virus, EBV）是一种疱疹病毒，主要感染人类口腔咽喉部位的上皮细胞和B淋巴细胞，可引起传染性单核细胞增多症。EBV-DNA定量检查是检验EB病毒在血液中的含量，它的检测结果可以为鼻咽癌的诊断提供参考，患者血浆EBV-DNA浓度与鼻咽癌临床TNM分期的发展显著相关，可以反映出肿瘤TNM分期的进展。对于鼻咽癌治疗后症状持续缓解的患者，如果血浆中EBV-DNA浓度突然升高，则肿瘤复发或转移的可能性很大。在治疗过程中持续动态观察EBV-DNA浓度，可以协助评价鼻咽癌的治疗效果。

采用实时荧光PCR技术对结核杆菌DNA进行定性检测时，取患者的痰、血或病灶组织进行检测，病灶组织中TB-DNA的检出率最高，血液中的检出率最低，在怀疑为结核的阶段，应选取病灶组织检查，这种方法在结核分枝杆菌量少或结核分枝杆菌发生L型变异不易被分离培养时有更实用的价值。结核杆菌在体内的状态会随身体免疫力的改变而改变，所以对于检测结果为阴性的患者最好结合其他检查结果综合评价。

随着实时荧光定量PCR技术的不断成熟，已经可以对沙眼衣原体、淋球菌、人类乳头瘤病毒、单纯疱疹病毒、解脲支原体、肝炎病毒、人类免疫缺陷病毒、结核分枝杆菌、流感病毒、巨细胞病毒等病原生物进行定量测定。

三、法医学鉴定

PCR技术可以从一滴血或一个细胞中扩增出足够多的DNA片段用于检验，解决了以往许多血清学方法无法解决的问题，离开人体后的蛋白质的稳定性远不如核酸。所以DNA的PCR检验具有很强的优越性。目前除了从血液和细胞中提取DNA以外，人们还掌握了在多种生物标本，如肌肉、血斑、单根毛发、精液、牙齿、骨骼、上皮细胞中提取DNA的实验方法，将样本DNA序列中的短串联重复序列（STR）经PCR扩增后分型，再根据孟德尔遗传规律，确定样本是否来自同一人或是否有亲属关系，检测结果可用于法医鉴定中的亲子鉴定和个人识别。在PCR技术发明之前的亲子鉴定需要进行血型测试，需要至少6个月大的孩子，还要抽取血液样本，过程烦琐、孩子痛苦、错误率也高。DNA亲子鉴定测试与以往方法的不同之处在于，可以在任何组织中取样，比如口腔上皮细胞，甚至在孩子出世之前，也可以在没有母亲参与的条件下进行，目前亲子鉴定准确率可达99.9%，经济、简便、快速、实用。

1985年，英国遗传学家Jeffreys应用PCR分析技术制备出了具有个体特异性的限制性片段长度多态性图谱RFLP，称为DNA指纹图，在个人识别和亲子鉴定之后，DNA指纹图也被广泛应用。后来又不断发现了新的DNA多态性位点，制备了多种探针，为DNA指纹技术的发展开辟了道路，但这种方法与STRPCR相比，还存在着操作复杂、成本较高的缺点。自从将PCR技术应用于法医鉴定，就有效地解决了法医中取证困难的问题。

四、疾病相关基因的检测

基因检测是通过血液、体液或细胞对DNA进行检测的技术。疾病相关基因检测可以诊断疾病，也可以预测发生疾病的风险。疾病诊断是用基因检测技术检测引起遗传性疾病的突变基因，在基因"工作"正常的时候，身体的发育和功能均正常。但是如果一个基因不正常，即便是基因中的一个小片断不正常，也可能引起发育异常、疾病，甚至死亡。近些年来，已经有20多种疾病可以利用基因检测的方法进行预测，在疾病发生前就发现疾病发生的风险，进行提早预防或采取有效的干预措施，大多数疾病可以在基因中发现病因。检测时要先把被检测人的基因从细胞中提取出来，设计合适的引物将这些基因使用PCR技术扩增出来，再用有特殊标记物的突变基因探针法、酶切法、基因序列检测等方法判断这些基因是否存在敏感基因型或突变。

目前为止，肿瘤发病的分子机制还没有完全清楚，只能确定相关基因的遗传学改变是致癌性转变的根本原因，在细胞癌变过程中可以见到基因突变、插入、缺失、易位、扩增等常见遗传学改变，PCR技术是检测这些改变最简单和有效的方法。癌基因在许多肿瘤早期和良性阶段就会表达，荧光定量PCR技术既可以有效地检测出基因的突变，还能准确检测出癌基因表达量，可以以此作为依据进行肿瘤的早期诊断、分型和预后判断。目前已经进行过肿瘤ER基因、肿瘤相关的病毒基因、前列腺癌PSM基因、慢性粒细胞性白血病WT1基因、端粒酶hTERT基因等多种基因的表达检测，除此以外还发现几乎所有慢性骨髓性白血病患者都可检测出BCR–ABL融合基因，泌尿系统肿瘤几乎100%地会出现CD44基因异常拼接表达。随着更多肿瘤相关的新基因被发现，荧光定量PCR技术在肿瘤研究中发挥着越来越多的作用。

考点提示　　PCR技术在遗传病诊断中的应用；PCR技术在感染性疾病诊断中的应用。

本 章 小 结

聚合酶链式反应是以拟扩增的DNA分子为模板，以一对与模板互补的寡核苷酸片段为引物，在DNA聚合酶作用下，依照半保留复制原则沿着模板链延伸直至完成两条新链的合成过程，不断重复这一过程，即可使目的DNA片段得到扩增。新合成的DNA片段也可以作为下一轮反应的模板，使目的DNA的合成量呈指数级增长。反应体系包括：模板DNA、特异性引物、耐热DNA聚合酶、dNTP和包含Mg^{2+}的缓冲液，其中特异性引物是需要通过软件设计后再经过人工筛选的，选择引物要遵循前文提到的八点原则。PCR反应的每次循环都包括变性、退火和延伸三步，经过30次循环后，扩增量为2^{30}个拷贝。在反应过程中有很多因素会导致反应失败，例如模板中含有杂质蛋白质或含有 *Taq* DNA聚合酶抑制剂、引物设计不合理或有质量问题、酶的活性丧失或者选择错误、Mg^{2+}或dNTP的浓度设计错误、变性温度低或时间短、退火温度低等。在PCR反应结束之后还需要对产物进行分析和鉴定，常用HRM法、PCR-RFLP法和PCR-SSCP等方法来分析在扩增过程中是否出现了碱基的缺失、插入或置换，用琼脂糖凝胶电泳法定性判断扩增产物的量。PCR实验室有严格的质量控制体系，在实验前、实验中和实验后都需要严格遵守。

传统的PCR是使用在琼脂糖凝胶电泳中增加荧光染色剂的方法来检测PCR反应的最终扩增产物，这种定量并不准确，只能作为半定量的实验手段应用。荧光定量PCR技术是使用探针来产生荧光信号，对每一个反应时刻的荧光信号进行实时分析，动态监测PCR扩增过程中每个循环结束后的产物量，还可以利用荧光定量PCR扩增曲线精确计算出样品的最初含量。常用的探针类实时PCR包括Taqman荧光探针、分子信标探针、荧光共振能量转移探针。除此以外，PCR技术还有反转录PCR、巢式PCR、多重PCR等多种衍生出来的PCR技术，可以根据不同的实验需求来选择不同的实验技术。

扫码"练一练"

习 题

一、选择题

1. PCR技术的发明人是

A. 穆利斯 B. 史蒂文·沙夫 C. 兰德尔·才木

D. 沃森 E. 施莱登

2. 实时PCR与常规PCR不同的是

A. 引物不同 B. 模板不同 C. 引入了荧光标记分子

D. 产物不同 E. 反应时间不同

3. 多重PCR反应体系中引物数量为

A. 不加引物 B. 半对引物 C. 一对引物

D. 两对引物 E. 两对以上引物

4. 以下哪种物质在PCR反应中不需要

A. *Taq* DNA 聚合酶 B. dNTPs C. 镁离子

D. RNA酶 E. 合适pH缓冲液

5. PCR技术的本质是

A. 核酸杂交技术　　　　B. 核酸重组技术　　　　C. 核酸扩增技术

D. 核酸变性技术　　　　E. 核酸连接技术

6. 以下是经过PCR扩增后得到的Ct值，哪个样品的DNA原始拷贝数最多

A. 样品A，Ct=20　　　　B. 样品B，Ct=22　　　　C. 样品C，Ct=24

D. 样品D，Ct=26　　　　E. 样品E，Ct=28

7. PCR反应正确过程应为

A. 退火→变性→延伸　　　　B. 变性→退火→延伸　　　　C. 退火→延伸→变性

D. 变性→延伸→退火　　　　E. 延伸→变性→退火

8. EB溴化乙锭作为核酸电泳指示剂的原理是

A. EB是一种可视物质　　　　B. EB是核酸转性染料

C. EB特异性结合核酸分子　　　　D. EB在紫外光下放射荧光

E. EB插入核酸分子之间并在紫外光下产生荧光

9. 用于检测HPV的分子生物学检测方法中，哪个具有高特异、高敏感、高通量、操作简便快速的特点

A. 核酸杂交技术　　　　B. 飞行时间质谱技术　　　　C. 荧光定量PCR

D. 基因芯片技术　　　　E. 流式荧光技术

10. 双链DNA的T_m值主要与下面哪项有关

A. A–T含量　　　　B. C–T含量　　　　C. A–G含量

D. T–G含量　　　　E. C–G含量

11. 下列几种DNA分子的碱基组成比例，其中T_m值最高的是

A. A+T=15%　　　　B. G+C=25%　　　　C. G+C=40%

D. A+T=80%　　　　E. G+C=60%

12. 镁离子在DNA或RNA体外扩增反应的浓度一般为

A. 0.3~1mmol/L　　　　B. 0.5~1mmol/L　　　　C. 0.3~2mmol/L

D. 0.5~2mmol/L　　　　E. 2~2.5 mmol/L

13. 在实际工作中，基因扩增实验室污染类型包括

A. 扩增产物的污染　　　　B. 天然基因组DNA的污染

C. 试剂污染　　　　D. 标本间交叉污染

E. 以上都可能

14. PCR检测中，经过n个循环的扩增，拷贝数将增加

A. n　　　　B. $2n$　　　　C. n^2　　　　D. 2^n　　　　E. 2^n+1

15. PCR实验室一般包括

A. 标本制备区　　　　B. 试剂准备区　　　　C. 扩增区

D. 产物分析区　　　　E. 以上都含

二、简答题

1. 试述PCR反应与细胞内DNA复制之间的异同点。

2. 在进行PCR反应的操作过程中，哪个实验操作步骤最为关键？

3. 如何理解PCR在分子生物学检验技术中的核心作用？

4. PCR技术在医学领域都有哪些应用？

（张　然）

第八章

核酸分子杂交技术

学习目标

1. **掌握** 核酸分子杂交的基本原理、核酸探针的种类。
2. **熟悉** Southern 印记杂交、Northern 印记杂交、菌落杂交、斑点及狭缝杂交、原位杂交的基本原理及应用。
3. **了解** 常用的探针标记物及标记方法。
4. 学会根据不同的检测目的选择不同的杂交方法。

自从1961年 Hall 和 Spiegelman 首次描述了核酸分子杂交技术以来，伴随分子生物学技术的迅猛发展，特别是20世纪70年代末到80年代初，分子克隆、质粒和噬菌体 DNA 的构建成功以及核酸自动合成仪的诞生，极大丰富了核酸探针的来源，新的核酸分子杂交类型和方法层出不穷。

核酸分子杂交按其作用方式可大致分为固相杂交和液相杂交两种类型。固相杂交包括菌落原位杂交、斑点和狭缝杂交、Southern 印迹杂交、Northern 印迹杂交和原位杂交。液相杂交技术包括吸附杂交、发光液相杂交、液相夹心杂交和复性速率液相杂交等。

第一节　核酸分子杂交技术的基本原理

一、核酸的变性

在生理条件下，DNA 分子依靠互补碱基对之间的氢键结合力呈稳定的双链螺旋结构，这种双链核酸的结合具有可逆性（非共价结合）和序列特异性（碱基互补配对）。当有酸、碱、热及某些变性剂（如尿素、乙醇、甲酰胺、胍等）等因素存在时，DNA 分子双链间的氢键断裂，解离成两条无规则的卷曲状单链 DNA，此现象称为变性（denaturation）。DNA变性是二级结构的破坏，双螺旋解体的过程，不伴有共价键的断裂，有别于 DNA 一级结构破坏引起的 DNA 降解过程。

在核酸分子中，嘌呤碱和嘧啶碱具有共轭双键，具有独特的紫外线吸收光谱，一般在260nm 左右有最大吸收峰。DNA 变性后，由于双螺旋解体，碱基堆积不再存在，藏于螺旋内部的碱基暴露出来，从而使变性后的 DNA 对 260nm 紫外光的吸光率比变性前明显增加，这种现象称为增色效应（hyperchromic effect）。天然状态的 DNA 在完全变性后，紫外光（260nm）吸收值（A_{260}）增加25%~40%；而 RNA 由于只存在部分双链，变性后 A_{260} 约增

加1.1%。利用增色效应可以监测因温度变化引起的DNA变性的过程。

加热使DNA变性是实验室最常用的方法，称为热变性。DNA热变性发生在一个狭窄的温度范围内。通常将DNA变性达到50%时（增色效应达到一半时）的温度称为解链温度或熔解温度（melting temperature），用T_m表示（图8-1）。

T_m值并不是一个固定常数，受许多因素影响。

1. DNA的碱基组成 DNA的G、C含量越高，T_m值越大；A、T含量越多，T_m值越低。这是因为G–C碱基对含有三个氢键，比含有两个氢键的A–T碱基对在维持DNA的双螺旋结构中稳定性强。在标准条件下（0.15mol/L NaCl，0.015mol/L枸橼酸钠溶液中），T_m值与碱基对组成之间的经验公式为：$T_m=69.3+0.41$（G+C）%。

2. 溶液的离子强度 溶液的离子强度增高，T_m值增大，解链温度范围变窄。这是因为DNA双链骨架上带有较多的负电荷，它们之间的静电排斥作用是双链不稳定的因素之一，而溶液中的正离子可以封闭磷酸基团的负电荷，使DNA比较稳定。

3. 溶液的pH 核酸溶液的pH在5~9范围内，T_m值变化不明显。当溶液pH小于4或大于11时，均不利于氢键的形成。

4. 变性剂 各种变性剂主要是干扰碱基堆积力和氢键的形成而降低T_m值。

核酸在变性过程中，除紫外吸收值变化之外，还有黏度下降、沉降系数增加、比旋度降低和生物活性丧失等改变。

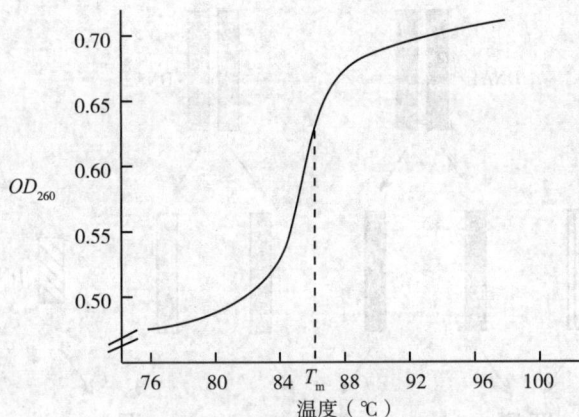

图8-1 核酸解链曲线示意图

二、核酸的复性

去除变性因素后，单链DNA可通过碱基互补重新结合成稳定的双链螺旋结构，此过程称为复性（renaturation）。DNA复性后，许多理化性质及生物学活性也得到恢复。复性过程符合二级反应动力学，其中第一步是相对缓慢的，因为两条链必须依靠随机碰撞找到一段碱基配对部分，形成部分双螺旋。第二步快得多，尚未配对的其他部分按碱基配对相结合，像拉锁链一样迅速形成双螺旋。

如果将热变性的DNA骤然冷却，DNA则不可能复性。这是由于温度突然降低，单链DNA分子失去碰撞的机会，因而不能复性，仍然保持单链变性的状态。将热变性DNA骤然冷却的处理过程叫淬火（quench）。当热变性DNA缓慢冷却时，可以复性，这种复性称为退火（annealing）。利用淬火的原理，在用放射性核素标记的双链DNA片段进行分子杂交时，为获得单链的杂交探针，可将装有热变性DNA溶液的试管直接插入冰浴，使溶液在冰浴中骤然冷却至0℃。

DNA的复性速度受多种因素影响。

1. DNA的大小及复杂性　DNA片段越小、序列越简单，复性速率越快。因为片段越大、复杂性越高，单链DNA分子相互碰撞的概率越少。

2. DNA的浓度　DNA浓度越大，两条互补链相互碰撞的可能性越大，复性的速度也越快。

3. 温度　温度过高，不利于DNA的复性；温度过低，则少数碱基配对形成的局部双链不易解离，难以继续寻找正确的配对。适宜的复性温度比T_m低25℃。

4. 溶液的离子强度　因为盐能中和DNA单链中磷酸基团的负电荷，减少互补链的负电荷相斥作用，因此增加盐浓度，可加速两条互补链重新结合的速度。

根据核酸变性和复性的原理，不同来源的核酸链，在退火条件下可形成DNA-DNA异源双链，或将变性的单链DNA与RNA经复性处理可以形成DNA-RNA杂合双链，或RNA-RNA链。这种不同来源的单链核酸分子在合适的条件下，通过碱基互补形成双链杂交体的过程称为核酸分子杂交（nucleic acid hybridization）（图8-2）。核酸分子杂交技术是根据核苷酸分子的碱基间的特异配对进行结合的（A-T与G-C），因此杂交过程是高度特异的。

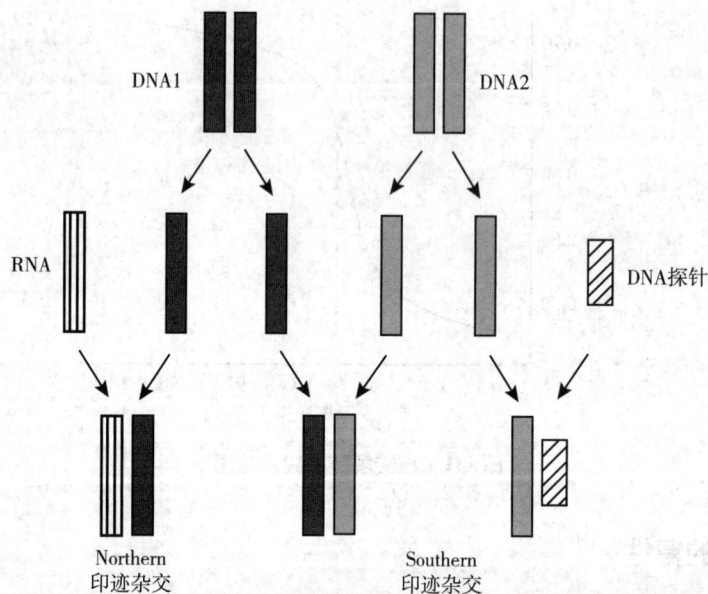

图8-2　核酸分子杂交原理示意图

虽然完全互补的碱基配对是最适宜的，但是在杂交反应中容许一定程度的配对错误，简称错配（mismatched base pair）。在杂交反应中容许错配的程度称为严格度（stringency）。错配的杂交体比序列完全互补的杂交体稳定性差。严格度是由反应体系中的盐浓度、甲酰胺浓度和温度来决定的。降低盐的浓度，增加甲酰胺浓度以及提高温度会提高严格度。

考点提示　核酸分子杂交的原理。

第二节 核酸探针

在核酸分子杂交实验中，杂交体必须和单链核酸分子区分开来，为此需要对参与杂交反应的核酸分子进行标记，这一段被标记的核酸分子就是探针（probe）。广义的探针是指所有能与特定的靶分子发生特异性的相互作用，并可以被检测的分子。核酸探针则特指能与靶核酸序列发生碱基互补杂交，且其标记被特异检测的核酸分子。探针的设计与标记要基于实验的具体需要，不应局限于某一种方法。

一、探针种类

从理论上说，任何一种核酸，如双链DNA、单链DNA、寡核苷酸以及RNA，均可以作为探针使用。探针可以是单一的核酸，也可以是多种核酸的混合物。如果核酸杂交的目的是为了寻找或确定在基因组中存在的点突变，就有必要设计寡核苷酸探针，探针的长度以十几个碱基左右为宜。如果是为了检测基因的表达水平，就要设计长一些的核酸探针，长度可以达到300个碱基。

（一）DNA探针

DNA探针是最常用的核酸探针，是长度在几百个碱基对以上的双链DNA或单链DNA片段。现在使用的DNA探针种类很多，有细菌、病毒、原虫、真菌、动物和人类细胞DNA探针，这类探针多为某一基因的全部或部分序列，或某一非编码序列。这些DNA片段是特异的，如细菌的毒力因子基因探针和人类Au探针。

单链cDNA（complementary DNA）探针是与mRNA互补的DNA分子，是由RNA经过反转录酶催化产生的反转录产物。与mRNA序列互补的双链DNA分子的合成是在cDNA单链的基础上，在cDNA单链形成以后，用RNase H将mRNA消化掉，加入大肠埃希菌DNA聚合酶I催化合成另一条DNA链，从而完成双链DNA的反转录过程。

DNA探针（包括cDNA探针）有三大优点：①这类探针大多克隆在质粒载体中，可以无限繁殖，制备方法简便；②DNA探针相对不易被降解，一般DNA酶活性能有效地被抑制；③DNA探针的标记方法较成熟，有多种方法可供选择，如缺口平移法、随机引物法、PCR标记法等，能用于放射性核素和非放射性物质标记。

（二）RNA探针

RNA探针可以是标记的分离的RNA，但常常是重组质粒在RNA聚合酶作用下的产物。由于RNA是单链，复杂性低，也不存在互补双链的竞争性结合，所以它与靶序列的杂交反应效率极高。早期采用的RNA探针是细胞mRNA探针和病毒RNA探针，这些RNA探针是在基因转录或病毒复制过程中标记的，标记效率往往不高，且受多种因素的限制，这类RNA探针主要用于研究而不是临床检测。

随着体外反转录技术的不断完善，已成功建立了单向和双向体外转录系统，这套系统的建立基于一类新型载体pSP和pGEM，在多克隆位点两侧分别带有SP6启动子和T_7启动子，在SP6 RNA聚合酶或T_7 RNA聚合酶作用下均可进行RNA转录。如果在多克隆位点接头中插入外源DNA片段，则可以DNA两条链中的任意一条为模板转录生成RNA，这种体

外转录反应效率很高，只要在底物中加入适量的放射性核素或生物素标记的dUTP，所合成的RNA就可以获得高效标记，该方法能有效地控制探针的长度并具有较高的标记利用率。其优点是杂交效率高，稳定性高，非特异性杂交较少，未杂交探针可用RNase降解，减少本底的干扰。缺点是易降解，标记方法复杂。

（三）寡核苷酸探针

寡核苷酸探针一般由17~50个核苷酸组成，可以是寡聚脱氧核糖核酸、寡聚核糖核酸，也可以是修饰后的肽核酸。多聚脱氧核糖核酸是常用的寡核苷酸探针，这种探针可采用寡聚核苷酸合成仪合成，而且易于大批量生产和标记，寡核苷酸探针的最大优势是可以区分仅仅一个碱基差别的靶序列，最大的缺陷是寡核苷酸不如长杂化核酸分子稳定，需优化杂交和洗脱条件以保证寡核苷酸探针杂交的特异性。

设计高特异性的寡核苷酸探针，需要遵循以下原则：①如果DNA或RNA样品的核酸序列是已知的，可以从中搜索探针序列，以确定探针序列在靶序列中是唯一的。②避免在探针序列中存在自身互补结构，以免妨碍探针的标记和杂交。③G+C含量通常为40%~60%，G+C含量高会增加非特异杂交。④如果是用于检测突变位点，应合成两种不同序列的探针，一种和靶序列完全互补，另一种和靶序列有错配。此时，错配的位置很重要，要尽量使错配的碱基位于探针的中央，从而最大程度地降低T_m值。要注意尽量避免G-T或A-G错配，因为这种错配十分稳定。如果探针中含有重复的序列（如Alu序列），这些序列必须从探针序列中除去。因为在人类基因组中，每4000bp含一个Alu序列，如果探针中含Alu序列，此序列会和非靶核酸结合，从而影响探针杂交的特异性。如果探针是克隆的一段核苷酸，剔除载体的核酸序列很重要，否则也会影响探针的特异性。

DNA探针因易于制备使用、检测效果良好而得到广泛应用。RNA探针和DNA探针的应用范围基本相同，但如果用于Northern印迹杂交和RNA点杂交，必须注意RNA探针的序列和靶序列是反义序列。寡核苷酸探针被广泛地应用于重组文库的筛选、斑点杂交和狭缝杂交。因为寡核苷酸探针可以检测出一个碱基的区别，它们还可应用于点突变的检测。

考点提示 探针的定义和分类。

二、探针标记

（一）核酸探针标记物

目前最常用的探针标志物是放射性核素。它可以检测出1~10μg高等生物基因组DNA中的单拷贝序列，但存在环境污染和半衰期短等缺点。近年来发展了一些非放射性标志物如生物素、地高辛等，取得了较理想的结果，但灵敏度和特异性较放射性标志物差。

1. 放射性标记 ^{32}P标记的放射性探针敏感而可靠，可以检测到含量极微的核酸分子（1μg DNA中可以检测出单一拷贝的DNA靶序列），而且不会妨碍核酸分子间的杂交，将^{32}P掺入NTPs、dNTPs和ddNTPs中制备放射性探针，操作简单高效，所以一直是常用的方法。放射性探针可以在任何一种固相介质上使用，且易于去除，便于介质上靶序列再度与其他探针杂交。

由于放射性核素与相应的元素之间的化学性质完全相同，对碱基配对的特异性和稳定性无影响。检测灵敏度和特异性也高于任何非放射性标志物，特别适用于单拷贝或低丰度mRNA检测。放射性探针最大的缺点是需要防护，并且有些核素半衰期较短，探针需重复制备，如^{32}P的半衰期只有14.3天，用它标记探针需要随用随制。

2. 非放射性标记　非同位素探针多由生物素、地高辛或荧光素标记。生物素是一种小分子可溶性维生素，地高辛是一种植物固醇，荧光素是一类荧光染料。报告基团常为碱性磷酸酶和辣根过氧化物酶。在探针中引入非放射性标记和放射性标记报告分子的方法基本一致。可以利用光化学法将生物素和地高辛交联到核酸上产生全程标记的探针；也可以用PCR的方法标记探针，即采用预先标记好的引物扩增核酸，制备末端标记的探针，如5′末端标记Cy3荧光素或FITC；还可以将FITC-dUTP或羟基香豆素-dNTP掺入扩增的核酸序列形成荧光探针。优点是无环境污染，可较长时间贮存。

考点提示　核酸探针标记物种类。

（二）核酸探针标记方法

放射性核素标记中，裂变原子只是简单地掺入探针的天然结构而取代非放射性同系物。在非放射性标记方法中，主要有两种类型的标记方法：①将非放射性标记物预先连接于NTP或dNTP上，因此可像放射性核素标记的核苷酸一样用酶促聚合方法掺入探针中，如生物素、地高辛等的标记；②将非放射性标志物与核酸进行化学反应而连接到核酸上。

根据反应方式不同可将核酸探针的标记方法分为酶促法和化学法两种。

酶促法是将标志物（放射性核素或非放射性标志物）预先标记在核苷酸分子上，然后通过酶促反应将标记的核苷酸掺入探针分子中，或将核苷酸分子上的标志物转移到探针分子上。酶促法是目前实验室最常用的核酸探针标记方法。核酸探针的酶促标记方法种类较多，如缺口平移法、随机引物法、cDNA探针的标记、DNA探针的末端标记、RNA探针以及寡核苷酸探针的标记等，可根据不同的实验需要加以选择。

化学法是利用标志物分子上的活性基团与核酸分子上的基团（如磷酸基团）发生化学反应而将标志物结合到探针分子上，多用于非放射性标记，如光敏生物素的标记、辣根过氧化物酶或碱性磷酸酶等的标记。这种方法的优点是简单、快速、标记均匀。

1. 酶促法标记核酸探针

（1）缺口平移法（nick translation）　利用大肠埃希菌DNA聚合酶I同时具有5′→3′的核酸外切酶活性和5′→3′聚合酶活性，将已被放射性核素或非放射性标志物修饰的dNTP掺入新合成的DNA探针中的一种核酸探针标记方法。

基本过程：DNA双链在适当浓度的DNA酶I（DNase I）和Mg^{2+}存在的条件下，被随机切开若干个缺口，利用大肠埃希菌DNA聚合酶I具有的5′→3′外切酶活性，在缺口处将原来的DNA链从5′端向3′端逐步切除；同时利用大肠埃希菌DNA聚合酶I的5′→3′聚合酶活性，以dNTP（其中一种被放射性核素或非放射性标志物标记）为原料，以碱基互补的原则将dNTP依次连接到3′端，使缺口不断向3′的方向移动，在移动的过程中，DNA链上的核苷酸不断被标记的核苷酸取代，故称为缺口平移，该法制备核酸探针原理见图8-3，图中①②③代表制备的标记探针。

用缺口平移法制备的探针具有高比活、标记均匀的特点，形成的探针为400~800bp，但无法精确地控制探针的平均长度，作为对双链DNA探针的标记方法已被随机引物法取代。

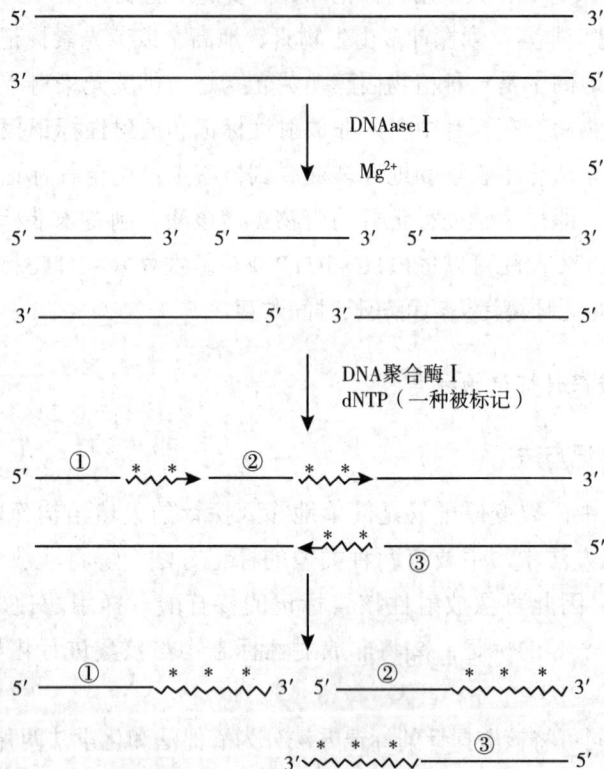

图8-3 缺口平移法制备核酸探针示意图

（2）随机引物法（random priming） 随机引物是人工合成的含有各种可能排列顺序的六核苷酸片段的混合物，可以与任何核酸片段杂交，并作为聚合酶反应的引物，在DNA聚合酶和dNTP（其中一种被放射性核素或非放射性标志物标记）存在的条件下，按碱基互补原则不断在DNA的3′-OH端添加标记的单核苷酸。

随机引物法所得探针的比活高，适用于大多数杂交。与缺口平移法相比，随机引物法更为简单，产生的探针长度均一，在杂交反应中重复性更强。

（3）DNA探针的末端标记 只将DNA探针的一端（5′或3′）进行标记的方法，其特点是可得到全长DNA片段。本方法标记探针的活性低，标记不均匀，主要用于DNA测序，一般极少用于核酸分子杂交探针的标记。标记方法有：①Klenow大片段的3′末端标记法：用限制性内切酶将模板DNA消化，产生5′黏性末端，然后在Klenow DNA聚合酶作用下，以突出的一条链为模板将DNA的3′凹端补平。在此过程中，被放射性核素或非放射性修饰的某种dNTP掺入链的3′末端。应注意要根据不同限制酶产生的不同黏性末端选择不同的标记dNTP。②T$_4$噬菌体多核苷酸激酶（polynucleotide kinase，PNK）的5′末端标记法：利用T$_4$多核苷酸激酶可以催化ATP分子上的γ-磷酸基团转移到DNA或RNA分子的5′末端的特性，首先用碱性磷酸酶去除DNA双链的5′端磷酸基团，以标记的［γ-^{32}P］-ATP为底物，在T$_4$多核苷酸激酶的作用下，对DNA片段进行5′末端标记。由于生物素等非放射性标志物是连接在碱基上，而不是连接在磷酸基团上，因此该方法不能直接对5′端进行非放射性标记。

（4）聚合酶链反应标记DNA探针　利用 *Taq* DNA聚合酶和标记的dNTP，以少量的起始模板合成高比活的双链或单链DNA探针。

（5）RNA探针的标记　RNA探针可用RNA聚合酶体外转录法制备。该方法的合成效率高，所得产物大小均一，有较高的比活，在杂交反应中一般比具有相同比活的DNA探针产生的信号强，适合于Northern及细胞原位杂交。标记RNA探针时要注意质粒的线性化一定要完全，否则小量的环形质粒DNA可导致多聚转录物的形成而使产率降低。

（6）寡核苷酸链探针的标记　由于寡核苷酸能够相当便宜地大量快速合成，可以合成任何特定序列的寡核苷酸，所以作为常规使用的DNA探针十分方便。寡核苷酸链探针的标记可以通过在寡核苷酸合成时加入特定标记的核苷酸来实现；也可以通过DNA探针的末端标记法对其3′或5′末端进行标记。寡核苷酸探针稳定，不会自身退火，很少发生非特异性结合，同时适合于放射性和非放射性标志物的标记。可以用于基因文库的筛选和靶基因上单个核苷酸点突变的检测。

2. 化学法标记核酸探针　酶促标记方法最大的缺点是需根据方法不同选用不同的标记核苷酸底物和不同的酶，当需制备大量的核酸探针时，造价极高。而化学标记方法则简单迅捷，价格低廉。

（1）光敏生物素标记核酸探针　光敏生物素是对光敏感基团与生物素结合而成的一类标志物，光敏基团在光照射下可以与DNA或RNA的碱基发生共价交联反应从而使核酸探针被标记。该方法简便可行，探针稳定，灵敏度可达pg水平，适用于DNA、RNA的标记。

（2）酶标记核酸探针　将碱性磷酸酶或辣根过氧化物酶（HRP）通过化学方法直接交联到核酸探针上对核酸探针进行标记。

第三节　核酸分子杂交技术常用方法

扫码"学一学"

分子杂交包括固相杂交和液相杂交两种类型。固相杂交是指参加反应的一条核酸链固定在固体支持物上，另一条核酸链游离在溶液中的分子杂交类型。固体支持物有硝酸纤维素膜、尼龙膜、乳胶颗粒、磁珠和微孔板等。固相杂交又包括原位杂交和印迹杂交两种。原位杂交是指不改变核酸的位置而进行杂交的技术。印迹杂交是指将凝胶电泳分离的核酸片段转移到特定的固相支持物上，在转移过程中核酸片段保持其原来的相对位置不变，然后采用标记的探针与结合在固相支持物上的核酸片段进行杂交的技术。印迹杂交依据检测对象的不同又可分为Southern印迹杂交和Northern印迹杂交两种，前者检测样品为DNA，后者检测RNA。液相杂交所参加反应的两条核酸链都游离在溶液中，研究最早且操作复杂，由于在溶液中除去杂交后过量的未杂交探针较为困难，因此不如固相杂交应用普遍。

一、固相杂交

（一）Southern印迹杂交

Southern印迹杂交是1975年由Ed Southern等首次应用，因而以其姓氏命名，被广泛称为Southern blotting。Southern印记杂交是将电泳分离的待测DNA片段固定在固相载体上（硝酸纤维素膜或尼龙膜），与标记的核酸探针进行杂交，在与探针有同源序列的位置上显示杂交信号的一种方法。

Southern印迹杂交的基本操作步骤如下：①基因组DNA经限制性内切酶消化后进行琼脂糖凝胶电泳；②将含有DNA片段的凝胶放入变性溶液使DNA变性；③将固相支持物放在胶上，通过毛细管虹吸或电转移将胶上的DNA片段转移到固相支持物上。在转移过程中，各DNA片段之间的相对位置保持不变，然后通过加热使DNA固定于膜上；④加入探针使之与膜上的DNA杂交；⑤冲洗掉未杂交的探针，检测杂交信号（图8-4）。

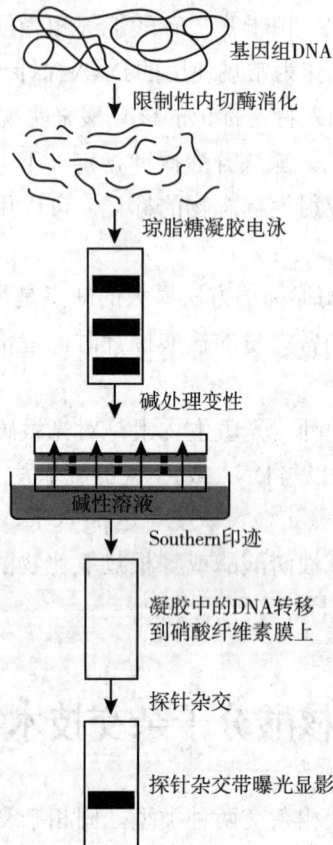

图8-4　Southern印迹杂交示意图

Southern印迹杂交可以检测基因组中某一特定基因的大小、拷贝数、酶切图谱和它在染色体中的位置，被广泛应用在遗传病检测、DNA指纹分析和PCR产物判断等研究中。

知识链接

　　1978年，世界著名的美籍华裔科学家简悦威（Yuet Wei Kan）采用核酸分子杂交的方法首次实现了产前基因诊断。简悦威及其同事对地中海贫血进行大量研究时发现珠蛋白基因缺失能引起地中海贫血。他们立刻将这个重大发现应用于临床测试，对一个曾经生产过地中海贫血婴儿的孕妇再次妊娠时进行产前诊断。从孕妇羊水中获得胎儿细胞DNA，用反转录酶制备的cDNA作探针与胎儿细胞DNA进行Southern印迹杂交，成功地实现了产前基因诊断，这是人类第一次实现疾病基因诊断，开创了产前诊断的新领域。

　　此外，简悦威等还首次实现了红细胞特异性基因转移，受到国际基因治疗领域的广泛关注。

（二）Northern印迹杂交

Northern印迹杂交（Northern blotting）是应用DNA探针检测特异mRNA的另一种膜上印迹技术，是由Awin于1977年建立的，后经Thomas等人改进，主要用于分析mRNA转录情况。此项技术的原理与Southern印迹杂交相似，故被称为Northern印迹杂交。

Northern印迹杂交与Southern印迹杂交方法类似，只是变性剂不同。Southern印迹杂交中使用的DNA变性剂为NaOH，而NaOH会水解RNA的2-OH，所以Northern印迹杂交中使用的RNA变性剂为甲基氧化汞、乙二醛或甲醛。RNA变性后有利于在转印过程中与硝酸纤维素膜结合，它同样可在高盐中进行转印，但在烘烤前与膜结合得并不牢固，所以在转印后用低盐缓冲液洗脱，否则RNA会被洗脱。为测定片段大小可在同一块胶上加分子量标记物一同电泳，之后将标记物切下、上色、照相，样品胶则进行Northern转印。标记物胶上色的方法是在暗室中将其浸在含5μg/ml EB的0.1mol/L醋酸铵溶液中10分钟，光在水中就可脱色，在紫外光下用一次成像相机拍照时，上色的RNA胶要尽可能少接触紫外光，若接触太多或在白炽灯下暴露过多，会使RNA信号降低。

（三）菌落杂交

菌落杂交（colon hybridization）是将生长在培养基平板上的菌落按照其原来的位置不变地转移到滤膜上，并在原位发生溶菌、DNA变性和杂交作用的技术（图8-5）。主要步骤包括：①细菌菌落平板培养；②灭菌薄膜平铺在细菌平板上，静置1分钟，使菌落黏附到薄膜上；③将薄膜上的细菌裂解，释出DNA，并用碱处理使DNA变性；④将DNA烘干固定于膜上，与^{32}P标记的探针杂交；⑤放射自显影检测杂交信号，并与主板上菌落进行对位，确定阳性克隆。菌落杂交是从众多细菌阳性克隆中快速筛选阳性克隆的重要方法。

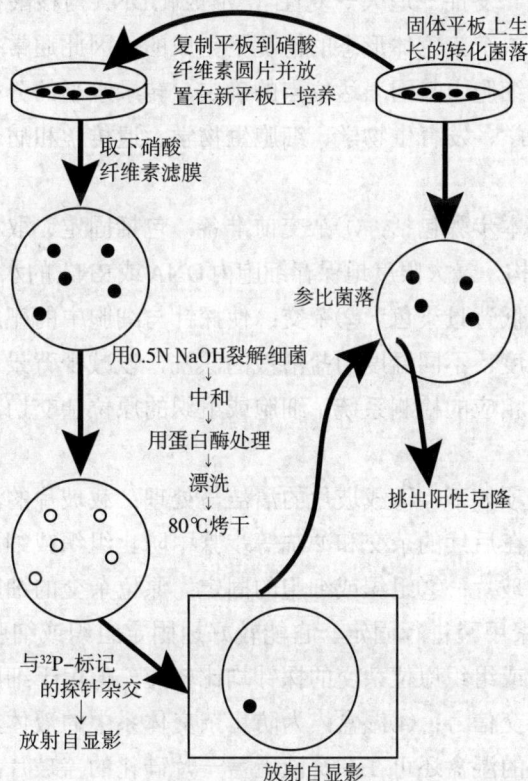

图8-5　菌落杂交示意图

（四）斑点及狭缝杂交

将RNA或DNA变性后直接点样于硝酸纤维素膜或尼龙膜上，再采用特定的探针进行杂交，这种方法称为斑点杂交（dot blotting）。若采用狭缝点样器加样后杂交，称为狭缝杂交（slot blotting）。斑点杂交与狭缝杂交的区别只是点样形状的不同。斑点杂交和狭缝杂交都是将被检标本点到膜上，烘烤固定，不需电泳和转膜过程。整个操作过程简便、快速，但无法判断核酸片段的大小，也无法判断样品溶液中是否存在不同的靶序列，因此点杂交和狭缝杂交多用作核酸定性或半定量分析以及杂交条件的探索。

二、液相杂交

液相杂交（solution hybridization）是指待测核酸和探针都存在于杂交液中，探针与待测核酸在液体环境中按照碱基互补配对形成杂交分子的过程。液相杂交是研究最早且操作简便的杂交类型。液相杂交的特点：不需要支持物，待测核酸分子不用固定在支持物上。其弊端是由于杂交后过量的未杂交探针存在于溶液中，在已有杂交结合物检测水平条件下检测误差较高，故液相杂交在过去较少应用。近年来由于杂交检测技术的不断进步，商业检测试剂盒的开发使液相杂交技术得到了迅速发展。常用的液相杂交类型有：吸附杂交、发光液相杂交、液相夹心杂交、复性速率液相分子杂交。

三、原位杂交

原位杂交（in situ hybridization）是应用核酸探针与组织或细胞中的核酸按碱基配对原则进行特异性结合形成杂交体，然后应用组织化学或免疫组织化学方法在显微镜下进行细胞内定位的检测技术。其基本原理是利用被检测的染色体上的靶DNA与所用的核酸探针间的序列同源互补性，经"变性→退火→复性"，形成靶DNA与核酸探针的杂交体。此项技术是在保持细胞，甚至单个染色体形态的情况下完成的，因此通常被用于正常或异常染色体的基因定位、组织与细胞中基因表达位点的确定、转录水平的分析及病毒和病原体感染的检测。它在诊断生物学、发育生物学、细胞生物学、遗传学和病理学研究上均得到广泛的应用。

原位杂交技术的基本步骤包括：①杂交前准备：包括固定、取材、玻片和组织的处理等，以保持细胞形态结构，最大限度地保存细胞内DNA或RNA的水平以及增加组织的通透性和探针的穿透性、减低背景染色。②杂交：使探针与细胞中的靶序列结合。③杂交后处理：包括一系列不同浓度、不同温度的盐溶液的漂洗，以减少背景色。④显示：根据核酸探针标志物的种类选择相应的检测系统。细胞或组织的原位杂交切片在显示后均可进行半定量测定（图8-6）。

原位杂交的注意事项如下：①载玻片的清洁与处理：载玻片的清洁很重要，特别不能有核酸酶的污染；为了在后续的杂交和冲洗等步骤中防止组织或细胞从载玻片上脱落，可以用多聚赖氨酸涂抹载玻片；②组织或细胞的固定：原位杂交的细胞或组织必须经过固定处理，常用40g/L的多聚甲醛进行固定，它能较好地固定组织或细胞内的RNA；③为方便探针的渗入，用于细胞或组织原位杂交的探针均比较短，但用于细胞染色体原位杂交常使用较长的探针以增强杂交信号；④湿盒：为防止杂交体系中的液体蒸发造成杂交液浓缩甚至干燥，必须使用封闭的湿盒还可在杂交液上盖一片硅化的盖玻片，并用橡胶水泥封闭边缘；⑤细胞或组织杂交前的处理：必须使用去污剂或蛋白酶对组织或细胞进行部分消化以除去核酸表面的蛋白质，使探针获得最大穿透力。为保持核酸和细胞形态，在包埋或冷冻的切片中待检样品需用固定剂处理。

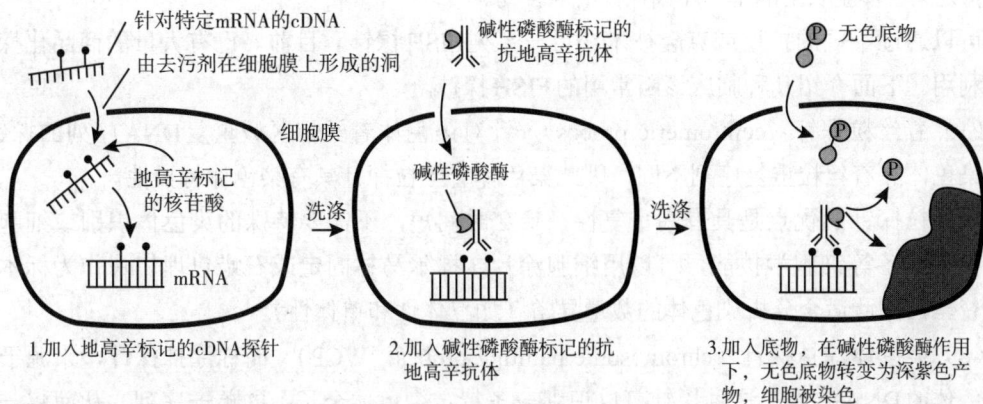

图8-6 原位杂交示意图

荧光原位杂交技术（fluorescein in situ hybridization，FISH）是指用荧光素直接或间接标记探针进行的原位杂交技术，可以分为直接荧光原位杂交和间接荧光原位杂交。直接用荧光素，如异硫氰酸荧光素（fluorescein isothiocyanate，FC）等标记核苷酸探针，与组织细胞内靶核酸杂交形成杂交体的方法称为直接荧光原位杂交。其杂交结果可以用激光扫描共聚焦显微镜直接观察，这种方法操作简单，但敏感性差。用生物素或地高辛标记探针，再采用针对生物素或地高辛的荧光抗体进行检测，然后用激光扫描共聚焦显微镜观察的方法称为间接标记，用间接标记进行的荧光原位杂交称为间接原位杂交。

FISH技术的特点：①操作简单，检测快速，结果易于观察；②可检测样本种类多；③灵敏度和特异性高；④空间定位精确。因此，FISH技术在临床诊断学、病理学、发育生物学、遗传学等方面得到越来越广泛的应用。

传统的细胞遗传学诊断，只能使用处于中期的染色体，在显微镜下观察展开的染色体核型，依此来判读染色体正常与否。由于传统技术在染色、显微镜放大倍率上的限制，使得其对一些染色体异常如复杂的转位、缺失、重复和染色体微小缺失等无法判断。而使用FISH，则能提供较快速且分辨率较高的评估。在诊断血液肿瘤疾病时，由于骨髓癌细胞不易分裂、培养困难、很难找到适合观察的中期核型，FISH对间期细胞也可进行诊断，使诊断更加便利，同时检测一次可计数几百个细胞，从而可判断基因异常细胞的频率、镶嵌型变异（mosaicism）的程度，有助于预后分析。

1. 用于FISH检测的细胞标本 常规诊断，常用全血、成纤维细胞或骨髓的间期细胞和中期细胞；在产前诊断中，常用羊水细胞、绒毛膜的绒毛细胞。未经培养的口腔细胞涂片、精细胞和子宫颈细胞均可以用来进行FISH。FISH的标本可归纳为以下几种：中期染色体（metaphase chromosomes）、间期核（interphase nuclei）、伸展染色质纤维（extended chromatin fibers）、完整细胞或组织切片。最广泛应用的标本是中期染色体。

2. 临床诊断常用的FISH探针 根据核酸探针的序列特点，可将FISH探针分为三大类：重复序列探针、单一序列探针和全染色体涂抹探针。重复序列探针（repetitive sequences probes）是指与某条特定的染色体结构结合、特异识别重复DNA序列的探针，如着丝粒探针、端粒探针等。一般来说，不同的染色体，着丝粒重复序列中的核苷酸序列也不同，但端粒重复序列不具有染色体特异性。单一序列探针（unique sequence probes）与某条染色体上特定的区域或

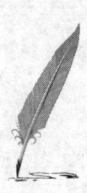

基因的单拷贝DNA序列杂交，包括带特异性探针（band special probes）和基因座特异性探针（locus specific probes）等。全染色体涂抹探针（whole chromosome paintingprobes，WCP）是识别一条特定染色体全长上的单一序列探针的混合物。

可以通过不同的扩增或克隆技术获得一系列FISH探针。目前，已有大量的商品化探针可供利用。下面介绍几种临床诊断常用的FISH探针。

（1）着丝粒探针（centromeric probes）　针对染色体着丝粒区域重复DNA序列的探针。不同染色体的着丝粒重复序列不同，因此染色体着丝粒探针具有染色体特异性。

着丝粒探针的优点是具有高重复性，杂交时间短，不需要特殊的染色体识别或细胞培养或中期准备等细胞学技能，可以用细胞涂片、福尔马林固定或石蜡包埋切片作为标本来源。着丝粒探针适合分析染色体的数量异常（如三体性和单体性）。

（2）染色体涂抹探针（chromosome painting probes，WCP）　简称涂抹探针，来源于一条染色体的DNA文库，这种探针可以识别一条特定染色体全长上的单一序列，从而将一条完整的染色体染色而得以显示（painting），故称之为"painting probe"。

全染色体涂抹探针可以检测中期细胞染色体，以确定和鉴别染色体数目和染色体间结构异常（如易位染色体或超数标识染色体的来源）。与着丝粒探针相比，全染色体涂抹探针只能使用中期细胞进行染色体计数，因此对染色体进行计数常选用着丝粒探针。

（3）基因座特异探针（locus specific probes）　与染色体上某一特定基因的单拷贝DNA序列杂交的探针。当已经分离到一个基因的一小段，想检测该基因定位于哪条染色体时，应用该探针。基因座特异探针既可以用间期细胞又可以用中期细胞作为检测标本，已被常规用来检测人基因组超微染色体基因座异常所致疾病（这些基因座太小以至于通过传统的细胞遗传学方法不能检测到）。

（4）端粒重复序列探针　每条真核细胞染色体的末端（端粒）都具有相同的非编码重复序列（TTAGGG）$_n$，具有保护染色体重排以及两条染色体末端之间相互融合的作用。由该重复序列构成的探针称为端粒重复序列探针。由于该重复序列是非染色体特异的，因此端粒重复序列探针可以与细胞中所有的染色体末端杂交。

第四节　核酸分子杂交结果的检测及影响因素

杂交后信号的检测有多种方法，不同杂交反应需要采用不同的检测手段。放射性标记探针与非放射性标记探针的杂交检测是完全不同的。

一、放射性标记探针杂交结果的检测

放射性标记探针检测包括放射自显影及液体闪烁计数法。

（一）放射自显影

放射性杂交的检测基于放射性核素释放的能量将照片纸感光的原理，用^{32}P标记杂交最常用的检测方法是放射自显影。放射自显影分为直接放射自显影和间接放射自显影。

1. 直接放射自显影　在暗室中将含放射性杂化分子的薄膜与X线胶片紧密地贴在一起，放入暗盒。放射性核素衰减会释放β射线感光胶片上的银颗粒，产生稳定的潜影，胶片经冲洗后产生可见的图像。图像的位置与薄膜上杂化分子的位置一致，图像的深浅反映了杂

化分子的含量。X线胶片常常为有弹性的塑料片，在其两面均覆盖了照相感光乳胶和白明胶，白明胶覆盖在照相感光乳胶的外层以防止其被刮脱。^{32}P、^{35}S和^{14}C元素放射的β射线均可使X线胶片有效感光，但^{32}P放射的β射线强度比较高。

2. 间接放射自显影　为增加^{32}P的检测敏感性，X线胶片被夹在增感屏和薄膜之间，增感屏是一种有弹性的塑料片，由闪烁物如钨酸钙覆盖，这种物质在受到激发时可以发光。^{32}P的射线穿透X线胶片照射到增感屏上，激发增感屏上的物质发光，其光线可以使X线胶片感光产生潜影。这一措施使^{32}P检测的效率增加了10倍。如果在另一边也放置一个增感屏就可以产生二次反射光，检测的效率可进一步加强。由于反射光产生的潜影在低温下比较稳定，因此在使用增感屏时，习惯将放射自显影的暗盒放在−70℃。

3. 放射自显影中感光胶片的选择　有许多种不同的X线胶片可用于放射自显影，在选择时要注意以下几点：①所用放射性核素的放射线必须可以被检测；②符合实验灵敏度和清晰度的要求；③使用直接还是间接放射自显影；④增感屏释放的光线的波长；⑤胶片冲洗的方法。为^{32}P设计的X线胶片两面均覆盖有照相感光乳胶，而用于弱射线的^{14}C、^{32}S和^{3}H的X线胶片仅一面覆盖有照相感光乳胶，而且用于^{3}H的胶片的照相感光乳胶的外层是没有保护作用的白明胶，以保证放射性核素与照相感光乳胶紧密相贴。仅一面有照相感光乳胶的胶片具有很高的清晰度，常被用于直接放射自显影，双面均有照相感光乳胶的X线胶片适于与增感屏一起使用，其灵敏度高于仅一面有照相感光乳胶的X线胶片。胶片必须对增感屏发出的光敏感，如以钨酸钙为闪烁物的增感屏发蓝光，就必须选择对蓝光敏感的胶片。另外，有的胶片可以用自动胶片冲洗机冲洗，有的则只能手工冲洗，使用时也要注意。

4. 放射自显影过程中X线胶片的标记　如果薄膜需要重新洗脱以与探针再杂交，薄膜就不可以干透，否则探针和薄膜的结合就成为不可逆了。然而湿润的薄膜会黏附到X线胶片上导致本底过高，在操作时也有可能会撕破薄膜。为防止以上情况的发生，可以在最后一次洗脱后，将薄膜上多余的水分用滤纸吸走，并将薄膜放入薄的聚乙烯袋中或覆盖以保鲜膜或透明胶片，再与X线胶片接触。薄膜不可以太湿，否则在−70℃静置时会产生冰晶，可能会扭曲薄膜并使之破裂。

（二）液体闪烁计数法

液体闪烁计数法的工作原理是被测样品辐射发出的辐射能经溶剂分子传递给闪烁剂分子，当被激发的闪烁剂分子从激发态退激为稳态时，以荧光光子的形式辐射能量，经光电倍增管放大并被测量，就可以实现对放射性核素的测定。

液体闪烁计数法具有高的灵敏度，在闪烁液中带电粒子基本上以4π的几何效率被测量。把放射性溶液均匀混合于闪烁液中，辐射粒子直接和闪烁液作用。与利用薄膜源等固体源的测量方法比较，该方法避免了源自吸收和源衬托物（膜）吸收的修正。

二、非放射性标记探针杂交结果的检测

目前应用较多的非放射性标记物是生物素（biotin）和地高辛（digoxigenin），二者都是半抗原。生物素是一种小分子水溶性维生素，对亲和素有独特的亲和力，两者能形成稳定的复合物，通过连接在亲和素或抗生物素蛋白上的显色物质（如酶、荧光素等）进行检测。地高辛是一种类固醇半抗原分子，可利用其抗体进行免疫检测，原理类似于生物素的检测。地高辛标记核酸探针的检测灵敏度可与放射性同位素标记的相当，而特异性优于生物素标

记，其应用日趋广泛。所有非放射性标记探针的杂交检测的方法均涉及酶学反应。

（一）酶促显色检测

1. 直接检测　如果酶本身作为标记分子掺入核酸中去，那么在洗脱后就可以直接进行检测。酶直接作用于显色或化学发光的底物，产生颜色沉淀或发光，显色沉淀可以用肉眼检测，而发光的检测则要依赖于对蓝光敏感的X线胶片。当然，荧光素标记的探针杂交后也可以直接检测，常用的紫外光源和可见光源有：汞灯（360nm、405nm、435nm、545nm、575nm、615nm、690nm）、氩-氪激光器（488nm、568nm、647nm）和氦-氖激光器（543nm、594nm、633nm）。总之，对于荧光素发射荧光波长的光源均可用于荧光探针杂交的直接检测。

（1）碱性磷酸酶（alkaline phosphatase，ALP或AKP）显色体系　碱性磷酸酶可作用于其底物5-溴-4-氯-4-吲哚磷酸（5-bromo-4-chloro-4-indolyl phosphate，BCIP），使其脱磷并聚合，在此过程中释放出H^+使硝基蓝四氮唑（nitroblue tetrazolium，NBT）还原而形成不溶性紫色化合物二甲䐶，从而使与标记探针杂交的靶位点可见。

（2）辣根过氧化物酶（horseradish peroxidase，HRP）显色体系　在HRP的催化作用下$AH_2+H_2O_2 \rightarrow 2H_2O+A$。通常用作HRP的显色底物有二氨基联苯胺（DAB）、四甲基联苯胺（TMB）、邻苯二胺、邻二甲氧基联苯以及4-氯-1-萘酚等。DAB经HRP催化反应后在杂交部位形成红棕色沉淀物，TMB的反应产物为蓝色，较之红棕色的DAB产物更易于观察。TMB的另一个优点是没有致癌性，而DAB是一种致癌物质。

为了保证酶的活性，杂交和洗脱的条件都必须很温和，因此不能用于对杂交和洗脱条件要求很苛刻的某些杂交反应，这是直接检测的不足之处。直接检测的方法常用于寡核苷酸探针杂交，这类杂交反应所需的温度较低。

2. 间接检测　检测含地高辛、荧光素或生物素标记的探针时，要增加一个将酶连接到杂化核酸分子上的步骤。杂化分子中的生物素可以通过链霉亲和素与酶结合，有多种以链霉亲和素为基础的方法。最简单的一种就是将链霉亲和素与HRP同时加入，以便在生物素化的杂化分子与酶之间形成一个连接，随后加入适当的底物。

间接检测的方法比直接检测方法应用更广泛，因为它也适用于苛刻的杂交条件。

（二）荧光检测

荧光素是一类能在激发光作用下发射出荧光的物质，包括异硫氰酸荧光素、羟基香豆素、罗达明等。荧光素与核苷酸结合后即可作为探针标记物，主要用于原位杂交检测。对于生物素或地高辛等标志物的检测，可以通过连接抗体或亲和素上的荧光间接检测，荧光素标记探针可通过荧光显微镜观察检出，或通过免疫组织化学法来检测。

（三）化学发光检测

针对HRP发光底物研究的进展极大地提高了杂化分子检测的敏感性。化学发光是指化学反应中释放的能量以光的形式发射出来，某些底物在被碱性磷酸酶水解时会发光从而形成检测信号。发射光线的强度反映了酶的活性，而这又进一步反映了杂化分子的量，尼龙膜与硝酸纤维素薄膜均可以用于化学发光检测。辣根过氧化物酶水解发光氨为3-氨基-邻苯二甲酸盐，并在428nm处发射荧光，但如果在这种情况下存在一种特殊的化合物，发射光的强度就会增加1000倍，使其发出的光线更易于被检测，也使反应的敏感性增加，这一过程被称作增强的化学发光（enhanced chemiluminescence，ECL）。ECL的操作简单、敏感，在Southern和Northern杂交中可以检测0.5pg的核酸，而且已有商品化试剂盒，化学发光检测灵敏度高，高于显色反应的10~100倍，并具备定量检测的优点。另外，去除薄膜上的探针和颜色沉淀的操作比较容易，便于同一薄膜重复使用，但在显色反应检测法中，若薄膜经紫外光照射（使探针紧紧固定于薄膜），则往往不易被除去。

（四）多探针检测

是指采用多种探针，每种探针分别用不同的报告基团如生物素、荧光素和地高辛标记并同时与固定在薄膜上的核酸分子杂交。用不同的链霉亲和素或抗体–酶和相应的底物的组合（如链霉亲和素–碱性磷酸酶、抗荧光素抗体–碱性磷酸酶和抗–DIG–抗体–碱性磷酸酶以及三种不同的奈酚–AS–磷酸/重盐底物）使不同的杂化分子显色。在每次检测反应之前，薄膜均在高温（85℃）下经EDTA处理以灭活上一次使用的酶。对薄膜进行高温处理时必须小心，以保证高温仅灭活了碱性磷酸酶而不至于使杂化分子从薄膜上解离。因此，在洗脱步骤后、杂交检测前杂化分子应经紫外光照射下再度固定，所以最好不要使用硝酸纤维素薄膜。在最后的反应中，薄膜会在不同探针的杂交位点显现如红色、蓝色和绿色信号。如果靶序列同时与两种探针杂交，那么在这一位点就会表现出一种混合色。

显色检测系统的缺点是没有放射性检测敏感，并且探针和靶序列间的共价结合使得从薄膜上除去探针和显色物质均比较困难，因而也难以再度进行杂交。一般情况下，分子杂交是一种定性检测，但也可以用计算机系统扫描放射自显影X胶片或颜色沉淀的方式对杂交信号进行半定量分析。

三、影响因素

在核酸杂交反应中影响杂交体形成因素较多，主要有探针的选择、探针的标记方法、探针的浓度、杂交率、杂交最适温度、杂交的严谨性、杂交反应时间及杂交促进剂等。

（一）探针的选择

根据不同的杂交实验要求，应选择不同的核酸探针，在大多数情况下，可以选择克隆的DNA或cDNA双链探针，但是在有些情况下，必须选用其他类型的探针，如寡核苷酸探针和RNA探针。如检测靶序列上的单个碱基改变时应选用寡核苷酸探针；在检测单链靶序列时应选用与其互补的DNA单链探针（通过克隆人M13噬菌体DNA获得）或RNA探针，寡核苷酸探针也可；检测复杂的靶核苷酸序列和病原体应选用特异性较强的长的双链DNA探针；组织原位杂交应选用寡核苷酸探针和短的PCR标记探针（80~150bp），因为它易透过细胞膜进入胞内或核内。如果为了检测基因的表达水平，就要设计长一些的核酸探针，长度可以达到300bp。

（二）探针的标记方法

在选择探针类型的同时，还需要选择标记方法。在选择标记方法时，应考虑实验的要求，如灵敏度和显示方法等。一般认为，放射性探针比非放射性探针的灵敏度高。放射性探针的实际灵敏度不依赖于所采用的标记方法。在检测单拷贝基因序列时，应选用标记效率高、显示灵敏的探针标记方法。在对灵敏要求不高时，可采用保存时间长的生物素探针技术和比较稳定的碱性磷酸酶显示系统。放射性同位素中，^3H和^{35}S最为常用。^3H标记的探针半衰期长，成像分辨率高，便于定位，缺点是能量低。^{35}S标记探针活性较高，影像分辨率也较好。^{32}P能量过高，致使产生的影像模糊，不利于确定杂交位点。

（三）探针的浓度

随探针浓度增加，杂交率也增加。在较窄的范围内，随探针浓度增加，敏感性增加。探针浓度过低会降低杂交的灵敏度，过高又会增加背景的染色。一般认为，最佳原则是应用与靶核苷酸探针达到最大结合度的最低探针浓度。要获得较满意的敏感性，膜杂交中^{32}P标记探针与非放射性标记探针的用量分别为5~10ng/ml和25~1000ng/ml，而原位杂交中，无论应用何种标记探针，其用量均为0.5~5.0μg/ml。探针的任何内在物理特性均不影响其使用浓度，但受不同类型标记物的固相支持物的非特异结合特性的影响。

（四）杂交率

传统杂交率分析主要用于DNA复性研究，这种情况下，探针和靶链在溶液中的浓度相同。现代杂交实验无论液相杂交还是固相杂交均在探针过剩的条件下进行，此外，固相杂交中靶序列不在液相，所以其浓度不能精确计算。

在探针和固定的核酸浓度都很低的情况下，杂交初始速度主要依赖于探针的长度（复杂度）和浓度来决定。双链探针开始杂交时（1~4小时），杂交动力学相同，但长时间杂交后，由于探针本身的复性，可用于杂交的探针浓度会逐渐降低。

（五）杂交最适温度

杂交技术最重要的因素之一是选择最适的杂交反应温度。温度越高，杂交的速率也越快，当反应温度增加到低于T_m的20~30℃时，就已经达到杂交温度的上限了。在这种情况下，杂交速率会随着杂交温度向T_m值的逼近而降低。对不完全互补的杂化核酸分子也是一样，但其反应最大速率产生的温度更低。理想的情况是在杂交速率最大的温度条件下进行杂交反应，对RNA-DNA杂交来说，最大速率的产生点为低于T_m值10~15℃；在DNA-DNA杂交中选择低于T_m值20~25℃的杂交温度。

（六）杂交的严谨性

杂交的严谨性（rigor in hybridization）是指杂交体系避免非同源性或部分同源性的核酸序列形成杂交复合物的严格程度。影响杂交体稳定性的因素决定着杂交条件的严谨性。一般认为，在低于杂交体T_m值25℃时杂交最佳，所以首先要根据公式计算杂交体T_m值。通过调节盐浓度、甲酰胺浓度和杂交温度来控制所需的严格性。

（七）杂交反应时间

$C_0t_{1/2}$是杂交反应进行一半时杂化分子的浓度，$C_0t_{1/2}$越大反应越快，具有5kb复杂性的1μg变性双链DNA在10ml的杂交溶液中反应2小时达到$C_0t_{1/2}$。复杂性（complexity）或者说序列的复杂性是指在DNA或RNA样品中不同序列的总长度，如果有机体中不存在重复序列，DNA的复杂性与其基因组长度相当。重复序列的复杂性与其单一拷贝的复杂性相当，和其重复次数无关。例如，一个500核苷酸的重复序列在基因组中重复了1×10^4次，那么这一序列的复杂性就是500核苷酸。如果DNA样品中含这样一段重复序列和2000nt长度的无重复序列的单一拷贝DNA，那么此DNA样品的复杂性为2000+500=2500nt。探针在多少小时达到$C_0t_{1/2}$可这样计算：$H=(1/X)\times(N/5)\times(Z/10)\times(2/1)$，这里$X$是加入的探针量

（μg），*N*是探针的复杂性（大多数的探针复杂性就相当于其所含碱基的数量），而*Z*是杂交反应的体积（ml）。有些其他的因素也应该考虑在内，如在杂交溶液含20%甲醛的情况下，反应的速率会降低2/3，因而要耗费3倍的时间使杂交反应速度达到$C_0t_{1/2}$。

（八）杂交促进剂

在杂交的过程中，一般不使用促进剂，除非杂交反应速度太慢或者固定在滤膜上的靶核酸量太少或者探针浓度太低。

惰性多聚体可用来促进250个碱基以上的探针的杂交率。对单链探针可增加3倍，而对双链探针、随机剪切或随机引物标记的探针可增加高达100倍，而短探针不需用促进剂因其复杂度低和分子量小，短探针本身的杂交率就高。在DNA或RNA探针溶液中加入惰性多聚体，如10%的硫酸右旋糖酐或10%的乙烯乙二醇，将增加杂交的速率。

考点提示　核酸分子杂交结果的检测及影响因素。

第五节　核酸分子杂交技术的应用

扫码"学一学"

一、Southern印记杂交

（一）单基因遗传病的基因诊断

早在1978年，简悦威等医学家在镰状细胞贫血症的基因诊断中就采用过Southern杂交的方法，取得了基因诊断的突破。他们采用基因工程的方法制备基因探针，将基因探针和待检基因杂交。由于待检基因事先已被限制性内切酶切成不同长度的片段，所以根据杂交片段显示的长度的多态性，就可以分析被检基因是否含有突变。

（二）基因点突变的检测

Southern印迹杂交技术还可以检测基因的点突变，其基本的检测策略为首先扩增出含有靶基因点突变的DNA片段，再合成与待检点突变互补的探针，同时选择合适的限制性内切酶将扩增片段DNA酶切消化，经电泳、转印、杂交反应。通过显示DNA片段的大小和多少进行判断。

二、Northern印记杂交

（一）RNA病毒的检测

运用斑点印迹的方法对丙型肝炎病毒进行检测，已取得了很好的结果。首先对待检样品的RNA进行反转录PCR，接着将PCR产物与丙型肝炎三种不同基因型的特异性探针进行斑点杂交，判断被检样品是否携带有丙肝病毒以及相应的基因型。

（二）基因表达的检测

Northern印迹技术多用来检查基因组中某个特定的基因是否得到转录以及转录的相对水平。目前，Northern印迹技术仍然被认为是检测基因表达水平的金标准。基因表达芯片是高通量分析基因表达的方法，也是以Northern杂交技术为基础，但基因芯片的分析结果也需要通过经典的Northern印迹杂交技术进一步验证。

三、原位杂交

原位杂交技术可以精确定位特定核苷酸序列在染色体上的位置；可观察组织细胞中特定基因的表达水平；还可用特异性的细菌或病毒的核酸序列作为探针与组织、细胞杂交，以确定有无病原体的感染等。原位杂交能在成分复杂的组织中对单一细胞进行研究，不受同一组织中其他成分的影响，因此对于那些细胞数量少且分散在于其他组织中的细胞内DNA或RNA的研究更为方便。此外，原位杂交不需要从组织中提取核酸，有利于检测组织中含量极低的靶序列，并可完整地保持组织和细胞的形态，更能准确地反映出组织细胞的相互关系及功能状态。

以下简述荧光原位杂交（FISH技术）在疾病诊断中的应用。

（一）先天性疾病

染色体X、Y、21、18和13的数量变化常与先天性疾病有关。采用染色体着丝粒重复序列DNA探针，可以确定中期细胞或间期细胞染色体的数目。羊水细胞可不经培养直接做FISH检查，有利于产前诊断。

（二）肿瘤

在肿瘤遗传学中，染色体重排与肿瘤疾病的诊断和预后判断有密切关系。目前已有一系列商品化的单一拷贝基因座特异性探针，用于在单个细胞水平检测易位、倒位、缺失和癌基因扩增。

原癌基因扩增探针，常常应用于实体肿瘤遗传学中，以观察中期和间期细胞的基因扩增并确定所涉及的基因。选择按一定顺序排列的基因探针，可以帮助确定染色体倒位，尤其是臂间倒位。如急性白血病有16号染色体的倒位，选择两个分别位于断裂点近端和远端的探针，同时用16号染色体着丝粒探针，正常细胞荧光信号的次序为黏粒–黏粒–着丝粒，而白血病细胞的信号次序变为黏粒–着丝粒–黏粒。

（三）病原体的检测

感染性疾病的临床诊断目前主要用病原微生物的分离培养、生化或血清学方法，这些方法灵敏度和特异性较差，实验耗时长。对于潜伏期较长的病毒，抗体出现较晚，很难用血清学或生化方法进行早期诊断。某些病毒（如乙型病毒性肝炎）的血清学诊断只能确定是否接触过此病毒，不能肯定是否存在现行感染；而基因诊断则可克服上述不足。据报道许多病原体，如HPV、HBV、SARS等病毒，细菌，疟原虫等都可以通过荧光原位杂交进行检测及分型。

（四）多色荧光原位杂交

为了在一个实验中同时检测不同的染色体异常，近些年发展了一系列多色FISH技术。

1. 多路荧光原位杂交（multiplex fluorescence *in situ* hybridization，M-FISH） 原理是混合数种荧光原色，形成不同颜色荧光探针，在一次杂交中使每一条染色体都涂上不同的颜色，可同时观察全部染色体。利用这种技术可以很容易看到多条染色体间的复杂易位情况和确定标识染色体的来源。对于不知来源的基因片段及复杂的基因重组，特别是肿瘤染色体的确定很有帮助。缺点是分辨率不高，细微的缺失可能无法判断；另外接近中心体着丝粒附近的染色质，因不易与探针结合，也不容易判断；同时M-FISH对同一条染色体中的易位或倒位也无法判断，并且它也不能精确地显示染色体断裂的区带。彩色核型分析技术的诞生弥补了 M-FISH 的缺点。

2. 彩色核型分析（cross species color bandin，Rx-FISH） 该技术采用多种荧光素混合物标记与人类 DNA 有高度同源性的猿或其他灵长类动物的 DNA 作为探针，杂交后使人类的24条染色体呈现特异的带型，根据彩色的荧光条带进行核型分析。该技术更精确地显示了同一条染色体中的易位、倒位或附加染色体来源。

> **考点提示** ▶ FISH 技术在疾病诊断中的应用。

四、液相杂交

液相杂交由于液相杂交后过量的未杂交探针在溶液中去除较为困难，因此一段时间以来液相杂交技术基本上被固相杂交技术所取代。随着乳胶颗粒技术的成熟，液相杂交技术又再度得到广泛应用，其中之一就是液相芯片技术（multi-analytes suspension amay，MASA）。MASA 技术已广泛应用于感染性疾病的鉴别诊断、遗传病的分子诊断、药物敏感性和分子病理学研究等。

─── 本 章 小 结 ───

核酸分子杂交是分子生物学与分子诊断的常用技术，其基本原理是核酸变性与复性。核酸探针则特指能与靶核酸序列发生碱基互补杂交，被标记且能被特异性检测的核酸分子。探针可分为 DNA 探针、RNA 探针和寡核苷酸探针。探针的标记物有放射性标记物和非放射性标记物，根据标记物的不同采取不同的标记方法。

核酸分子杂交根据杂交介质的不同可分为液相杂交、固相杂交。常用的固相杂交技术有 Southern 印迹杂交、Northern 印迹杂交、菌落杂交、斑点及狭缝杂交及原位杂交等几种主要的类型。原位杂交是指不改变核酸的位置而进行杂交的技术。印迹杂交是指将凝胶电泳分离的核酸片段转移到特定的固相支持物上，在转移过程中核酸片段保持其原来的相对位置不变，然后采用标记的探针与结合在固相支持物上的核酸片段进行杂交的技术。Southern 印迹杂交检测样品为 DNA，Northern 印迹杂交检测对象为 RNA。液相杂交所参加反应的两条核酸链都游离在溶液中，研究最早且操作复杂。

杂交后信号的检测有多种方法，不同杂交反应需要采用不同的检测手段。放射性核素标记探针杂交结果的检测包括放射自显影及液体闪烁计数法。非放射性标记探针较多采用生物素和地高辛标记，可以采用酶促显色检测、荧光检测、化学发光检测、多探针检测的方法进行检测，所有非放射性标记探针的杂交检测的方法均涉及酶学反应。

在核酸杂交反应中影响杂交体形成因素较多，主要有探针的选择、探针的标记方法、探针的浓度、杂交率、杂交最适温度、杂交的严谨性、杂交反应时间及杂交促进剂等。

Southern 印迹杂交不仅可以用于单基因疾病的基因诊断，还可以用于基因突变的检测。Northen 印迹杂交主要用于基因表达水平的检测，也可用于 RNA 病毒的检测。用荧光素标记探针的原位杂交技术称为荧光原位杂交技术（FISH），是应用最广泛的原位杂交技术，在产前诊断、肿瘤和病原体的检测中具有重要意义。液相芯片技术（MASA）也已广泛应用于感染性疾病的鉴别诊断、遗传病的分子诊断、药物敏感性和分子病理学研究等。

习　题

一、选择题

1. DNA链的T_m值主要取决于核酸分子的

A. A–T 含量　　　　　　　B. C–T 含量　　　　　　　C. A–G 含量

D. T–G 含量　　　　　　　E. C–G 含量

2. Southern 杂交通常是指

A. DNA 与 RNA 杂交　　　B. DNA 与 DNA 杂交　　　C. RNA 与 RNA 杂交

D. 蛋白质与蛋白质杂交　　E. DNA 与蛋白质杂交

3. 下列几种DNA分子的碱基组成比例，哪一种的T_m值最高

A. A+T=15%　　　　　　　B. C+G=25%　　　　　　　C. C+G=40%

D. A+T=80%　　　　　　　E. C. C+G=60%

4. 寡核苷酸探针的最大优势是

A. 杂交分子稳定　　　　　　　　B. 可以区分仅仅一个碱基差别的靶序列

C. 易标记　　　　　　　　　　　D. 易合成

E. 易分解

5. 关于FISH技术叙述不正确的是

A. 无须经过核酸提取　　　　　　B. 用荧光素探针标记

C. 用放射性核素标记探针　　　　D. 可以用于基因定位

E. 可以用于遗传病的产前诊断

6. 检测靶序列是RNA的技术是

A. Southern 杂交　　　　　B. Western 杂交　　　　　C. Northern 杂交

D. Eastern 杂交　　　　　　E. 杂交淋巴瘤

7. 检测靶序列是DNA的技术是

A. Southern 杂交　　　　　B. Western 杂交　　　　　C. Northern 杂交

D. Eastern 杂交　　　　　　E. 杂交淋巴瘤

8. DNA双螺旋之间氢键断裂，双螺旋解开，DNA分子成为单链，这一过程称为

A. 变性　　　　B. 复性　　　　C. 复杂性　　　　D. 杂交　　　　E. 探针

9. DNA或RNA样品中不同序列的总长度，称为

A. 变性　　　　B. 复性　　　　C. 复杂性　　　　D. 杂交　　　　E. 探针

10. 具有碱基互补区域的单链又可以重新结合形成双链，这一过程称为

A. 变性　　　　B. 复性　　　　C. 复杂性　　　　D. 杂交　　　　E. 探针

11. 一种标记核酸与另一种核酸单链配对形成异源核酸分子的双链，这一过程称为

A. 变性　　　　B. 复性　　　　C. 复杂性　　　　D. 杂交　　　　E. 探针

12. 标记的参与杂交反应的核酸分子称为

A. 变性　　　　B. 复性　　　　C. 复杂性　　　　D. 杂交　　　　E. 探针

13. 斑点/夹缝杂交可以用于

A. 快速确定是否存在目的基因

B. 用于基因定位分析

C. 不仅可以检测DNA样品中是否存在某一特定的基因，还可以获得基因片段的大小及酶切位点分布的信息

D. 阳性菌落的筛选

E. 蛋白水平的检测

14. Southern 印迹杂交可以用于

A. 不仅可以检测DNA样品中是否存在某一特定的基因，还可以获得基因片段的大小及酶切位点分布的信息

B. 检测的目标是RNA

C. 用于基因定位分析

D. 阳性菌落的筛选

E. 蛋白水平的检测

15. Northern 印迹杂交可以用于

A. 不仅可以检测DNA样品中是否存在某一特定的基因，还可以获得基因片段的大小及酶切位点分布的信息

B. 检测的目标是RNA

C. 用于基因定位分析

D. 阳性菌落的筛选

E. 快速确定是否存在目的基因

16. 菌落杂交可以用于

A. 快速确定是否存在目的基因

B. 用于基因定位分析

C. 不仅可以检测DNA样品中是否存在某一特定的基因，还可以获得基因片段的大小及酶切位点分布的信息

D. 阳性菌落的筛选

E. 检测目标是RNA

17. 荧光原位杂交可以用于

A. 快速确定是否存在目的基因　　B. 检测目标是RNA　　C. 用于基因定位分析

D. 阳性菌落的筛选　　E. 蛋白水平的检测

18. 以等位基因特异的寡核苷酸探针杂交法诊断某常染色体隐性遗传病时，若能与突变探针及正常探针结合，则该样本为

A. 正常人　　B. 杂合体患者　　C. 纯合体患者　　D. 携带者　　E. 不能确定

19. 对于镰状红细胞贫血的基因诊断不可以采用

A. PCR-RFLP　　　　B. DNA测序　　　　C. 核酸分子杂交

D. 设计等位基因特异性引物进行PCR　　　　E. Western 杂交

20. 一般来说，设计的寡核苷酸探针的长度为

A. 2~10bp　　　　B. 17~50bp　　　　C. 60~100bp

D. 100~200bp　　　　E. 200~300bp

二、简答题

张某，女，31岁，商场收银员，孕16周，唐筛结果显示21三体综合征高风险，且其表姐曾生育一先天愚型患儿。根据上述情况，医生建议进行产前诊断。思考可采用哪些技术进行产前诊断？

（孙金霞）

第九章

蛋白质分析技术

学习目标

1. **掌握** Western 印迹技术的原理；SDS-聚丙烯酰胺凝胶电泳技术的原理。
2. **熟悉** Western 印迹技术的操作流程；SDS-聚丙烯酰胺凝胶电泳技术的操作流程。
3. **了解** 质谱技术的类型以及在蛋白质组学研究中的应用。
4. 学会蛋白质分析技术中的基本流程。

蛋白质是生命的物质基础，是构成细胞的基本有机物，是生命活动的主要承担者。对蛋白质的分析鉴定，是了解蛋白质功能与结构的基础。随着人类基因组计划的完成，蛋白质组学的发展，快速准确的蛋白质鉴定方法成为生命科学领域的重要课题。双向电泳技术在蛋白质组学领域里得到了大量的应用，利用该技术可对一种样本中的许多蛋白质同时进行系统化的分离、鉴定、定量。随着生命科学技术的不断创新和突破，尤其是质谱技术的革新，对蛋白质组学研究起到了关键的推动作用，质谱鉴定蛋白质的方法具有灵敏度高、准确度高、速度快、易于实现自动化等优点。

目前，用于蛋白质分离的技术主要有二维凝胶电泳和色谱分离技术等；用于蛋白质鉴定的技术有质谱技术、氨基酸组成分析和N末端测序法等。此外，生物信息技术在后期的数据分析中起到了至关重要的作用。还有近些年发展的蛋白质微阵列技术、同位素编码的亲和标签技术、分子扫描技术等已逐渐成为研究蛋白质组学的技术平台。蛋白质组学研究之所以取得巨大进展，与现代技术平台的建立有着不可分割的关系。与基因重组、表达、序列分析的快速、自动化程度相比，机体组织细胞内蛋白质的序列分析只是实验室小规模研究项目。

随着对生物学、物理、化学及信息学的各种尖端技术的综合应用，蛋白质组研究也正逐步变成高产量、高精确度的分析过程。蛋白质组研究中主要应用的技术包括：二维电泳、新型质谱技术、数据库设置与检索系统等。为了保证分析过程的精确性和重复性，大规模样品处理，机器人也被应用。整个研究过程包括样品处理、蛋白质的分离、蛋白质丰度分析、蛋白质鉴定等步骤。目前，蛋白质组分析虽然以双相电泳和质谱分析为其技术基础，但离不开各种先进的数据分析和图像分析软件及网络技术的支持。

扫码"学一学"

第一节 Western 印迹技术

蛋白质分析技术相对于基因技术而言要复杂和困难得多，因为一个物种的蛋白质在

形成过程中的拼接和修饰，导致其数目远大于基因的数目。人的基因组表达的蛋白质可以达十几万甚至更多。此外，氨基酸种类远多于核苷酸种类，而且蛋白质的体外扩增和纯化都比较困难。蛋白质组的研究实质上是在细胞水平上对蛋白质进行大规模的平行分离和分析，往往要同时处理成千上万种蛋白质。因此，发展高通量、高灵敏度、高准确性的研究技术平台是现在乃至相当一段时间内蛋白质组学研究的主要任务。

蛋白质研究中有许多传统检测技术，如酶联免疫吸附试验（ELISA）、双相电泳技术、Western blot等。这些检测技术在蛋白质检测中均起到不同的作用，为基础研究和临床诊断等提供不同的用途。免疫印迹法（immunoblotting test，IBT）因与Southern早先建立的检测核酸的印迹方法Southern blot相类似，亦被称为Western blot。免疫印迹是20世纪70年代末至80年代初在蛋白质电泳分离和抗原抗体检测的基础上发展起来的一项检测蛋白质的技术。它将SDS–聚丙烯酰胺凝胶电泳的高分辨率与抗原抗体反应的特异性相结合。

蛋白质免疫印迹（Western blotting）是指电泳凝胶上的蛋白质带转移到固体（如硝酸纤维素薄膜）上，以固相载体上的蛋白质或多肽作为抗原与抗体进行免疫反应，膜经漂洗后，再与酶或同位素标记的第二抗体反应，通过底物显色或放射自显影等检测目的蛋白质的方法。该技术广泛应用于检测蛋白的表达水平。Western印迹与Southern印迹、Northern印迹类似，不同的是蛋白质免疫印迹采用PAGE，检测对象是蛋白质，"探针"是抗体，"显色"用标记的二抗。典型的印迹实验包括三个步骤：①SDS–聚丙烯酰胺凝胶电泳（SDS-PAGE）：抗原等蛋白样品经SDS处理后带负电荷，在聚丙烯酰胺凝胶中从阴极向阳极泳动，分子量越小，泳动的速度就越快。②电转移：将在凝胶中已经分离的条带转移至硝酸纤维素膜上。③酶免疫定位：将印有蛋白质条带的硝酸纤维素膜依次与特异性抗体和酶标第二抗体作用后，加入能形成不溶性显色物的酶反应的底物，使区带染色。

考点提示 Western印迹技术的原理。

一、样品的制备

蛋白质是生命活动的物质基础。蛋白质的复杂性不仅表现在自身的结构上，也由于蛋白质在细胞内与核酸、多糖、脂质及其他的小分子以混合物的形式存在。利用各种方法将蛋白质与其他分子的混合物或者不同种类蛋白质的混合物分成单一蛋白质成分。蛋白质免疫印迹的第一步是样品制备。为了制备用于运行凝胶电泳的样品，需要裂解细胞和组织以释放目的蛋白质。蛋白质样品的制备根据细胞的类型和待测蛋白质的性质，可以用不同的方法分解细胞，使细胞内的蛋白质呈溶解状态，又尽可能地减少细胞释放出的蛋白酶对蛋白质的降解作用，有时需要使用蛋白酶抑制剂。

二、SDS–聚丙烯酰胺凝胶电泳

十二烷基硫酸钠–聚丙烯酰胺凝胶电泳（sodium dodecyl sulfate polyacrylamide gelelectrophoresis，SDS–PAGE）的分离原理是根据蛋白质的分子量的差异，因为SDS–PAGE的样品处理液中含有SDS和β–巯基乙醇（β–mercaptoethanol，β–ME）或二硫苏糖醇（dithiothre，DTT），β–ME或DTT可以断开蛋白质分子中半胱氨酸残基之间形成的二硫键，破坏蛋白质的四级结构。SDS是一种阴离子表面活性剂，其可断开分子内和分子间的氢键，从而破坏蛋白质分子的二级及三级结构，并与蛋白质的疏水部分相结合，破坏其折叠结构，电泳样品加入样品处理液后，经过高温处理，使SDS与蛋白质充分结合形成复合物。在强还原剂β-ME存在时，蛋白质分子内的二硫键被打开而不被氧化，蛋白质也完全变性和解聚，并形成棒状结构，稳定地存在于均一的溶液中。

SDS-PAGE通过其电荷效应、浓缩效应和分子筛效应，达到蛋白质高分辨率的效果。通常采用不连续电泳系统，即用上层胶（浓缩胶）和下层胶（分离胶）两种不同浓度的凝胶灌制（图9-1），待分离蛋白质样品在电泳中的泳动速度或相对迁移率（Mr）与蛋白质本身性质（如分子大小）、凝胶孔径和电泳条件（如电流、电压）等密切相关。表9-1是SDS-聚丙烯酰胺凝胶对蛋白质的有效分离范围。

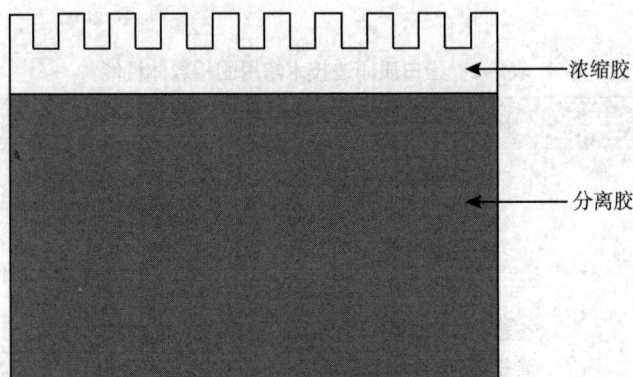

图9-1 SDS-PAGE凝胶分层示意图

表9-1 SDS-聚丙烯酰胺凝胶对蛋白质的有效分离范围

适宜的凝胶浓度（%）	蛋白质分子量范围（kD）
15	12~43
10	16~68
7.5	36~94
5.0	57~212

考点提示 SDS-聚丙烯酰胺凝胶电泳的原理。

三、蛋白质电转移

蛋白质样品转移的原理：将膜与胶放在中间，上下加滤纸数层，做成"三明治"样的转移单位（图9-2），并且保证带负电的蛋白质向阳极转移，即膜侧连接阳极。蛋白质的电转移用于Western印迹的固相支持物有多种，如硝酸纤维素膜（nitrocellulose，NC）、聚偏氟乙烯（polyvinylidene difluoride，PVDF）等。硝酸纤维素膜最为常用，它与蛋白质靠疏水作用结合，具有结合能力强、膜不需要活化、背景浅、能进行多次免疫检测并可用常规染色方法、功能基团寿命长等优点。但极易破碎，不易操作。尼龙膜软而且结实，与蛋白质或蛋白质去污剂混合物有很高的结合力，每平方厘米可结合400μg蛋白（硝酸纤维素膜只能结合80μg），因此灵敏度高，背景也高。因其高电荷密度使得对其非结合区进行封闭较多。PVDF膜在制备多肽供蛋白质化学分析中最为常用。在进行蛋白水解和序列分析时，通常是先将蛋白质结合在PVDF膜上。表9-2是蛋白质印迹技术常用固相载体性能。

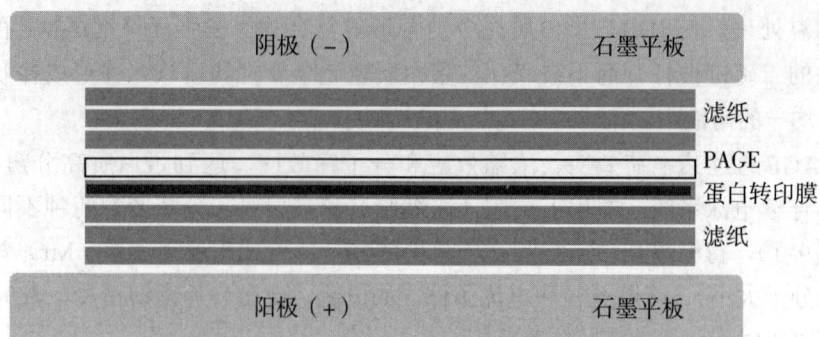

阴极（-）　　　　　　　石墨平板

滤纸
PAGE
蛋白转印膜
滤纸

阳极（+）　　　　　　　石墨平板

图9-2　转印法转移"三明治"叠加情况示意图

表9-2　蛋白质印迹技术常用固相载体性能

膜性能	硝酸纤维素膜	尼龙膜	PVDF膜
灵敏度和分辨率	高	高	高
背景	低	较高	低
材料质地	较脆	软而结实	机械强度大
溶剂耐受性	无	无	有
操作程序	缓冲溶液湿润	缓冲溶液湿润	100%甲醇湿润
检测方法	常规染色，核素和非核素检测	不能用阴离子染料	常规染色，考马斯亮蓝染色，ECL检测，快速免疫染色
价格	较便宜	便宜	较贵

PVDF膜与硝酸纤维素膜一样，可以进行各种染色和化学发光检测。PVDF膜在使用之前必须用纯甲醇进行浸泡饱和。硝酸纤维素膜和PVDF膜是靠疏水作用结合蛋白，还有一类膜是根据离子交换的方式结合生物大分子的，由DEAE（二乙氨乙基）修饰的纤维素制成的DEAE阴离子交换膜，也可以作为蛋白质印迹的固相支持物。DEAE可以有效地结合阴离子基团，包括那些高于其等电点的蛋白质。DEAE膜可以用于蛋白多糖、病毒和酶等研究。还有一种离子交换型膜，是羧甲基修饰的纤维素膜，它可以结合蛋白和多肽分子，以及其他的一些带正电荷的样品。结合的多肽分子可以从羧甲基修饰的纤维素膜上洗脱下来，用于氨基酸序列分析或微测序。

蛋白质电转移装置是将凝胶与硝酸纤维素膜结合后，夹于滤纸、多孔垫料以及塑料支架之间，借塑料支架将凝胶与膜放到带有铂电极的电转移的槽中，由于蛋白质带负电荷，故凝胶置负极一侧，硝酸纤维素膜置于正极一侧。接通电源后，凝胶中的蛋白质由负极向正极转移至膜上。转移结束后，可将凝胶用蛋白质染料检查转移是否完全。阴离子染料是最常用的，如氨基黑10B，其优点是脱色快、背景低，检测极限可达到1.5μg。考马斯亮蓝虽然与氨基黑有相同的灵敏度，但脱色慢、背景高。硝酸纤维膜可用丽春红染色以显示蛋白质转移的情况，并根据蛋白质分子量标准进行定位，也可在室温中干燥，使蛋白质与膜结合牢固后进行免疫学反应。丽春红在检测后容易从蛋白质中除去，以便进行随后的氨基酸分析，但溶剂系统中的甲醇可引起硝酸纤维素膜的皱缩或破损。将分离的蛋白质很好地从SDS-PAGE凝胶上转印到固相膜这一过程中，转膜缓冲液的组成对蛋白质与膜和探针的结合起着决定的作用。在电泳转印时，缓冲液的导电性决定了转膜效率，因此必须考虑转膜缓冲液的离子强度。

四、靶蛋白的免疫学检测

1. 封闭 免疫检测主要取决于抗原抗体的特异性，特别是能够识别膜上变性的和固定化抗原的抗体，因印迹膜上有非特异性吸附蛋白质的位点，因此需进行封闭以防免疫试剂的非特异性吸附。将印迹膜置于一定浓度的不参与特异性反应的蛋白质或去污剂溶液中孵育可实现封闭。

2. 靶蛋白与第一抗体反应 抗体是目前蛋白免疫印迹技术中最常用的标记探针，也是影响免疫印迹成败的主要因素之一，由抗原分子中可被抗体识别的表位（抗原决定簇）性质决定。第一抗体，简称一抗，是针对待检测蛋白的特异性抗体。由于在 SDS-PAGE 中蛋白质是变性的，因此只有可识别变性表位的抗体才能与抗原结合，多克隆抗体含有与变性表位抗原结合的位点，且可结合于同一抗原分子上，产生比单克隆抗体更强的信号，所以多克隆抗体是免疫印迹中使用最广泛的抗体。多克隆抗体血清一般含有高浓度的特异性抗体，使用时往往可做高倍稀释，使之在不降低灵敏度的情况下，减弱非特异性背景。单克隆抗体只与一个抗原表位结合，因此是鉴定抗原分子中某一特定区域的最佳工具，可选择单克隆或多克隆抗体。如果目标蛋白含量少或经过变性处理（如 SDS-PAGE 中 SDS 对蛋白的变性作用），则往往倾向于选择多克隆抗体，特异性一抗能在封闭液中先与已转蛋白的膜一同温育，形成抗原抗体复合物。

3. 第二抗体与第一抗体的结合 第二抗体，简称二抗，可用酶（辣根过氧化物酶或碱性磷酸酶）、生物素、放射性核素等标记，经与膜一起温育后，形成抗原-一抗-二抗复合物。于是，经标记的二抗就被固定在固相膜上被检测蛋白所在的位置，再根据标记物的不同，选择不同的检测方法，即可显示出靶蛋白在膜上所处的位置。常用的标记方法有酶联法，一般是用碱性磷酸酶（alkaline phosphatase，ALP）或辣根过氧化物酶（horseradish peroxidase，HRP）进行标记。

4. 显色 化学发光法已成为常用的方法之一。化学发光（chemiluminescence，CL）是指某些物质在化学反应时，吸收了反应过程中化学能后发生能级跃迁，产生高能级的电子激发态，当电子从激发态返回基态时，以发射光子的形式释放出能量，这一现象称为化学发光。发出的光可使标准 X 光片感光，产生较易识别的图像（图9-3）。化学发光法比过去使用的显色或放射活性检测法更加灵敏。

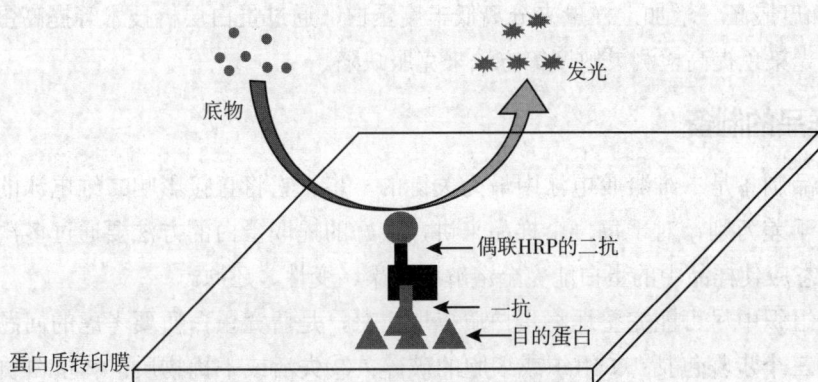

图9-3 化学发光法检测原理

知识拓展

鲁米诺发光原理

鲁米诺（luminol），一种化学发光试剂，在碱性溶液中易氧化，并以可见光的形式释放能量，该反应在多种介质中均可发生，如质子溶剂、水、惰性质子溶剂、DMSO或DMF等。其氧化机制与溶剂本身有关，且反应条件稍有差异。在惰性质子溶剂中，仅仅分子氧和强碱就可引发化学发光；而在水溶液体系中，强碱、分子氧（或者过氧化氢）和另一种辅助氧化剂（如次氯酸盐或过硼酸盐）对化学发光反应是必需的。最终生成化学发光的是鲁米诺的激发态产物。

第二节　二维凝胶电泳

二维凝胶电泳（two-dimensional electrophoresis，2-DE）是一种分析从细胞、组织或其他生物样本中提取的蛋白质混合物的有力手段，是目前唯一能将数千种蛋白质同时分离与展示的分离技术，其具有高分辨率、高重复性和兼具微量制备的性能。

一、二维凝胶电泳的概念与特点

二维凝胶电泳技术是一项广泛用于分离细胞组织或其他生物样品中蛋白质混合物的技术，由 O'Farrel 等人于1975年建立，包括蛋白样品制备、等电聚焦、在平衡液中平衡胶条和 SDS-PAGE 电泳等步骤。2-DE 是利用蛋白质的带电性和分子量大小的差异，通过两次凝胶电泳达到分离蛋白质的技术。第一向电泳是依据蛋白质的等电点不同，通过等电聚焦（isoelectric focusing，IEF）将带不同净电荷的蛋白质在pH梯度介质中外加电场作用形成分离的蛋白质区带。第一向等电聚焦完成后，将凝胶包埋在SDS-PAGE凝胶板上端，依据蛋白质分子量的不同，在垂直或水平方向进行SDS-PAGE，即第二次分离。电泳结果形成了分离的蛋白质点，所得蛋白质双向图谱中每个点代表样本中的一个或数个蛋白质。

2-DE具有高通量、重复性好、敏感性高、分辨率极高的优点。其缺点是低丰度的蛋白不易检测，分离的蛋白数量受多种因素影响，疏水性的膜蛋白用此法很难分离，目前的分离后蛋白染色技术的灵敏度和线性范围尚不足以呈现分离的所有蛋白质。可采取应用窄范围固定pH梯度胶条、增加上样量来分离低丰度蛋白，通过蛋白层析技术等提高蛋白的分离数目，以荧光染色提高检测灵敏度等方法来克服缺陷。

二、样品的制备

蛋白样品制备是二维凝胶电泳中最为关键的一步，它将直接影响二维电泳的结果。由于样品来源千差万别，对于每一个样品来讲，最好的提取蛋白的方法要通过多次实验来摸索。理想状态应使样品中的蛋白能完全溶解、解聚、变性、还原。

从细胞组织中尽可能完整地将蛋白质提取出来，是研究蛋白质要考虑的问题。样品制备最基本的三个步骤包括：①组织或细胞的破碎；②失活或干扰物质；③蛋白质增加溶解性。由于蛋白质不能融化也不能蒸发，所以仅用于液相，并在两相间交替进行分离和纯化。

因此在制备样品过程中，只能利用蛋白质在此两相中分配率的不同来提取。

在蛋白质抽提过程中，有几条共同的原则需要遵循：①尽可能多溶解全蛋白质，打断蛋白质之间的非共价键，使样品中的蛋白质以分离的多肽链形式存在；②避免蛋白质的修饰作用和蛋白酶的降解作用；③避免脂类、核酸、盐等物质的干扰作用；④蛋白质样品与第一制备样品的过程必须是可重复的，而且还应适合于随后的蛋白质分离和鉴定。

目前常用的双向电泳的相容性方法：①制备亚蛋白质组：根据蛋白质的特性（如疏水性、带电性）来收集蛋白质，用于选择性溶解特定亚蛋白质组；②使用各种还原剂、去垢剂来破坏组织内和生物体液内的蛋白质，采用细胞或组织中的全蛋白质组分进行蛋白质组分析是基本方法。或将组织中的全体蛋白质分成几部分，分别进行蛋白质组研究，即进行样品预分析。例如，根据蛋白质溶解性不同，可分别加入不同溶解能力的蛋白溶解液，逐步提取蛋白；对定位不同细胞器的蛋白质，可利用超速离心技术等进行提取。样品预分析有利于提高低丰度蛋白质的上样量和检测，还可以针对某一特定细胞器的蛋白质组进行研究。

蛋白质组研究往往以临床组织样本为研究对象，以寻找疾病标记。但临床样本如肿瘤组织总是与血管、基质细胞等混杂，所得样本都是各种细胞或组织混杂物，而且状态不一。一般进行的癌与癌旁组织或肿瘤与正常组织差异比较，实际上是多种细胞甚至组织蛋白质组的混合物，而蛋白质组研究需要的是单一的细胞类型。近年来在组织细胞水平上的蛋白质组样品制备方面也有新的进展，如采用激光捕获显微切割方法分离癌变细胞，制备蛋白质组研究需要的单一细胞点。首先要明确研究目的是获得尽可能多的蛋白，还是仅获得所感兴趣的蛋白；是要求全蛋白表达，还是可重复的清晰图谱；是需要让蛋白质变性后进行二维电泳还是需要蛋白质保持活性。目的不同，选用的制备方法就不同，提取液的成分也不同。如注重保持蛋白质的活性，则需用 PBS 或 Tris-HCl 等缓冲液；而要进行二维电泳时，提取液是由强变性剂等成分构成的。样品制备时必须注意的几个方面：简化样品处理过程，避免蛋白质丢失；避免样品的反复冻融；减少蛋白质降解；防止各种可能的非目标性的蛋白质修饰；尽量清除所有杂质；样品裂解液应新鲜制备。对较为特殊的样品，如膜蛋白多为低溶解性蛋白质和偏碱性蛋白质，核蛋白多为强碱性蛋白质，在制备时采用特殊助溶剂或分步提取等制备方法。

三、等电聚焦凝胶电泳

等电聚焦的基本原理：蛋白质是由不同氨基酸通过肽键连接构成的。组成蛋白质的一些氨基酸侧链在一定 pH 的溶液中是可解离的，从而带有一定的电荷。构成蛋白质的所有氨基酸残基上所带正负电荷的总和便是蛋白质所带的静电荷。若在某一 pH 的溶液中，蛋白质静电荷为零，则此 pH 即为该蛋白质的等电点。蛋白质在含有稳定的、连续的和线性的 pH 梯度的载体上时，如果蛋白质所在点的 pH 与其等电点不符，则该蛋白质会带一定量的正电荷或负电荷，在外加强电场的作用下，蛋白质分子会在电场作用下分别向负极或正极移动，当达到其等电点位置时，蛋白质静电荷为零，就不再移动，蛋白质就停在等电点处。

等电聚焦的基本过程：首先是 IEF（isoelectric focusing，等点聚焦电泳）凝胶的制备，此步骤是电泳能否成功以及结果是否精确的关键。早期的等电聚焦以低浓度聚丙烯酰胺凝胶为介质，在外加电场的该介质中从正极到负极连续排列着 pI 逐渐增加的合成载体两性电解质（synthetic carrier ampholyte，SCA）。当电压加在载体两性电解质混合物间时，最高 pI 的分子（带最多正电荷）向负极移动，最低 pI（带最多负电荷）的分子向正极移动，其余分子将根据其pI在两个电极之间分散，从而形成一个连续的梯度。其次，当蛋白质混合物加入固相介质中并处于外加电场下，根据等电聚焦的基本原理，各个蛋白质将在迁移至与其等电点相同的位置时停止移动，一旦偏离该位置，该蛋白质将带有与其偏离方向相同的电荷，因而向另外一个方向移动，直至达到动态平衡，从而实现根据等电点不同而在电荷方向的分离。

载体两性电解质的引入是等电聚焦技术的一大突破，但该技术仍存在一定的缺陷：①合成载体两性电解质是通过复杂的合成过程得到的，不同制备批次之间会有相当大的变化，其重复性很难控制，从而使一向分离时同一蛋白质在不同批次等电聚焦中出现的位置有所偏差，这就限制了2-DE分离的重复性；②合成载体两性电解质分子相对较小，难以在IEF胶内固定，在IEF过程中电渗流作用将使这些电解质分子向负极移动（负极漂移），造成pH的不稳定性增加及碱性蛋白质的难以聚焦而丢失。③灌制合成载体两性电解质凝胶的重复性难以控制，且这种凝胶机械稳定性差，易变形或断裂，同样造成稳定性下降。

固相pH梯度（immobilized pH gradient，PG）技术：这项技术的开发是一维等电聚焦技术的突破。其基本原理：将适量的IPG试剂（IPG的材料为$CH_2=CH-CO-NH-R$结构的8种丙烯酰胺衍生物系列构成）添加至混合物中用于凝胶聚合，在聚合中缓冲基团通过乙烯键共价聚合至聚丙烯酰胺骨架中，形成pH梯度。与传统载体两性电解质预制胶相比，IPG具有机械性能好、重复性高、易处理、上样量大的特点，而且避免了电渗流作用，因而可以进行较稳定的IEF分离，达到真正的平衡状态。IPG试剂可以随意调配，可以依据样品的分布范围来选择胶条的pH范图，从而可生产出不同pH分离范围的干胶条。如宽范围胶条有pH 3~10、pH 3~12；窄范围胶条有pH 4~7、pH 6~11、pH 5~8等，甚至可以限定到一个pH单位。虽然早期IPG技术在2-DE应用中遇到不少问题，但它们被逐渐克服并使得IPG等电聚焦成为目前大多数2-DE分离的首选技术。

加样有两种方法：①IPG胶重泡胀后，利用加样杯，边运行等电聚焦，边上样，利用加样杯上样的好处是可以提高上样量。由于加样杯直接和胶面接触，使得相对分子质量>100 000的蛋白质可以有效地进入IPG胶条。②胶内泡胀：将样品与重泡胀液混合，在IPG胶条泡胀的同时样品也渗入胶条，然后再加电压，其优点是泡胀和等电聚焦整合为一程序即可完成，具有较高的效率和可重复性，是目前常用的加样方法。样品常与重泡胀液混合后加在持胶槽的电极内侧，然后选择所需pH范围的胶条放于持胶槽中，将样品溶液从正极到负极均匀铺展。重泡胀完成后，可以加电压IEF。

为了提高2-DE的分辨率和蛋白质的检出率，对IPG胶条的改进研究一直都在进行，新的胶条不断出现。一方面，胶条的pH范围不断变窄；另一方面，发展出不同长度的胶条以满足不同的需要。这两种方法都是增加分辨率和检出率的有效方法。在IPG胶条已实现商品化的条件下，加样就已成为决定2-DE成功与否的决定因素。对于首次接触到制备样品或一维凝胶电泳的人来说，利用小胶（如7cm的IPG胶条）做一次预实验，可以节约时间，观察样品制备的好坏，积累经验，以避免不必要的损失。其次是运行，重泡胀完成后，可以加电压开始IEF。由于胶条所能承受的电流有限，IEF过程中要避免电流过大，一般限流为50A。最初样品中离子强度高，电压应限制于200V、30分钟，然后逐步增压，最终电压至8000V，并恒定运行若干小时。达到稳定态的运行时间就是要获得高质量的图谱和最好重复性的最佳时间。时间太短，可能导致图谱出现水平和垂直的条纹；聚焦时间太短，可能导致蛋白质的丢失。

考点提示　等点聚焦的基本过程。

四、SDS–聚丙烯酰胺凝胶电泳

二维SDS–聚丙烯酰胺凝胶电泳的基本原理：SDS是一种阴离子去污剂，可以和蛋白质定量结合，蛋白质与SDS质量之比为1∶14，可基本消除各种蛋白质分子间的天然电荷差异，形成蛋白质负离子，与蛋白质相对分子质量成正比关系。蛋白质分子的迁移率取决于其分子大小，从而实现蛋白质相对分子质量方向上的分离。

二维SDS–聚丙烯酰胺凝胶电泳的基本过程：在一向IPG等电聚焦完成后，胶条可马上用于二向，也可保存在两片塑料膜间，于–80℃存放数月，在半年内都可获得较好的图谱效果。SDS–聚丙烯酰胺凝胶电泳的基本过程，包括胶的配制、IPG在SDS平衡液中还原和烷基化、电泳等过程。胶的配制中，因IPG胶条中的蛋白质取代已得到浓缩，故SDS-PAGE不再配制浓缩胶。平衡液中作用主要使第一向中的蛋白质发生变性。在二向 SDS-PAGE分离前必须平衡IEF胶，以便被分离的蛋白质与SDS完整结合，从而使 SDS-PAGE顺利进行。有两种方法平衡IEF胶：一种是分两步进行平衡；另一种为一步平衡。平衡液的主要作用是使一向胶上的蛋白质变性。为了让SDS与蛋白质充分结合，必须加入尿素和还原剂等，以去除蛋白质的高级结构以及亚基之间的相互作用，尿素和甘油同时也用于减缓电渗效应，否则会使一向到二向的蛋白质转移率降低。平衡后，IPG胶条可直接加在二向SDS-PAGE胶的表面，其方式有垂直或水平两种。垂直胶操作方便，上样量灵活，水平胶无边缘效应。一向胶和二向胶的接触是影响电泳重复性的重要因素，要避免两者接触面之间产生气泡，否则会产生阻力，使得胶条中蛋白质无法顺利迁移至二向。

五、蛋白质染色

二维凝胶分离蛋白质的后续检测技术灵敏度不断提高，使蛋白质显色从简单的蛋白质点，现转换为集成化的蛋白质微量化学表征过程中的关键步骤。选择恰当的染色方法来分辨二维凝胶上的几千个点并对点进行分析至关重要。传统的考马斯亮蓝染色和银染在蛋白质组研究中的局限性日益暴露出来。新的染色技术如荧光标记、同位素标记技术在提高了灵敏度的同时，也与自动化的蛋白质组平台切胶技术和下游的蛋白鉴定质谱技术有很好的兼容性。综合考虑实验中的各种因素，选择当前条件下的最佳方案。

1. 考马斯亮蓝染色　最为常用的蛋白质染色方法。考马斯亮蓝是一种氨苯甲烷染料，可与蛋白质形成较强的非共价复合物，复合物的形成可能是范德华力及与NH_4^+基团的静电作用的结果。考马斯亮蓝用于聚丙烯酰胺凝胶电泳后蛋白质的染色时，蛋白质对染料的吸附与蛋白质的量大致成正比，符合 Lambert–Beer定律。考马斯亮蓝有R–250和G–250，两种的检测灵敏度为50~100ng，二者均能与质谱分析兼容。因此，当二维电泳蛋白质分离后紧接质谱鉴定时，多采用考马斯亮蓝R–250。但是，多数糖蛋白及某些结构蛋白如胶原蛋白不能被考马斯亮蓝染色。考马斯亮蓝染色的优点：染色过程简单，所需配制的试剂少，操作简单，无毒性，染色后的背景及对比度良好，与下游蛋白质鉴定方法兼容。考马斯亮蓝染色的缺点：所需的时间长，染色过程需要24~48小时，灵敏度远低于银染和荧光染色。

2. 银染　作用机制：将蛋白质条带上的硝酸银（银离子）还原成金属银，并使银颗粒沉积在蛋白带上（图9-4）。在蛋白质组学研究中，有两类银染方法：经典银染法和与质谱分析兼容的银染法。经典的银染法是将二维电泳凝胶在固定液中固定后，在含戊二醛的溶液中增敏，然后浸泡在AgNO₃溶液中，蛋白质与Ag⁺结合，由于凝胶空白背景中的Ag结合不牢，大部分被洗去，而含蛋白质的区域则由于蛋白质中自由氨基与Ag⁺的相互作用，使这些位置的Ag⁺没能被洗去，随后在碱性环境中，结合在蛋白质带上的Ag⁺被甲醛还原为金属银颗粒而沉积在蛋白质点上，沉淀的银颗粒又产生自催化反应，提高银染反应的灵敏度，使蛋白质点显示棕黄色或棕黑色。银染法操作过程复杂，要求配制试剂和洗涤溶剂必须使用超纯水，所以试剂必须达到高纯度，以避免出现假阳性误差；而且因为银的强氧化剂可导致蛋白质的修饰，而试剂中含有的戊二醛能引起蛋白质的交联而干扰质谱分析。

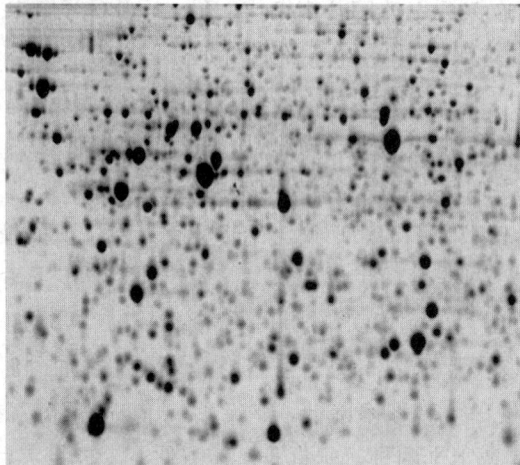

图9-4　2-DE获得蛋白质图谱

银染是非放射性染色方法中灵敏度最高的，其灵敏度可达200pg，由于银染的成本较低，在目前仍然是差异蛋白质组分析中常用的显色方法。但由于银染的过程中醛类的特异反应，使得对凝胶酶切肽谱的提取存在困难。大多数实验室的措施是采用银染凝胶进行图谱分析，然后加大上样量进行考马斯亮蓝染色并将凝胶切下用于下游鉴定。但由于银染和考马斯亮蓝染色的特异性不同使得这两种方法所得二维电泳图谱可比性不好，不利于蛋白质组研究的高通量筛选。如何改进银染方法，使之适于胶内的酶切及质谱鉴定，已成为蛋白质组研究的紧迫任务。

3. 负染　凝胶面被染色而蛋白质条带不被染色。考马斯亮蓝染色和银染中蛋白质的固定以及增敏步骤会将蛋白质提取至胶外，从而减少蛋白质产量，使得用于后续微量化学表征的样品量更少。负染的开发是专门为提高胶上蛋白质回收率而设计的，即在负染的情况下，显示出更多的蛋白质。

4. 荧光染色　比较蛋白质组学研究中，由于考马斯亮蓝染色、负染技术灵敏度不够，而银染的线性较差，限制了这些方法的应用。荧光试剂显色对蛋白质没有固定作用，与质谱兼容性好，更适用于比较蛋白质组学的研究。例如，利用丙基C3和甲基Cy5两种染料分别对两种蛋白质样品进行荧光标记，两个波长进行扫描，同时得到两个图像，经相应软件匹配，可方便地找到两个样品间的差异，即完全避免了实验因素对重复性的影响。缺点是标记过程中的共价修饰和荧光探针淬灭作用可能改变样品中蛋白的溶解性能、移动性能等性质，标记蛋白与未标记蛋白质间的轻微相对分子质量的差异，可能会导致分离后蛋白质的后续分析出现偏差。

染色方法按研究目的不同也有所选择。若对蛋白质斑点进行定性分析鉴定，用银染、考马斯亮蓝染色；若进行蛋白质定量、半定量分析，就需要选择荧光等其他染色法。近几年，随着图像分析系统的发展，荧光染色技术更多地应用于定量蛋白质组研究。扫描染色的电泳图经计算机处理，可得到相应样品的2–DE电泳图谱。比较它们的2–DE电泳图谱，可获取在相应生理或病理条件下发生改变的蛋白质的信息。2–DE后凝胶上的蛋白质可以切割分离纯化，用于进一步的分析鉴定。

二维电泳虽然是目前蛋白质组学研究中最有效的分离技术，但还不是一种完美的分离技术，其本身还存在许多问题：①进行完全可重复的2–DE分析比较困难；②较大的疏水性蛋白质在IEF分析中的结果不够理想；③相对分子质量过大（>100 000）的蛋白质分离分析能力差；④二维电泳不易实现自动化操作，尚不适应大规模蛋白质组分析的需要；⑤二维凝胶电泳现有的主要染色技术（考马斯亮蓝染色、银染）的检测灵敏度不够，会妨碍质谱对低丰度蛋白质的鉴定。此外，尽管二维电泳是目前对蛋白质组分辨率最高的分离技术，但其所能分离的蛋白质点数与理论预测的结果相比，还有着很大的差距。

六、图像分析

通过2–DE得到的蛋白质分离图谱呈满天星状，需要经过图像扫描仪、密度仪、电荷组装置，可把得到的蛋白质图谱转换为以像素为基础的、具有不同灰度强弱和一定边界方向的斑点数字信号，再经过计算机处理，去除纵向和横向的曳尾以及背景底色，就可以给出所有蛋白质斑点的准确位置和强度，得到布满蛋白质斑点的图像，即所谓"参考胶图谱"。然后应用特种MS扫描，获得肽质量指纹图谱与数据，这些数据可以充分诠释2–DE图谱。现已用于人血浆、大肠埃希菌蛋白质组等的分析。

如何提高2–DE的分离容量、灵敏度、分辨率和对蛋白质差异表达的准确检测是目前2–DE技术发展的关键。最新设计的第一相电泳采用窄pH梯度胶分离以及与2–DE相结合的高灵敏度染色技术，如新型的荧光染色技术，很大程度上提高了2–DE的可靠性和可重复性。但2–DE分离能力有一定限度，它和质谱技术的联用已成为"瓶颈"。因此，目前国际上开始重视研究以色谱/电泳·质谱为主的技术平台。差异凝胶电泳技术是解决蛋白质差异表达检测的重要方法之一，是二维电泳技术的新发展。该方法通过在电泳前用不同的荧光染料标记要进行比较的样品，再将差异标记的样品混合后在同一块胶上进行电泳，然后用不同的波长分别来检测荧光，从而实现在同一块凝胶上表现不同样品的差异。该方法完全排除了由于电泳的重复性问题可能导致的误差，大大提高了结果的可信度。但对于不含赖氨酸的蛋白质检测效果较差，并且被标记上的蛋白质由于相对分子质量变大而在电泳图上向相对分子质量大的方向移动，给后面的质谱分析带来一定的问题。针对二维电泳技术的缺陷，近年来开发出许多基于传统二维电泳技术的改进方法，这些方法的目标主要有两个：①提高分辨率，增加可分离的蛋白点的数目；②提高低丰度蛋白质点的可检出程度。

从理论上讲，细胞内相对分子质量和等电点都相同的蛋白质几乎没有，双向电泳可以将所有的蛋白质分开。但实际上由于许多因素的影响，很难达到这样的分离效果，尤其是对一些较特殊的蛋白质（如碱性蛋白）还不能有效地分离。这是因为在电泳时为了保证第二向 SDS–PAGE 中的蛋白质能与SDS充分结合，在第一向凝胶中加入了非离子型去污剂NP40、还原剂二硫苏糖醇或β–巯基乙醇及变性剂尿素，尿素的存在使pH梯度的碱性区域变小，且不稳定，即使加入较多的高pH的两性电解质也无济于事，结果碱性蛋白质很难进入胶内或被泳出胶外。为了解决这一问题，科学家又提出了不平衡pH梯度电泳，将白质样品加在凝胶的正极端，在较短的时间内聚焦，使非碱性蛋白离它们的等电点较近，在较短

时间内到达其等电点而得到分离；碱性蛋白则因离其等电点位置较远，较短的聚焦时间内还未迁移至其等电点，结果它们仍留在胶内，从而使所有的蛋白都能在第一向得到分离，解决了由于尿素的存在而引起的问题，这使双向电泳技术得到进一步发展。

第三节　质谱技术

质谱技术是近年来迅速发展起来的一种鉴定生物大分子的技术。现今，质谱分析的足迹已遍布各个学科的技术领域，在固体物理、电子、冶金、原子能、航天、地球和宇宙化学、生物化学及生命科学等领域均有着广泛的应用。质谱技术在蛋白质组研究中主要用于蛋白质的鉴定，是蛋白质组学研究中的核心技术和重要工具，是目前蛋白质组研究中发展最快、最具活力和潜力的技术（图9-5）。当前蛋白质组研究的核心技术就是二维凝胶电泳-质谱技术，即通过二维凝胶电泳将蛋白质分离，然后利用质谱对蛋白质逐一进行鉴定。质谱技术已经成为最有效的蛋白质鉴定工具，具有快速、高灵敏度、高准确度、高通量、自动化等特点。其基本原理：样品离子化后，根据不同离子间的质荷比的差异来分离和确定蛋白质的相对分子质量。根据离子化源的不同，质谱主要可以分为基质辅助激光解吸离子化质谱（matrix assisted idesorption ionization mass spectrometry，MALDI-MS）和电喷雾离子化质谱（electrospray ionizationmass spectrometry，ESI-MS）两大类。

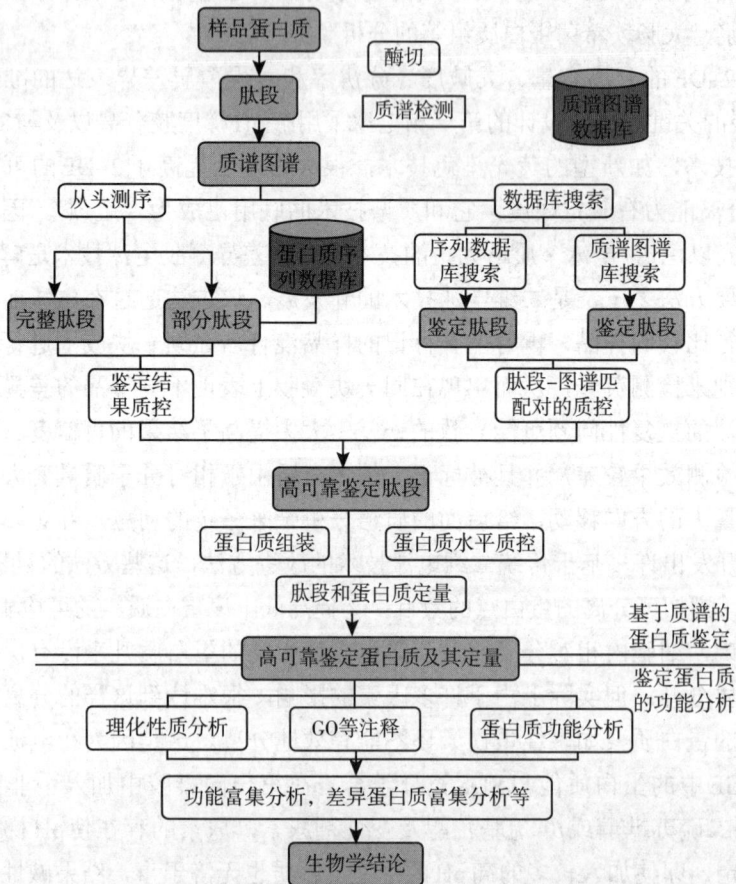

图9-5　基于生物质谱的蛋白质组信息学分析流程图

一、质谱技术的原理及类型

质谱是指样品分子离子化后，根据不同离子间的质量、电荷比值（质荷比，*m/z*）差异分离，测定各种离子谱峰的强度，实现分析目的的一种方法，其分析过程需要借助质谱仪来完成。质谱分析的基本原理是将样品分子（或原子）在离子源中离子化成具有不同质量的单离子，后经过电场和磁场的偏转，使同一质荷比而速度不同的离子聚焦在同一点上，用检测系统进行检测得到不同质荷比的谱线（质谱图），通过对谱线的分析可获得分析样品的分子量、分子式、分子结构等信息。质谱仪由进样装置、离子化源、质量分析器、离子检测器和数据分析系统组成。离子化源和质量分析器是最核心的部件。根据离子化源的不同，有电子电离、化学电离、快离子轰击电离、场电离等不同类型，但目前应用于蛋白质分析的是采用所谓"软电离"的方法，即样品分子电离时，保留整个分子的完整性，不会形成碎片离子。而蛋白质样品被电离，会产生大量的碎片离子，使结果无法解释，这也是质谱技术虽然出现已久，但并未应用到生物大分子研究的重要原因。图9-6是质谱仪的工作原理。

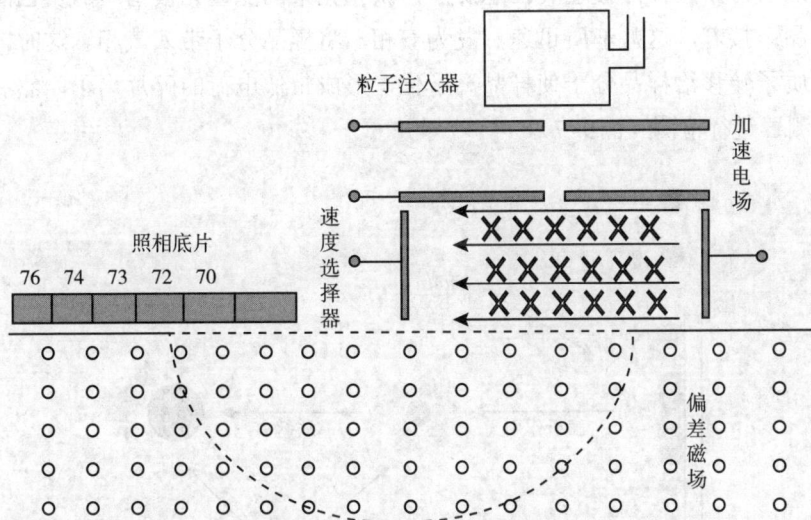

图9-6 质谱仪的工作原理

生物大分子研究中主要应用的"软电离"方法是电喷雾离子化（electrospray ionization ESI）和基质辅助的激光解吸离子化（matrix-assisted laser- desorption ionization，MALDI）。根据质量分析器的不同又可分单聚焦质谱、双聚焦质谱、飞行时间质谱（time of flight massspectrometry，TOF-MS）、四极杆质谱等。离子化源与质量分析器有不同的组合方式，如ESI离子源一般与四极杆、离子阱质量分析器相匹配，而基质辅助的激光解析离子化源通常与飞行时间质谱相结合，即组成所谓的基质辅助的激光解吸电离飞行时间质谱仪（matrix-assisted laser-desorption ionization time of flight mass spectrometry，MALDI-TOF-MS）。目前在蛋白质组研究中，以ESI质谱仪和MALDL-TOF质谱仪最为常用。

（一）电喷雾质谱技术

美国耶鲁大学 John Fen 研究组于1988年报道了他们应用电喷雾质谱技术（electrospray ionizationmass spectrometry，ESI-MS）首次成功地进行了蛋白质分析，从此使ESI-MS进入了用于生物大分子研究的时代。电喷雾过程可被分为3个阶段：液滴形成、液滴萎缩和气态离子形成。溶剂由泵输送，经不锈钢毛细管流出。由于溶液被输送至带高电压的电喷雾毛细管尖端，溶液中的离子会在表面累积，并沿低场方向被吸出，形成 Taylor 锥，如果所加的电场足够高，使静电力超过表面张力时，被抽成细丝，经过"发芽"过程，产生带电荷的液滴，在毛细管出口发生喷雾，产生强电荷的液体微粒，所以被称为"电喷雾"。当带电液滴沿压力梯度向质谱仪的分析器迁移时，溶剂从液滴上蒸发，导致液滴体积缩小，表面的电荷密度增大，当达到 Rayleigh 极限时，电荷间的库仑斥力足以被抵消，使液滴保持完整的表面张力，液滴发生碎裂，即库仑爆炸，而形成更小的液滴，随着液体微粒中溶剂的蒸发，离子向表面移动。离子的密度增加，最终逸出表面，蒸发进入空间。

（二）基质辅助激光解吸质谱技术

激光解吸电离质谱（laser desorption ionization-mass spectrometry，LD-MS）最初用于鉴定分子合成聚合物和热不稳定的生物小分子，至1988年有研究者提出使用基质辅助激光解吸电离质谱（MALDI-MS）。MALDI-MS 的工作原理：样品先与基质形成共结晶，当接受紫外激光照射时，因样品被包裹在基质中，激光光束的能量先被基质的发色团吸收，从而保护了样品；接着，这些基质迅速蒸发为气相，将样品分子带入气相。这时，受激发的基质分子将质子转移给样品分子使样品离子化，形成带低电荷的碎片离子，然后在电场中加速，由检测器进行检测（图9-7）。

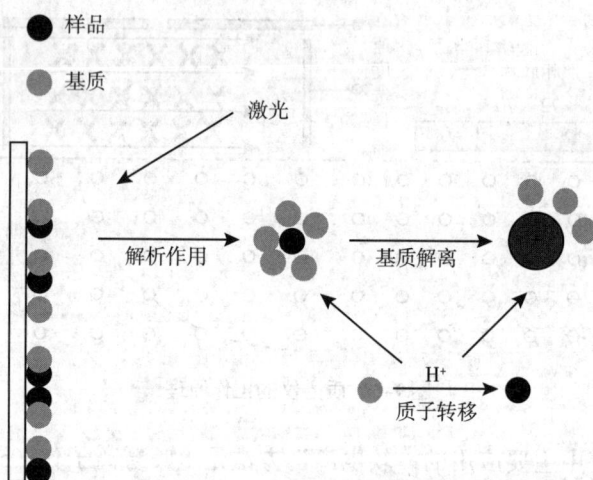

图9-7 MALDI工作原理示意图

MALDI-MS 是将作为离子源的 MALDI 和分析检测的飞行时间质谱联用，主要用于获取蛋白质或肽的质量数据。MALDI-MS 的主要优点在于：操作较为简便；自动化程度高，保证了实验的精确性；灵敏度高。在此基础上改进的基质辅助激光解吸电离飞行时间质谱（MALDI-TOF-MS）可大大提高鉴定的特异性和准确性，现已成为许多实验室选择的蛋白质鉴定方法，但该方法对低分子质量蛋白质的鉴定效果不好。表面增强激光解吸离子化飞行时间质谱（surface enhanced laser desorption ionization time of flight mass spectrometry，SELDI-TOF-MS）是进一步改进的质谱技术，其在蛋白质检测和鉴定方面有着独到之处。它的主要优势在于：可以直接用未经纯化的样品分析，如血液、尿液、关节腔液等；样品量少（最少0.5~5μl），灵敏度高，有利于检测出丰度低、相对分子质量小的蛋白质；高通量，便于自动化，可以用于快速发现多个生物标志物；可确定疏水蛋白质，特别是膜蛋白等。

ESI联合nano探针注射和高效毛细管液相色谱分离技术可获得极低微量的信息，可实现蛋白质组中蛋白质成分的超微量分析，获得的序列信息可用 Ques软件进行数据查询，鉴定被测定的蛋白质；同时，基于ESI的串联质谱可分析蛋白质翻译后的修饰情况。但与MALDI-MS相比，ESI-MS技术的样品制备复杂，在蛋白质组高通量分析上受到一定限制；MALDI-MS可实现从蛋白质组分离到鉴定过程的全自动化，达到蛋白质组高通量分析的要求，这一能力已被最近"临床分子扫描仪"的引入所证实。然而，串联质谱技术在分析翻译后修饰的位点和特征上可能具有策略性地位，将有着较好的应用前景。目前，四极杆飞行时间质谱技术的产生和应用，对蛋白质微测序和氨基酸残基的修饰分析有着重要的价值。可见，质谱技术在蛋白质成分分离后的鉴定中起着重要作用。随着大规模的基因组测序、质谱技术和生物信息学的快速发展，蛋白质鉴定方法已发生了戏剧性的变化，使大规模蛋白质组研究成为现实。质谱对蛋白质鉴定的贡献主要是基于质谱软电离技术——基质辅助激光解析电离（MALDI）和电喷雾电离（ESI）的发展和成熟。在应用中MSLDI-MS常和2D-凝胶电泳联用，ESI-MS常和LC联用。基于MALDI的肽质量指纹谱、源后衰变片段离子分析和基于ES的串联质谱的部分测序技术是质谱鉴定蛋白质的主要方法，它们在鉴定二维电泳分离的蛋白质组成分时已显示出惊人的潜力，可实现蛋白质组研究的高通量、超微量等需求。但质谱不易进行N端或C端序列鉴定，要完全鉴定某蛋白质尚需结合传统的鉴定技术如氨基酸微测序（Edman降解法）、氨基酸组成分析，以了解N端和C端序列信息。

1. 肽质量指纹谱（peptide mass fingerprinting，PMF）　蛋白质经酶切位点专一的蛋白酶水解后得到的肽片段质量图谱。由于每种蛋白质的氨基酸序列都不相同，蛋白质经过蛋白酶水解后，产生的肽片段序列也不同，其肽混合物的质量数具有特征性，因此称为肽质量指纹谱，可用于蛋白质的鉴定。基质辅助激光解吸电离飞行时间质谱是一种常用的取得蛋白质肽质量指纹谱的方法，其基本原理：将大分子待测样品与基质混合，通过基质分子吸收激光能量，转化为系统的激发能，导致大分子样品的电离和气化，生成的离子在真空无场区飞行并到达检测器，不同质荷比的离子到达检测器的时间不同，从而得到该蛋白质的肽质量指纹谱。数据库序列查询程序会对数据库中的蛋白质序列采用特异的蛋白酶进行"理论上"的酶解，从而得到"理论肽谱"，通过将实验测得的多肽质量与数据库中多肽的理论质量比较，并对结果进行打分和排序，最后根据分值高低确定所测的蛋白质。蛋白质的排序通过评分系统来实现，分数较高者作为候选蛋白，候选的蛋白质是从匹配一个或几个属性的基础上选择出来的。评分系统对于PMF而言是十分关键的，通常需要考虑诸多因素才能给出一个可靠的得分。由于基质辅助解吸电离飞行时间质谱灵敏度高，可用于100 000范围内生物大分子的相对分子质量测定和处理许多样品，因而是大规模鉴定蛋白质的首选蛋白质组学技术。该法的优点：①MALDI可耐受分析混合物中存在的微量缓冲液、盐浓度和少量电荷离子，这使得它优于电喷雾电离等其他离子化技术而成为PMF分析的最佳离子化技术；②灵敏度高，仅需少数肽片段的质量就能被准确测定；③ MALDI-MS-PME鉴定的整个过程能完全自动化，适合于蛋白质组的高通量分析。然而，它也存在一些局限性，特别是下面几种情况：①样品是蛋白质混合物，获得的图谱就会非常复杂，可能会产生假阳性鉴定结果；②由于这种方法是以统计学为基础，在大规模的序列数据库中检索MS

图谱，数据库越大，随机匹配质量的肽段就越多；③蛋白质含有的未知修饰会减少匹配质量的肽段数；④被分析的蛋白质非常小或非常大都会影响检索结果；⑤所要研究的蛋白质序列可能不在蛋白质序列数据库中。目前已建立了许多基于PMF的数据库分析软件，但是PMF分析是将实验获得的肽质量与库中理论肽质量相比较，其成败强烈依赖于数据库中理论肽质量的获得；当被分析蛋白所属物种的基因组序列数据有限时，则用PMF进行蛋白鉴定的成功率非常低；PMF分析不能100%地鉴定被测蛋白，还需结合其他序列信息或氨基酸成分分析等技术。

2. 肽序列标签（peptide sequence，PST） 蛋白质由20种氨基酸组成，5~6个氨基酸残基的序列片段在一个蛋白质组成中具有很高的特异性，这个片段称为肽序列标签，可用于蛋白质鉴定。色谱串联质谱及液相色谱电喷雾串联质谱能够检测离子结构碎片的质荷比及提供离子的结构信息，即得到肽段的相对分子质量及部分肽序列标签信息，最后通过计算机联网查询，其信息在数据库查询中特异性更强，最后可对该蛋白质进行鉴定。

（三）放射性核素质谱技术

放射性核素质谱是用于放射性核素分析的质谱仪器，被广泛地应用于各个领域，但其在医学领域的应用只有几年。由于某些病原菌具有分解特定化合物的能力，该化合物又易于用放射性核素标记，所以人们就想到用放射性核素质谱的方法检测其代谢物中放射性核素的含量，以达到检测该病原菌的目的。气体放射性核素分析质谱计主要分析对象是$^2H/^1H$、$^{13}C/^{12}C$、$^{15}N/^{14}N$、$^{18}O/^{17}O/^{16}O$、$^{34}S/^{32}S$，主要用于地质学、地球化学、矿物学医药学、生物化学、临床诊断和农业方面的稳定性放射性核素分析。固体放射性核素分析质谱计，亦称热离子发射放射性核素质谱计，主要分析对象是锂、硼、镁、钾、钙、铷、锶、铯、钕、铅、铀和钚，用于核工业、核地质学研究、环境保护等。在稳定放射性核素分析中均以气体形式进行质谱分析，因此常有气体质谱仪之称。

放射性核素质谱分析仪的测量过程可归纳为以下步骤：①将被分析的样品以气体形式送入离子源；②把被分析的元素转变为带电的阳离子，应用纵电场将离子束准直成为一定能量的平行离子束；③利用电、磁分析器将离子束分解为不同m/z比值的组分；④记录并测定离子束每一组分的强度；⑤应用计算机程序将离子束强度转化为放射性核素丰度；⑥将待测样品与工作标准品相比较，得到相对于国际标准的放射性核素比值。

（四）氨基酸分析技术

氨基酸组分分析由于耗资低而常用于蛋白质鉴定。氨基酸组分分析在早期蛋白质组学研究中有所应用，是一种传统的蛋白质化学分析法，其可提供蛋白质一级结构信息。氨基酸组成分析有别于肽质量或序列标签，是利用不同蛋白质具有特定的氨基酸组分的特征来鉴定蛋白质。该法可用于鉴定2-DE分离的蛋白质，应用放射标记的氨基酸来测定蛋白质的氨基酸组分，或将蛋白质转PVDF膜，在高温下酸性水解，让氨基酸自动衍生后，经色谱分离，获得的数据用软件进行数据库查询，依据代表两组分间数目差异的分数对数据库中的蛋白质进行排榜，"冠军"蛋白质的可信度较大。但该法的速度较慢，所需蛋白质或肽的量较大，在超微量分析中受到限制；存在酸性水解不彻底或部分降解而产生氨基酸变异的缺点，故应联合其他的蛋白质属性进行鉴定。此外也可采用放射性标记法和蛋白酶水解法，Edman降解法也可测定氨基酸的组成。

（五）蛋白芯片技术

蛋白质芯片和 SELDI-MS 相结合应用最常见，可用于寻找差异表达的蛋白质，原理是将不同生理状态的样品和同一蛋白质芯片结合，洗去未结合的蛋白质，然后用 SELDI-MS 分析结合的蛋白质，找到差异表达的蛋白质，为下一步的临床诊断提供生物化学方面的依据。SELDI蛋白质芯片在蛋白质组学研究中的优点在于：①不会破坏蛋白质；②分析蛋白质不需溶解和染色，且针对性更强；③适用于分析组分复杂的生物样品，可直接分析粗生物样品如血清、尿、体液等，检测灵敏度高；④所需样本量少；⑤鉴定所获得的信息量大（包括相对分子质量、含量、等电点、糖基化位点、磷酸化位点等信息，并可发现低丰度、小相对分子质量的蛋白质）；⑥自动化、高通量、耗时短、重复性好；⑦简单易行；⑧可以分析2-DE无法分析的蛋白质（包括疏水性蛋白质、值过高或过低的蛋白质）；⑨可用于MALDI所不能进行的蛋白质定量分析。这些优势使SELDI蛋白质芯片技术特别适于筛选疾病标志物，用于发现与疾病相关的一种蛋白质或生物标记物或组蛋白质，从而提供疾病诊断的最佳组合指标。

蛋白质芯片检测技术在分析蛋白质组研究中不仅实现了快速、高效、高通量，而且能鉴定蛋白质间的相互作用。利用该技术可以比较疾病和健康状态的细胞或组织的蛋白质，找出差异蛋白质，确定疾病标志物。也可分析疾病不同阶段蛋白质变化，进而发现疾病不同时期的蛋白质标志物，为临床诊断提供量化指标。

（六）分子扫描技术

标准的2-DE/MS蛋白质组分析方法受限制于2-DE的通量，特别是无法平行地分析大量样品，需要个别地纯化样品，再用MS分析。分子扫描技术能对2-DE的各蛋白质斑点同时消化，然后电转移至PVDF膜，该膜直接用特种MS扫描，得出肽质量指纹图谱。这些数据可以充分地诠释2-DE图谱。该技术在很大程度上实现了高通量与检测一体化，在同一实验中，完成了高通量的消化、转移、鉴定与成像一系列过程，较大减少了蛋白质样品的丢失。分子扫描技术有如下优点：①可进行多个蛋白质交叉斑点的鉴别；②可对蛋白质翻译后修饰进行分析；③在扫描图上，可自动呈现多色标记的不同的潜在修饰蛋白；④蛋白质产物点阵均无须染色，MS强度起着"染色剂"作用；⑤该技术可检测到皮摩尔水平。

二、质谱技术在蛋白质组学研究中的应用

（一）质谱技术在核酸研究中的应用

质谱技术已经可以对数十个碱基的寡核苷酸的相对分子质量和序列进行测定。质谱寡核苷酸的序列分析通常有3种方法：①用质谱代替凝胶电泳，对双脱氧法合成的混合寡核苷酸段，采用延迟提取基质辅助激光解吸电离质谱法测定混合碱基DNA，获得高分辨率的DNA质谱图；②分别用外切酶进行部分降解切割寡核苷酸片段，在不同时间内分别取样进行质谱分析，获得寡核苷酸部分降解的分子离子峰信号，通过对相邻两个碎片分子质量进行比较可以计算出被切割的核苷酸单体分子质量，将其与四个脱氧核苷酸的标准分子量进行对照就可以读出寡核苷酸的序列；③运用串联质谱直接分析寡核苷酸的序列。基因库中有一个很丰富的资源即单核苷酸多态性片段，它是一类基于单碱基变异引起的DNA多态性，使得在鉴定和表征与生物学功能和人类疾病相关的基因时，它可作为关联分析的基因

标志。质谱可以通过准确的分子量测定，确定SNP与突变前多态性片段分子量差异，由分子量的变化可推定突变方式。一种快速而经济的方法是利用DNA芯片技术和质谱检测相结合，将杂交至固定化DNA阵列上的引物进行聚合酶链反应扩增后，直接用质谱对芯片上SNP进行检测，该法将所需样品的体积由μl减至nl，且有利于自动化和高通量的测定，该法既节省时间，又适于高通量分析，有利于特异性基因的定位、鉴定和功能。

（二）质谱技术在蛋白质组学研究中的应用

1. 蛋白质肽的离子　选取目标肽的离子作为母离子，与惰性气体碰撞，使肽链中的肽键断裂，通过串联成一系列子离子，即N端碎片离子系列和C端碎片离子系列，将这些碎片离子综合分析，可得出肽片段的氨基酸序列。

2. 研究蛋白质的修饰　蛋白质在翻译后需进行修饰，包括磷酸化、糖基化、N端封闭等。蛋白质一级结构可以通过基因序列演绎，但翻译后的修饰信息却无法从基因序列中得到，而蛋白质的修饰，特别是磷酸化修饰、糖基化修饰对于蛋白质功能的实现是非常重要的。质谱技术可以通过特征离子监测的方法确定磷酸化肽，通过串联质谱确定磷酸化位点。在糖蛋白分析方面，不仅可以通过质谱、蛋白酶解和糖苷酶酶解结合的方法寻找糖肽，鉴定糖基化位点，还可通过串联质谱分析糖链的组成、结构，甚至分支情况。除此之外，质谱技术还可用于蛋白质三维结构的分析及生物分子相互作用分析。

（三）质谱技术在多糖研究中的应用

多糖的免疫功能是近年来研究的热点领域之一，其结构的测定是功能研究的基础。多糖与蛋白质和核酸不同，其少数的分子即可由于连接位点的不同，而形成复杂多变的结构，因而难以用传统的化学方法研究。质谱技术具备了测定多糖结构的功能，配以适当的化学标志或酶降解，可对多糖结构进行研究。采用MALDI-TOF-MS可对糖蛋白中的寡糖侧链进行分析，包括糖基化位点、糖苷键类型、糖基连接方式以及寡糖序列测定。

（四）质谱技术在代谢组学研究中的应用

代谢组学是对病理刺激或基因改变时生物体系的动态代谢响应的多参数定量分析，即代谢组学是关于生物内源代谢物整体及其变化规律的科学。它的中心任务就是检测、量化和绘制生物代谢组的动态变化规律，并将该变化规律和所发生的生物化学反应过程联系起来。基于质谱的代谢组学实验一般按样品制备、代谢产物分离、MS检测与鉴定、数据分析与模型建立划分为四个部分。

色谱与质谱联用不但可以获得差异代谢组信息，而且可以得到代谢组分的结构信息，如使用色谱质谱方法结合主成分分析方法，比较肝炎、肝硬化与肝癌患者的尿液代谢谱的差异，结果发现一组尿液代谢物与肝癌的相关性优于传统单一的甲胎蛋白。质谱技术在蛋白质组学和代谢组学研究中的广泛应用，为我们提供了有关疾病的更多表型和生理学信息。

三、质谱技术在医学检验中的应用

（一）质谱技术在临床生化检验中的应用

质谱技术在临床生化检验中应用最为成熟的项目主要包括：生化遗传检测、治疗药物监测、类固醇激素检测、营养素检测以及毒理学检测。技术高特异性的特点可有效避免结构类似物对检测结果的影响，为临床提供更准确的结果，提高患者的依从性。技术高灵敏度的特点可在很大程度上弥补内分泌类固醇激素检测中，低浓度化合物检测困难和测不准的难题，为疾病的预测和诊疗分型提供准确结果。质谱技术一次可检测多种化合物的特点，可提高检测通量、减少样品用量和降低检测成本。如在生化遗传检测中，质谱技术一次可分析60多种氨基酸和酰基肉碱，筛查40余种新生儿遗传代谢病；在营养素检测中一次可分析20种氨基酸、20种脂肪酸、10余种微量元素或5种脂溶性维生素，有效提高了检测通量、减少了样品用量，并提供了丰富的检测信息；在毒理学检测中一次可检测尿液中19种药物，实现了高通量、快速高效的药物筛查技术。

（二）质谱技术在微生物检验中的应用

近年来，MALDI-TOF技术已成功应用于微生物的鉴定及分型，并逐渐成为微生物鉴定的主流技术，可快速检测和鉴定革兰阳性菌、革兰阴性菌、厌氧菌、分枝杆菌、酵母菌和丝状真菌等。相比于传统的革兰染色、菌落形态、表型鉴定及分子生物学技术，MALDI-TOF技术具有快速、准确、经济、高通量等优点。MALDI-TOF是基于细菌表面蛋白分子检测的技术，通过测定未知微生物自身独特的蛋白质指纹图谱及特征性的图谱峰，并与数据库中参考菌株的蛋白指纹图谱进行比对，从而实现菌株的鉴定。该技术是将完整的微生物细胞直接进行检测，样品制备简单，检测周转时间短，在数分钟内就可以得到一个菌种的测试结果，且分析用菌量极少，而传统方法完成常规细菌鉴定至少需要8~18小时或更长时间。MALDI-TOF通过检测细菌胞膜成分或表达的特异蛋白对细菌进行种群的鉴别，敏感性和准确性高，可以区分表型相似或相同的菌株，提供属、种、型水平的鉴定，对临床常见分离菌鉴定到种水平的准确率很高。以16S rRNA基因测序结果为标准，质谱检测结果准确率高，不仅可以识别病原菌，而且有助于发现新的病原菌。此外，质谱技术还用于病原体的药物敏感性检测，常规的药物敏感性实验方法比较费时，局限于少数细菌。MALDI-TOF通过比对耐药菌株和药物敏感菌株间的特征性蛋白和图谱峰及检测耐药菌株与抗生素共培养后的分解产物，可以分析几乎所有的耐药机制。随着仪器技术参数、质谱数据库及分析软件的不断更新完善，所有的分离株将被逐步明确地鉴定出来。因此，随着质谱技术在临床微生物实验室的应用数据库进一步完善，MALDI-TOF技术必将在微生物鉴定、菌种分型、同源分析、耐药监测等多方面发挥出更大作用，有望成为新一代病原微生物诊断的常规技术。

（三）质谱技术在核酸检测中的应用

核酸质谱检测技术是在MALDI-TOF原理的基础上，结合引物延伸分析法和碱基特异裂解分析法，针对双链DNA的特性进行了特殊优化，使样品在电离过程中不产生或产生较少的碎片离子，可用于检测核酸的分子量和研究基因组单核苷酸多态性（single nucleotide polymorphism，SNP），是应用于临床核酸检测的新型软电离生物质谱。相比于以凝胶电泳为基础的测序法，质谱技术具有分辨率高、分离速度快、杂质干扰少的优点，被广泛应用于核酸测序、核酸指纹图谱、核酸SNP分析等。

药物代谢酶遗传多态性是产生药物毒副作用、降低或丧失药物疗效的主要原因之一，通过检测药物代谢酶的基因型可对临床用药方案进行指导和调整，为临床个体化用药提供依据。以往检测药物代谢酶基因多态性通常采用化学法，依赖于核苷酸的互补性对核酸序列进行分析，对于序列的长度、复杂性、反应条件等都具有较高的要求，容易受到不同程度的化学因素干扰，导致检测结果出现偏差。若能将化学和物理方法结合起来对药物代谢酶基因进行检测，将极大提高检测结果的准确性。MALDI-TOF是药物代谢酶基因多态性的新型检测方法，其根据核苷酸分子被电离后在真空管中的飞行时间来确定其分子量大小，最终确定核苷酸序列，检测结果仅仅依赖于核酸分子量。传统的Sanger测序方法虽然是序列测定的"金标准"，但其操作步骤烦琐费时和试剂成本高等限制了其临床应用。MALDI-TOF可通过一次实验检测多个标本的多个突变，实现基因型的高通量、快速检测，为个体化用药提供更加多样化的检测手段。

在临床生化检验领域，技术的应用优势明显，也存在较多的挑战和局限性，但技术的不断革新将会解决这些困境，促进技术的应用。在技术应用普及方面，相信行业协会和质谱技术应用较早的临床实验室，将会进一步推动技术应用的规范化和标准化，同时为满足临床在生化检验方面的需求，弥补传统方法的不足。随着技术本身的发展、基础应用以及临床转化应用研究工作的不断深入，质谱技术正在成为医学检验领域非常有前景的、高渗透性的新兴检测技术。

📋 **知识拓展**

快原子轰击质谱技术（fast atom bombardment massomey，FABMS）

FABMS是用快速惰性原子射击存在于底物中的样品，使样品离子溅出进入分析器，这种软电离技术适于极性强、热不稳定的化合物的分析，更加适用于多肽和蛋白质等的分析研究。在FABMS中，快原子是通过具有一定动能的离子束在气体碰撞室中与中性原子碰撞并发生电荷交换而获得的。通常要获得一张满意的FABMS图，底物的选择是一个重要因素，如果样品溶于底物，那可以用底物作溶剂溶解样品，将样品溶液涂于样品靶上进行质谱分析。

FABMS电离技术特别适合于热不稳定高极性化合物，如蛋白质、核酸及糖类等。FABMS可提供有关离子的精确质量，从而可以确定样品的元素组成和分子式，而FABMS-MS串联技术的应用可以提供样品更为详细的分子结构信息，从而使其在生物医学分析中迅速发展。

━━━━━ **本 章 小 结** ━━━━━

Western印迹技术是在蛋白质电泳分离和抗原抗体检测的基础上发展起来的一项检测蛋白质的技术。本章具体阐述了该技术的三个步骤：SDS-聚丙烯酰胺凝胶电泳、电转移、酶免疫定位。聚丙烯酰胺凝胶电泳是目前对蛋白质进行分离、纯度鉴定及分子量测定的主要方法之一。电转移目前常用方法是电洗脱或电印迹。其主要优点是转印迅速、完全。靶蛋白的免疫学检测分为三个步骤：封闭、第一抗体与靶蛋白的结合、第二抗体与第一抗体的结合。于是，经标记的第二抗体就被固定在固相膜上被检测蛋白所在的位置，再根据标记物的不同，选择不同的检测方法，即可以显示出靶蛋白在膜上所处的位置。

双向电泳是利用蛋白质的带电性和分子量大小的差异，通过两次凝胶电泳达到分离蛋白质的技术。第一向电泳依据蛋白质的等电点不同，通过等电聚焦将带不同净电荷的蛋白质在pH梯度介质中外加电场作用形成分离的蛋白质区带。第一向等电聚焦完成后，将凝胶包埋在十二烷基硫酸钠-聚丙烯酰胺凝胶电泳凝胶板上端，依据蛋白质分子量的不同，在垂直或水平方向进行 SDS-PAGE，即第二次分离。电泳结果形成了分离的蛋白质点，所得蛋白质双维图谱中，每个点代表样本中的一个或数个蛋白质，根据 Cartesian 坐标系，从左到右显示的是 pI 的增加，从下到上显示的是分子质量的增加。

　　质谱是指样品分子离子化后，根据不同离子间的质量、电荷比值（m/z）差异分离，测定各种离子谱峰的强度，实现分析目的的一种方法，其分析过程需要借助质谱仪来完成。将样品分子（或原子）在离子源中离子化成具有不同质量的单电荷离子，先后经过电场和磁场的偏转，使同一质荷比而速度不同的离子聚焦在同一点上，用检测系统进行检测得到不同质荷比的谱线（质谱图），通过对谱线的分析可获得分析样品的分子量、分子式、分子结构等信息。

习　题

扫码"练一练"

一、选择题

1. 最能直接反映生命现象的是

A. 蛋白质组　　　　　B. 基因组　　　　　C. mRNA水平　　　D. 糖类　　　　E. 脂类

2. 关于 Western 印迹以下说法正确的是

A. 是由凝胶电泳和固相免疫组成的

B. 缺点是不能对转移到固相膜上的蛋白质进行连续分析

C. 检测的灵敏性为 0.1～1ng

D. 需要对靶蛋白进行放射性核素标记

E. 固相膜保存时间短

3. DTT 可以断开蛋白质分子间氨基酸残基形成的

A. 氢键　　　　　　　　B. 离子键　　　　　　　C. 二硫键

D. 酯键　　　　　　　　E. 疏水键

4. DTT 可以断开蛋白质分子间哪种氨基酸残基形成的二硫键

A. 甘氨酸残基　　　　　B. 半胱氨酸残基　　　　C. 精氨酸残基

D. 赖氨酸残基　　　　　E. 苯丙氨酸

5. SDS 是一种阴离子表面活性剂，其可断开蛋白质分子内和分子间的

A. 氢键　　　　　　　　B. 离子键　　　　　　　C. 二硫键

D. 酯键　　　　　　　　E. 疏水键

6. SDS-PAGE 电泳消除或掩盖了不同种类蛋白质间的

A. 分子大小差异　　　　B. 电荷差异　　　　　　C. 疏水性差异

D. 氢键差异　　　　　　E. 以上都不是

7. 硝酸纤维素和 PVDF 膜结合蛋白主要靠

A. 疏水作用　　　　　　B. 氢键作用　　　　　　C. 离子键作用

D. 盐键作用　　　　　　E. 酯键作用

8. Western 印迹时转移缓冲液中的甲醇具有

A. 可除去 SDS 蛋白质复合物中 SDS

B. 亲水作用

C. 减低蛋白质与硝酸纤维素膜的亲和能力

D. 在凝胶孔中引起氧化反应

E. 以上都不是

9. 容易对膜产生"负染"的封闭剂是

A. 凝集素   B. 牛血清蛋白   C. 酪蛋白

D. 血红蛋白   E. 脱脂奶粉

10. 关于双向凝胶电泳的两向电泳以下描述正确的是

A. 第一向以蛋白质电荷差异为基础，第二向以蛋白质分子量差异为基础

B. 第一向以蛋白质分子量差异为基础，第二向以蛋白质电荷差异为基础

C. 两向电泳基础不定，可以任选

D. 两向电泳基础相同，只是方向不同

E. 以上都不正确

11. 双向电泳的样品制备目的不包括

A. 去除蛋白质杂质   B. 溶解   C. 变性

D. 溶解   E. 氧化

12. 有些蛋白质如膜蛋白、核内蛋白本身的溶解性差，需加入一些增溶剂，如

A. 硫脲   B. PMSF   C. EDTA

D. 核酸酶   E. 以上都不是

13. 为了保持蛋白质不被蛋白酶水解，常需加入一些蛋白酶抑制剂，如

A. 硫脲   B. 核酸酶   C. DTT

D. PMSF   E. 尿素

14. 关于等电聚焦电泳的原理下列说法不正确的是

A. 通过与阴离子去污剂作用后，使得蛋白质获得负电荷，所有蛋白质带得电荷相等

B. 依据蛋白质分子的净电荷或等电点进行分离

C. 利用两性电解质可以在电场中形成正极为酸性，负极为碱性的连续pH梯度

D. 电泳迁移率与等电点有关

E. 固相pH梯度等电聚焦电泳采用的介质不是两性分子

15. 关于SDS-聚丙烯酰胺凝胶电泳的原理不正确的是

A. SDS是一种阴离子去污剂

B. SDS可以与蛋白质的疏水部分相结合，从而使蛋白质获得负电荷

C. SDS-PAGE时蛋白质的迁移率与分子大小相关

D. SDS使具有不同等电点的蛋白质得以分离

E. SDS与蛋白质结合后可以屏蔽没有SDS时的任何一种电荷

16. 下列哪种染料不能用于双向电泳后，胶上的蛋白质染色

A. 萘黑12B   B. 氨基黑10B   C. 考马斯亮蓝

D. 氨基黑   E. 苏丹黑

17. 负染法中灵敏度最高的是

A. 醋酸钴   B. 氯化钾   C. 氯化铜

D. 氯化锌　　　　　　　　　　　E. 氯化镍

18. 蛋白质染色中的"雪崩"效应常出现在哪种染色方式

A. 考马斯亮蓝染色　　　　　　　B. 银染　　　　　　　　　　　C. 铜染

D. 荧光染色　　　　　　　　　　E. 放射性核素标记染色

19. 蛋白质染色中哪种方法易造成蛋白质末端封闭，不利于蛋白质序列分析

A. 考马斯亮蓝染色　　　　　　　B. 银染　　　　　　　　　　　C. 铜染

D. 荧光染色　　　　　　　　　　E. 放射性核素标记染色

20. 质谱技术是将样品分子离子化后，根据什么差异来确定样品分子量

A. 质量　　　　　　　　　　　　B. 电荷　　　　　　　　　　　C. 序列长短

D. 吸光度　　　　　　　　　　　E. 质量、电荷比值

21. MALDI分析生物大分子的过程中，下列不是合适基质应具备条件的

A. 吸收能量

B. 使生物大分子彼此分离

C. 使被分析的生物大分子离子化

D. 基质分子与被分析物质间的摩尔比为100：1~50000：1

E. 烷基化蛋白质所带的自由巯基

22. 下列哪个不是MALDI–MS的特点

A. 质量检测范围宽（已超过300kDa），样品量只需1pmol甚至更少

B. 不与被分析化合物发生反应

C. 对样品要求高

D. 分析速度快，分子离子峰强，信息直观

E. 质量的准确度高

23. 下列哪个不是放射性核素质谱分析仪的测量步骤

A. 将被分析的样品以气体形式送入离子源

B. 把被分析的元素转变为带电的阴离子

C. 利用电、磁分析器将离子束分解为不同m/z比值的组分

D. 应用计算机程序将离子束强度转化为放射性核素丰度

E. 记录并测定离子束每一组分的强度

24. MALDI–TOFMS不能分析糖蛋白的

A. 糖基化位点　　　　　　　　　B. 糖苷键类型　　　　　　　　C. 糖基连接方式

D. 寡糖序列　　　　　　　　　　E. 糖苷酶

二、简答题

质谱技术主要应用于哪些生物医学的研究？

（武　蕾）

第十章

生物芯片技术

学习目标

1. **掌握** DNA芯片技术原理；DNA芯片技术的应用。
2. **熟悉** DNA芯片检测技术流程；DNA芯片技术特点；蛋白质芯片技术原理。
3. **了解** 蛋白质芯片技术流程；蛋白质芯片技术在医学中的应用。
4. 学会运用所学设计芯片检测技术在疾病诊断中应用案例。

生物芯片技术（biochip technology）是20世纪90年代中期以来影响最深远的重大科技进展之一，是融微电子学、生物学、物理学、化学、计算机科学为一体的高度交叉的新技术，由于常用玻片/硅片作为固相支持物，且在制备过程模拟计算机芯片的制备技术，所以称之为生物芯片技术。生物芯片（biochip）是指采用光导原位合成或微量点样等方法，将大量生物大分子，比如核酸片段、多肽分子甚至组织切片、细胞等生物样品有序地固化于支持物（如玻片、硅片、聚丙烯酰胺凝胶、尼龙膜等载体）的表面，组成密集二维分子排列，然后与已标记的待测生物样品中靶分子杂交，通过特定的仪器对杂交信号的强度进行快速、并行、高效的检测分析，从而对样品中靶分子的性质做出判断。

生物芯片的主要特点是高通量、微型化和自动化。根据芯片上固定的探针种类不同，分为DNA芯片（DNA chip）、蛋白质芯片（protein chip or protein microarray）、细胞芯片（cell microarray）和组织芯片（tissue microarray）等。根据芯片的用途不同，分为表达分析芯片（expression chip）、测序芯片（sequencing chip）和芯片实验室（lab on chip）等。根据原理和最终检测载体不同，分为固相芯片（flat chip）和液相芯片（liquid chip）。目前常见的生物芯片主要有三大类：DNA芯片、蛋白芯片、芯片实验室。由于基因芯片（gene chip）这一专有名词已经被业界的领头羊Affymetrix公司注册了专利，因而其他厂家的同类产品通常称为DNA芯片或DNA微阵列（DNA microarray）。

📋 **知识拓展**

随着人类基因组计划（human genome project，HGP）的完成，越来越多的基因序列数据被公布，基因组研究的重心转向功能基因组学，一个现实的科学问题摆在全世界生命科学工作者面前：如何研究如此众多的基因在生命过程中所担负的功能？如何有效利用如此海量的基因信息揭示人类生老病死的一般规律，并为人类最终战胜各种病魔提供有效武器？由此发展起来的DNA芯片为解决这些问题提供了生物技术平台，为"后基因组时代"基因功能的研究及医学科学及医学诊断学的发展提供了强有力的工具。DNA芯片技术被评为1998年度世界十大科技进展之一，目前在生命科学的许多领域得到了广泛的应用。

第一节　DNA 芯片技术

DNA芯片是生物芯片中是最重要的一种，是通过微阵列技术将大量已知序列的特定寡核苷酸片段或基因片段作为探针，有规律地排列固定于固相支持物上，然后与标记过的待测生物样品中的靶核酸进行杂交，通过检测分析杂交信号的强度和分布，对靶核酸序列及功能进行分析研究。由于DNA芯片可以容纳大量的探针，所以可以对样品进行平行、快速、高效、敏感的检测，从而解决了传统核酸印迹杂交技术复杂、自动化程度低、检测目的分子数量少、低通量等不足，成为分子生物学研究的重要技术手段，在临床医学以及药物研究与开发方面得到了广泛的应用。

一、DNA芯片技术的原理

DNA芯片技术的原理最初是由核酸分子杂交技术衍生出来的，Southern blot 是其雏形。基本原理：通过两条核酸单链之间的杂交特异性，从成分复杂的核酸群体中捕获感兴趣的核酸分子，以鉴别核酸的序列特征为手段来说明核酸所代表的基因的某些特征，包括表达量的变化以及特定碱基位点的突变等。固定于芯片的探针除了可以用合成的寡核苷酸或克隆的DNA片段、PCR产物以外，也可以用单链的DNA或RNA片段。待测的样品可以是DNA，也可以是mRNA。

二、DNA芯片技术的特点

作为新一代基因诊断技术，DNA芯片具有快速、高效、敏感、经济及自动化等特点，与传统基因诊断技术相比，DNA芯片技术具有明显的优势：①基因诊断的速度显著加快，一般可于30分钟内完成；②检测效率高，每次可同时检测成百上千个基因序列，使检测过程平行化；③芯片的自动化程度显著提高，通过显微加工技术，将核酸样品的分离、扩增、标记及杂交检测等过程显微安排在同一块芯片内部，构建成缩微芯片实验室；④基因诊断的成本降低；⑤实验全封闭，避免了交叉感染，且通过控制分子杂交的严谨度，使基因诊断的假阳性率、假阴性率显著降低。

三、DNA芯片技术的步骤

DNA芯片根据其片基不同分为无机片基芯片（如硅片、玻璃片等）和有机合成物片基芯片（如硝酸纤维素膜、尼龙膜等）。根据其应用不同分为表达谱芯片、诊断芯片、检测芯片、测序芯片等。根据其结构不同分为寡核苷酸芯片、cDNA 芯片和基因组芯片等。目前，比较成熟的产品有检测基因突变的检测芯片和检测细胞基因表达水平的基因表达谱芯片。DNA 芯片技术主要包括以下几个步骤：芯片的设计与制备、样品的制备、杂交反应和信号检测及结果分析（图10-1）。

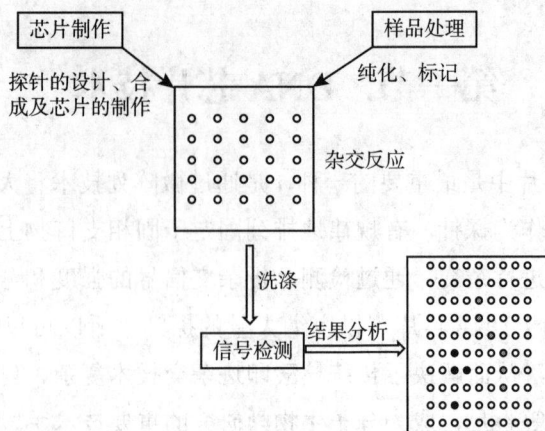

图10-1　DNA芯片技术流程

（一）DNA芯片的设计与制备

DNA芯片制备主要包括探针的设计和探针在芯片上的布局。探针的设计是指根据应用目的不同，如何设计芯片上的不同探针。探针在芯片上的布局是指如何选择合适的方式将探针排布在芯片上。在进行探针设计和布局时必须考虑几个方面：互补性、敏感性、特异性、容错性、可靠性、可控性以及可读性。

在DNA芯片技术中，一般应用两种探针，一种是寡核苷酸探针；另一种为cDNA探针。不同种类的探针决定了其在DNA芯片技术中不同的应用，寡核苷酸探针芯片一般用于基因突变的检测、DNA测序、基因图谱绘制和基因多态性分析等；而cDNA探针芯片常用来进行文库筛选、基因表达分析、药物筛选和毒理学研究等。

1. 探针的设计　目的就是达到最佳的杂交条件，呈现出最佳的杂交效果，提高检测的灵敏度和特异性。在杂交过程中，很容易出现假阳性、假阴性、错配和杂交不稳定的情况，因此，确定探针设计的基本原则显得尤为重要。

（1）寡核苷酸探针设计原则　①完全互补性：针对目的基因或相关序列的保守区，如PM探针。②高度特异性：针对基因家族的某个成员或对不同生物种属的同一基因。③探针的丰度：针对靶基因序列设计多个（3个以上）寡核苷酸探针。④单碱基错配：设计MM（mis-match）探针作内参照（衡量探针的特异性）。⑤设阳性对照：采用管家基因*β-actin*或*GAPDH*基因作为阳性对照。

（2）cDNA芯片探针设计原则　①设计于目的cDNA的3′端；避免长片段重复序列；②制备的cDNA探针必须要经过纯化，以避免细胞污染物点到芯片上，产生真假阳性或阴性的情况；③作为内参比的管家基因常选用与检测的目的基因亲缘性很远的基因为阴性对照，以发现是否污染；④cDNA探针应避免长片段重复序列的出现，并且长度一般不要太长。

（3）表达型芯片探针设计原则　目的是对不同组织、不同发育阶段或不同药物刺激等状态下，样品中数千基因的表达差异进行检测。探针设计时不需要知道待测样品中靶基因的精确细节，只需设计出针对基因中的特定区域的多套寡核苷酸探针或采用cDNA作为探针，序列一般来自于已知基因的cDNA或表达序列标签（expressed sequence tag，EST）库。

（4）单核苷酸多态性检测芯片探针设计原则　单核苷酸多态性（single nucleotide olymorphisms，SNPs）是单个碱基的改变而导致的核酸序列多态性，最多的表现形式是单个碱基的替换，如A–T或G–C。单核苷酸多态性检测芯片的探针一般采用等长移位法设计，按靶序列从头到尾依次取一定长度（如15~23个碱基）的互补核苷酸序列形成一组与靶序列完全匹配的野生型探针，然后对于每一个野生型探针，将其中间位置的某一碱基分别用其他三种碱基替换，形成三种不同的单碱基变化的突变型探针。样品中的靶核酸序列与探针杂交，完全匹配的杂交点有较强的荧光信号。这种设计可以对某一段核酸序列所有可能的SNPs位点进行扫描。

（5）特定突变位点检测芯片探针设计原则　对于DNA序列中特定位点突变的分析，要求检测出发生突变的位置及发生的变化。根据杂交的单碱基错配辨别能力，当错配出现在探针中心时，辨别能力强，而当错配出现在探针两端时，辨别能力弱。所以，在设计检测DNA序列突变的探针时，检测变化点应该位于探针的中心，以得到最大的分辨率。特定突变位点检测芯片的探针设计可采用叠瓦式设计。具体如下：以突变区每个位点的碱基为中心，在该中心左右两侧各选取15~23个碱基的靶序列，合成与其互补的寡核苷酸片段作为野生型探针，然后将中心位点的碱基分别用其他三种碱基替换，得到三个突变型探针。这四个探针之间只有一个碱基不同，构成一组探针，可检测中心位点碱基的所有碱基替换突变。然后再以下一个位点为中心，设计另一组探针。每组探针之间像叠瓦片一样错开一个碱基。长度为n个碱基的突变区需要$4n$个探针。

2. 载体的选择与预处理　芯片的核心技术在于在一个有限的固相表面上刻印大量的生物分子（DNA/蛋白质）点阵。用于连接、吸附或包埋各种生物分子，并使其以固相化的状态进行反应的固相材料统称为载体或片基。可以作为固相载体的材料主要有玻片、硅片等实性材料；也有硝酸纤维素膜、尼龙膜及聚丙烯膜等膜性材料。这些载体材料未经处理前，其表面不存在羟基或者氨基等活性基团，因此不能在其上直接合成探针，也不能直接固定已经合成的寡核苷酸探针。为了使探针能稳定地固定在载体表面，需预先对载体表面进行活化处理：涂布多聚赖氨酸或者包被氨基硅烷偶联试剂。

一种理想的载体需要满足以下条件：①具有可以进行化学反应的活性基团，便于与生物分子进行偶联；②要有很好的惰性（非特异性吸附和其他性能不干扰生物分子的功能）和稳定性（能承受一定的压力与酸碱条件的变化）；③具有良好的兼容性（便于制作其他类型的芯片）；④允许探针在其表面，能与目标分子稳定地进行杂交反应；⑤在激发光下，荧光背景低，变异系数小。

3. DNA芯片的制备　研究目的不同，芯片类型不同，制备芯片方法也不尽相同，常见的芯片制备方法基本上可分为两大类：原位合成，也称为在片合成；直接点样，也称为离片合成。

（1）原位合成（*in situ* synthesis）　直接在芯片上用四种核苷酸合成所需探针的DNA芯片制备技术。适用于制备寡核苷酸芯片和制作大规模DNA探针芯片，实现高密度芯片的标准化和规模化生产。该方法又包括光导原位合成、原位喷印合成和分子印章多次压印合成途径。

1）光导原位合成法（light–directed synthesis）　该方法采用了将显微光蚀刻技术和DNA合成技术结合起来的组合化学合成原理：①支持物表面活性羟基（—OH）连接光敏保护基团（—X），选用光刻掩模（Mask）1保护非聚合部位；②用激光点光源照射聚合部位，去除—X，暴露—OH；③加入单核苷酸（如dCMP）的亚磷酰胺活化端与—OH发生化学偶联，光敏保护非活化端；④更换光刻掩模2，激光点光源照射下一个聚合位点；⑤脱保护，偶联第二个核苷酸（如dAMP）；⑥重复上述步骤，直至合成完所需探针。该法的优点是精确性高，能在较小的区域制造大量不同的探针，缺点是造价较高。光导原位合成法制备DNA芯片的原理如图10-2所示。

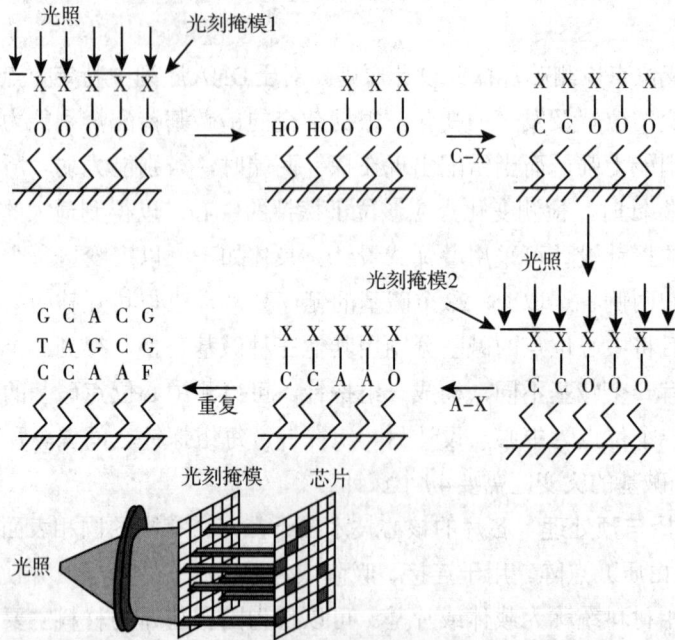

图10-2 光导原位合成法制备DNA芯片原理

2）原位喷印合成法　该方法是利用微喷头把DNA合成试剂按一定顺序依次逐层地喷印在片基表面的不同位置上，化学原理与传统的DNA固相合成一致。制备方法与喷墨打印类似，不同的是芯片喷印头和墨盒有多个，墨盒中装的是四种碱基等液体而不是碳粉；喷印头在方阵上移动，并将带有某种碱基的试剂滴到载体表面，经过固定、冲洗、去保护、偶联，如此循环，直到合成完所需长度的探针。该方法不需要特殊试剂，效率较高；缺点是耗时长，不适于大规模DNA芯片的批量生产。

3）分子印章多次压印合成法　分子印章是一种表面有微结构的硅橡胶模板，根据所需微阵列，通过光刻技术制备一套有凹凸的微印章，根据预先设计，在制备的印章上涂上对应的单核苷酸，然后根据设计的探针顺序将不同的微印章逐个依次准确压印在同一载体上，得到高密度DNA芯片。该方法制备的芯片产率大，DNA探针的正确率高，分辨率高。

（2）直接点样　将预先合成好的寡核苷酸、cDNA或基因组DNA通过特定的高速点样机器直接点在芯片上，并通过紫外交联等理化方法使之固定。该方法技术较成熟、灵活性大、成本低、速度快，但是构成方阵的寡核苷酸或cDNA片段需要事先纯化。多用于大片段DNA（有时也用于寡核苷酸甚至mRNA）探针的芯片制备。该方法包括接触式点样和喷墨式点样两种途径。

（二）样品的制备

样品的制备过程包括核酸分子的分离纯化、扩增和标记。生物样品多为复杂的生物分子混合体，同时由于生物样品本身所含靶分子的量较少，受灵敏度的限制等，一般不能直接用于芯片杂交反应，往往在标记和检测分析前需要先对样品进行分纯与扩增，通过扩增既可以使样品核酸的拷贝数有所提高达到检测的灵敏度，又能在扩增过程中同时进行标记。对于检测基因表达的芯片，样品制备通常涉及总 RNA 或 mRNA 的分纯、RT-PCR 和标记等步骤；而对于 SNP 或者突变检测，则往往涉及基因组 DNA 分纯、PCR 和标记等步骤。

待测样品的标记多采用荧光标记法。用 PCR 或反转录法标记时，可以使用荧光标记的引物或三磷酸脱氧核糖核苷酸对样品进行标记。常用的荧光分子有 Cy3、Cy5、异硫氰酸荧光素（fluorescein isothiocynate，FITC）、六氯 -6- 甲基荧光素（6-hexachloro fluorescein，HEX）、罗丹明 B200（lissamine rhodamine B200，RB200）、四甲基罗丹明（tetramethyl rhodamine，TMR）、羧基荧光素（carboxy fluorescein，FAM）等。也可用生物素对引物进行标记。

标记后的样品往往还需要进一步纯化，才能用于杂交，否则会造成检测时荧光背景高而影响检测结果。

（三）杂交反应与结果分析

1. 杂交反应 与传统的固液相杂交方法类似，本质是探针和靶核酸形成杂合双链。杂交条件的控制要根据芯片中 DNA 片段的长短、类型和芯片本身的用途来选择，必须满足检测时的灵敏度和特异性。如果要检测基因表达，需要在低温、高盐浓度和长时间杂交，但严谨性要求则比较低。如果要检测突变，需要在短高温、低盐、短时间条件下进行高严谨性杂交。杂交反应受很多因素的影响，而杂交反应的质量和效率直接关系到检测结果的准确性。

2. 杂交信号的检测 杂交信号检测系统主要包括杂交信号产生、信号收集及传输和信号处理及成像三部分。根据标记物不同，有荧光法、质谱法及光导纤维法等很多方法可用于检测靶 DNA 与探针杂交信号，最常用的是荧光法。荧光法检测的主要手段有两种：电荷耦联装置（charge coupled device，CCD）芯片扫描仪和激光共聚焦芯片扫描仪检测（图 10-3）。前者扫描速度快，价格便宜，但灵敏度和分辨率较低；后者检测的灵敏度、分辨率均较高，但扫描时间长，价格昂贵。当探针与样品完全正确配对时产生的荧光信号要比错配时强得多，因此对荧光信号强度的精确测定，就可以区分正确与错误配对，实现特异性检测。

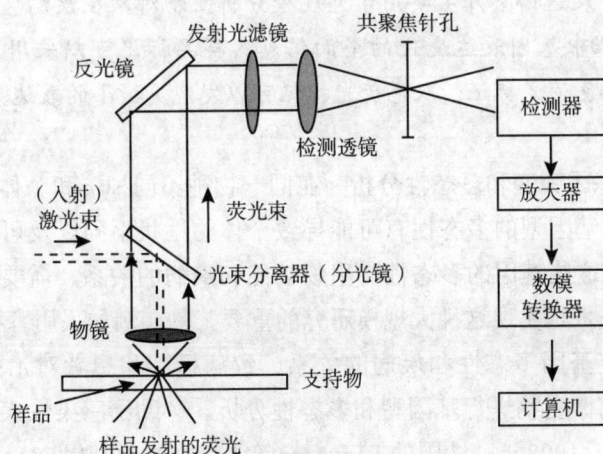

图 10-3 激光共聚焦芯片扫描仪检测示意图

如果用生物素对引物进行了标记，将生物素标记的扩增产物与芯片杂交后，经过洗涤再加入荧光物质标记的亲和素，通过靶序列与探针的结合以及靶序列标记的生物素与亲和素的结合，使得荧光物质位于芯片的杂交部位，然后利用荧光检测系统完成对荧光信号的检测。

3. 数据分析　芯片杂交图谱的处理与存储由专门设计的软件来完成。一个完整的生物芯片配套软件包括生物芯片扫描仪的硬件控制软件、生物芯片的图像处理软件、数据提取或统计分析软件。

四、DNA芯片技术在医学中的应用

DNA芯片技术作为一种高通量、大规模、平行检测技术，在医学领域中具有独到的优势，在细胞中基因表达分析、基因突变及多态性分析、基因测序、病原微生物筛选鉴定、疾病诊断、产前诊断、肿瘤和药物筛选及个体化指导用药等方面应用广泛，是疾病诊断、治疗、预防和机制研究的有力工具。

1. 基因表达分析　应用基因表达谱芯片可以在mRNA水平上同时并行研究成百上千乃至上万条基因的表达情况，达到对遗传信息进行快速准确的分析，对基因表达的个体、组织、发育阶段、分化阶段和病变特异性等进行综合的分析和判断。例如利用基因表达谱芯片对肿瘤细胞与正常细胞的基因进行比较，可发现基因的差异表达，某些基因再经过定量分析后，可作为肿瘤诊断的标记物。与传统的研究基因表达方法（如差异cDNA文库筛选、Northern blot等）相比，节省了大量的时间和金钱，被广泛应用于疾病的基因表达差异性检测、疾病分型、分子诊断标志物的发现和药物靶点筛选等领域。近年来，随着对miRNA调控基因表达的认识不断深入，检测miRNA表达谱的芯片也已开发应用。

📋 **知识拓展**

基因表达谱芯片

基因表达谱芯片（gene expression profile chip）属于DNA芯片的一种，一般可采用cDNA或寡核苷酸片段作为探针，将其固化在芯片上，将待测样品与对照样品的mRNA分别以两种不同的荧光分子进行标记后等量混合，利用竞争性杂交的原理，与芯片上的探针进行杂交，通过分析杂交后两种荧光强度的比值，判断两组样品间基因表达水平的差异。表达谱芯片主要用于大规模分析生物对象在疾病、发育、分化、凋亡等特定生物过程中基因表达变化的全面信息。样品标记可以采用上述双色荧光标记，也可以采用单色荧光标记，双色荧光标记可以发现更微小的表达差异。

2. 基因分型、基因突变和多态性分析　在同一物种不同种群和个体之间，存在着多种不同的基因型，这种基因型的多态性有可能导致个体的性状不同以及可能与多种遗传性疾病密切相关。要分析这些基因的多态性与生物功能和疾病的关系，需要对大量个体进行分析研究，DNA芯片技术是实现这种大规模研究的重要工具。例如采用寡核苷酸芯片对SNPs进行分析，可以确定基因多态性和疾病的关系、致病机制和患者对治疗的反应等。利用DNA芯片技术对致病微生物进行基因型和多态性分析，有助于感染性疾病准确诊断及制定合理有效的治疗方案。1998年，法国的T.Livache等人曾成功地利用DNA芯片技术，对人血中的HCV病毒进行了基因型分析，为临床制定合理的治疗方案提供了重要的依据。

3. 疾病诊断 人类疾病的发生与遗传基因密切相关，DNA芯片技术可以对遗传信息进行快速准确的分析，正在成为一项现代化诊断新技术，尤其在遗传性疾病、感染性疾病、重症传染病和恶性肿瘤等疾病的临床诊断方面具有独特的优势。国内外已有多种商品化的针对感染性疾病、肿瘤和遗传性疾病诊断芯片。与传统检测方法相比，诊断芯片可以同时对多个病人进行多种疾病的检测、不需机体处于免疫应答反应期而有利于及早做出诊断，所需样品量小、能特异性检测病原微生物的亚型及变异，在分子水平上了解疾病的发生、发展过程，有助于临床工作人员在短时间内掌握大量的疾病诊断信息，形成合理的治疗方案。第一个应用于临床的基因诊断芯片已由美国FDA于2007年2月批准应用。该芯片可被用于各种乳腺癌患者基因分型和预后判断，其在诊断和对患者预后评估方面优于传统病理诊断。

（1）遗传性疾病的诊断 随着人类基因组计划的完成，许多遗传性疾病（如血友病、苯丙酮尿症、地中海贫血等）的基因被相继定位。对于这些疾病，可将对应于突变热点区的寡核苷酸探针制备DNA芯片，通过一次杂交完成对待测样品多种突变可能性的筛查，实现对多种遗传性疾病的高效快速诊断。如诊断芯片在血友病、苯丙酮尿症、血红蛋白异常病等疾病的筛查中广泛应用。

（2）感染性疾病的诊断 伴随病原微生物基因组计划的进展，通过基因诊断技术检测病原微生物感染成为可能。DNA芯片技术不仅避免了烦琐而费时的病原微生物培养，而且不需要等待抗体的产生，为病原微生物诊断提供了强有力的技术手段。对于病毒性疾病的诊断，可将各种病毒的特异性序列制成探针，有序地点布到芯片上再与处理后的样本进行杂交，这样一次就可检测出多种病毒并能鉴定出病毒的亚型。例如，采用DNA芯片技术可以同时对21种不同类型的HPV诊断。DNA芯片技术用于HIV-1的测序分型及多态性分析的试剂盒早已问世。DNA芯片技术在人巨细胞病毒、肝炎病毒、结核分枝杆菌的诊断及致病微生物的鉴别等方面也发挥了一定的作用。

（3）肿瘤的诊断及治疗 对基因突变进行检测是肿瘤诊断的重要手段。DNA芯片技术可快速准确扫描大量基因，适于大量标本的检测，是基因突变检测的方便工具。例如针对50%以上人类肿瘤患者中出现 *p53* 基因的突变，研究人员将该基因的全长序列和已知突变的探针制成了 *p53* 基因芯片，突变检测准确率达94%、敏感度达92%、特异性达100%，明显优于传统的DNA测序分析。能同时检测数百种肿瘤相关基因的芯片也已诞生，在癌症的早期诊断中将发挥重要作用。基因芯片技术还可对肿瘤组织与正常组织在mRNA水平上的基因表达差异进行检测，是研究肿瘤发生机制的有力工具。DNA芯片技术还可以对包括白血病、淋巴瘤、皮肤黑色素瘤及乳腺癌等多种肿瘤的细胞亚群进行区分、对治疗方案进行评估、对新药药效进行评价，以及对肿瘤的发生、发展和转归的预测提供分子依据。利用DNA芯片技术可以观察药物对肿瘤细胞基因表达谱的影响，评估药物对肿瘤治疗的可行性，从中筛选出抗肿瘤候选药物，为抗肿瘤药物的研究和开发提供了极具价值的参考依据。

4. 药物筛选 芯片技术具有高通量、大规模、平行性等特点，对于寻找药物靶标、多靶位同步高通量药物筛选、药物作用的分子机制、药物活性及毒性评价方面都有其他方法无可比拟的优越性。芯片用于大规模的药物筛选研究可以省略大量的动物试验，缩短药物筛选所用时间，大大节省新药研发经费。

5. 指导用药及治疗方案 临床上，同一药物同样的剂量对不同患者的疗效和副作用差异很大，这主要是由于患者遗传学的差异（如SNPs）所致。利用生物芯片技术对患者的SNP进行分析，就可针对患者实施个体优化治疗。2005年，美国FDA批准了第一张进入临床的SNP芯片CYP450检测芯片，该芯片通过对患者体内决定细胞色素氧化酶活性的多态性位点进行检测，预测患者药物代谢水平的高低。

6. 预防医学 在婴儿出生前，可用DNA芯片进行有效的产前筛查和诊断，防止患有先天性疾病的婴儿出生。在婴儿出生后，可采用DNA芯片技术分析其基因图谱，预测其患某些疾病的潜在可能性，以便采取预防措施。

考点提示 DNA芯片技术原理；DNA芯片技术的应用。

扫码"学一学"

第二节　蛋白质芯片技术

随着分子生物学芯片技术研究工作的进一步深入开展，DNA芯片技术已经被逐渐应用于对生物样品中的各种已知或未知的核酸序列表达的检测和比较研究。但是蛋白质与活性基因所表达的mRNA之间未能显示出直接的关系，另外，由于蛋白质结构和构象方面的各种微小的化学变化均能引起活性或功能的改变，为了进一步揭示细胞内各种代谢过程与蛋白质之间的关系以及某些疾病发生的分子机制，必须对蛋白质的功能进行更深入的研究。随着DNA芯片技术的不断成熟以及基因研究所取得的令人瞩目的成果，进一步推动了蛋白质功能的研究及其相关技术的发展，蛋白芯片技术也就应运而生。

一、蛋白质芯片的概念与分类

蛋白质芯片（protein chip），又称为蛋白质微阵列（protein array/protein microarray），是指以蛋白质或多肽作为配基有序地固定在固相载体的表面上，将其与待测样品杂交，以检测靶蛋白的性质、特征以及蛋白质与生物大分子之间的相互作用关系。

根据制作方法和应用的不同，蛋白质芯片分为两种：①蛋白质功能芯片：将细胞中的每一种蛋白质占据芯片上一个确定的点，用于蛋白活性及分子亲和性的高通量平行分析；②蛋白质检测芯片：将高度特异性的靶蛋白配体点在载体上，用以检测复杂样品中的靶蛋白。这种芯片能够高度并行地检测生物样品中的蛋白质（图10-4）。

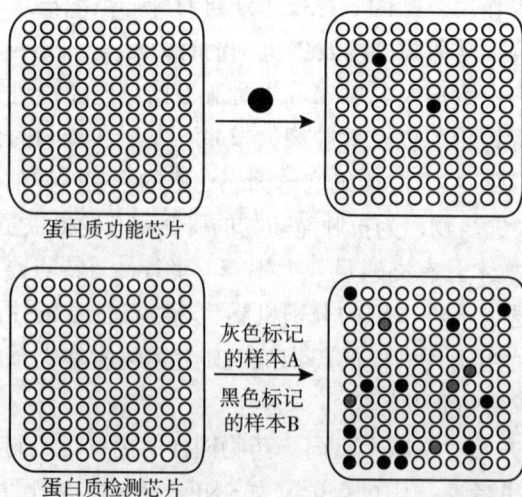

图10-4　蛋白芯片

二、蛋白质芯片技术的原理

蛋白芯片技术的基本原理是应用了蛋白质与蛋白质分子之间在空间构象上能特异性相互识别结合的杂交原理。通过机械点样或共价结合等方法将多肽、蛋白质、酶、抗原或抗体固定于固相载体上形成微阵列，并将待测蛋白质与该芯片进行孵育反应，再将荧光标记的蛋白质与芯片——蛋白质复合物反应。通过扫描系统检测每个点的荧光强度，分析蛋白质与蛋白质之间的相互作用，由此达到测定蛋白功能的目的。

三、蛋白质芯片技术的步骤

（一）蛋白质芯片制备

在蛋白质芯片的制备中，常用的固相载体有硅片、云母、各种膜型材料（尼龙膜、硝酸纤维素膜、聚偏氟乙烯膜）、玻片等。在将探针固定于载体上之前，往往要对这些固相载体进行特殊的修饰处理，以保证被点在片基上的蛋白质既不失活又能牢固地固定于载体上，然后再以特定方式将探针固定在载体表面。探针包括特定的抗原、抗体、酶、结合某些阳离子或阴离子的化学基团、受体和免疫复合物等。

蛋白质芯片载体的处理方法与DNA芯片载体处理方法相同。作为探针的多肽（或蛋白质），可原位合成，也可先合成后固化。

（二）样品制备

蛋白质芯片的特异性高、亲和力强、受其他杂质的影响较小，因此对生物样品的要求较低，可简化样品的前处理，甚至可以直接利用生物材料（如血样、体液、细胞及组织等）进行检测。若做蛋白质组学研究，应同时制备正常与病变组织的蛋白质样品。靶蛋白样品的标记：采用荧光素、放射性同位素等，也可用酶标法标记。

（三）杂交与结果分析

1. 生物分子反应　将待检的含有蛋白质的标本如尿液、血清、精液、组织提取物等，按一定程序做好层析、电泳、色谱等前处理，然后在每个芯池里点入制备好的样品。根据测定目的不同可选用不同探针结合或与其中含有的生物制剂相互作用一段时间，然后洗去未结合的或多余的物质，等待检测即可。

2. 信号检测与结果分析　信号的检测有直接检测和间接检测两种模式。直接检测模式是将待测蛋白用荧光素或同位素标记，结合到芯片的蛋白质就会发出特定的信号，检测时用特殊的芯片扫描仪扫描和相应的计算机软件进行数据分析，或将芯片放射显影后再选用相应的软件进行数据分析。间接检测模式类似于 ELISA 方法，将第二抗体分子进行标记并进行检测。以上两种检测模式都是基于阵列为基础的芯片检测技术，操作简单，成本低廉，可以在单一测量时间内完成多次重复性测量。

四、蛋白质芯片技术在医学中的应用

蛋白质芯片技术具有快速、高灵敏度、重复性好、自动化和高通量的特点，能够同时分析上千种蛋白质的变化情况，使得在全基因组水平研究蛋白质的功能（如酶活性、抗体的特异性、配体–受体交互作用以及蛋白质与蛋白质、核酸或小分子物质的结合）成为可能，在医学方面有着广泛的应用前景。

1. 特异性抗原抗体的检测 可以利用蛋白质芯片技术筛选特异结合的抗体抗原成分。有研究者利用12种表达较强但尚未接触任何抗原的抗体片段筛选含有27 648种人胎脑蛋白的蛋白芯片，从中找出了4组高度特异性的抗原（蛋白）–抗体复合物，其中有3种抗体结合的蛋白质表达水平较低，功能未明。 说明这种抗原–抗体的结合技术是一种具有较高特异性和敏感性的筛选方法，可以用于高通量筛选分离各种不同的抗体成分。

2. 生化反应的检测 对酶活性的测定一直是临床生化检验中不可缺少的部分，酶作为一种特殊的蛋白质，可以利用蛋白质芯片来研究酶的底物、激活剂、抑制剂等。

3. 疾病分子机制的研究与疾病诊断

（1）对疾病分子机制的研究 蛋白质芯片能剖析疾病发生的分子基础，使临床医生能够从疾病的成因而不只是以其症状进行诊断，并针对这种分子水平的变化予以治疗。采用蛋白质芯片技术对疾病分子机制进行探讨，主要围绕病变细胞接受和传递环境刺激的分子信号途径，以及在生物个体的生理和病理状态下这些刺激对蛋白质表达的调控途径。

（2）疾病诊断 利用蛋白质芯片对组织、细胞或体液中蛋白质表达的整体变化进行图谱分析，可获得蛋白质水平上的总体表达情况。通过检测生物样品中与某种疾病或环境因素损伤可能相关的全部蛋白质含量的变化情况，即表型指纹（phonemic fingerprint），更能可靠地进行疾病的诊断或筛查（特别是遗传性疾病相关蛋白的识别方面），对监测疾病的进程和预后，判断治疗的效果也具有重要意义，例如应用表型指纹技术发现，在前列腺癌患者的尿中有9个蛋白质含量与正常人及前列腺增生患者不同，其灵敏度为83%，特异性为97%，阳性预测值为96%。

4. 药物筛选及新药研发 将病理状态下表达异常或特异性表达的蛋白质或者细胞信号传递通路中的关键性蛋白质作为药物作用的靶分子，将其构建成蛋白质芯片，用于筛选众多候选化合物，将大大促进药物的开发。采用蛋白质芯片对已知药物治疗前后病理组织的蛋白质组进行比较分析，可以替代大量的动物试验，缩短药物筛选所用时间，减少后继工作的盲目性。采用蛋白质芯片技术对个体蛋白质组进行分析，可以筛选出患者最适用的药物靶点。蛋白质芯片还有助于了解药物与其效应蛋白的相互作用，在对化学药物的作用机制不甚了解的情况下直接研究蛋白质谱。 此外，蛋白质芯片还可以研究药物的毒副作用，判定药物的治疗效果，为指导临床用药提供实验依据以及对中药的真伪和有效成分进行快速鉴定和分析。

> **考点提示** 蛋白质芯片技术原理；蛋白质芯片技术的应用。

📋 **知识拓展**

缩微芯片实验室

缩微芯片实验室（laboratory on a chip，LOC）就是将生命科学和医学研究中的许多不连续的分析过程，如样品制备、核酸标记、生化反应、分析检测及数据处理等，通过半导体光刻加工等缩微技术，集成到一块生物芯片上所形成的一种便携式生物化学分析系统。缩微芯片实验室具有集成实验单元、时间短、速度快、信息量大的优点。1998年，程京博士首次应用LOC实现了从样品制备到反应结果显示的全部过程，成功地从混有大肠埃希菌的血清中分离出了细菌。LOC与卫星传输和网络生物信息学结合，将实现高通量、一体化和移动性的"未来型掌上实验室"的构想。

本章小结

　　生物芯片技术是20世纪90年代中期以来影响最深远的重大科技进展之一，是融微电子学、生物学、物理学、化学、计算机科学为一体的高度交叉的新技术。目前常见的生物芯片主要是三大类：DNA芯片、蛋白芯片、芯片实验室等。

　　DNA芯片是生物芯片产品中最重要的一种，是通过微阵列技术将大量已知序列的特定寡核苷酸片段或基因片段作为探针，有规律地排列固定于固相支持物上，然后与标记过的待测靶核酸进行杂交，通过检测分析杂交信号完成对靶核酸序列及功能的分析研究。DNA芯片技术的技术流程包括芯片的设计与制备、样品的制备、杂交反应和信号检测及结果分析。由于该技术具有快速、高效、敏感、经济及自动化等特点。所以广泛应用于生命科学各领域。蛋白质芯片是以蛋白质或多肽作为配基有序地固定在固相载体的表面上，与待测样品杂交，以检测蛋白性质及生物大分子之间相互作用的一类生物芯片。该技术应用了蛋白质与蛋白质分子之间在空间构象上能特异性相互识别结合的杂交原理。分为蛋白质功能芯片和蛋白质检测芯片。技术流程包括蛋白质芯片的制备、样品制备和杂交与结果分析。蛋白质芯片能够同时分析上千种蛋白质的变化情况，在特异性抗原抗体检测、疾病分子机制研究与疾病诊断、药物筛选及新药研发等方面有着广泛的应用前景。

　　尽管生物芯片技术目前得到了很大的支持与发展，但是在实际的研究、操作、生产过程中仍然存在着问题，比如没有统一的行业标准、价格昂贵等。随着分子技术及生物信息学的飞速发展，芯片技术将与其他的技术交叉融合，如基因芯片PCR、纳米芯片等，相信芯片技术将在医学领域大放异彩。

扫码"练一练"

习　题

一、选择题

1. 下面哪种生物芯片不属于微阵列芯片

A. DNA芯片　　　　　　B. 蛋白芯片　　　　　　C. PCR反应芯片

D. 芯片实验室　　　　　E. 表达谱芯片

2. 下列哪一项不属于生物芯片的特点

A. 高通量　　　　　　　B. 微型化　　　　　　　C. 集成化

D. 并行化　　　　　　　E. 低通量

3. 下面哪些方法不属于基因芯片原位合成技术

A. 原位光刻合成　　　　B. 合成点样　　　　　　C. 压电打印

D. 分子印章　　　　　　E. 压电喷印

4. DNA芯片的特点不包括

A. 假阳性率偏高

B. 能分析复杂的扩增混合物

C. 高通量

D. 如果将细菌的RNA与芯片杂交，通过检测和衡量RNA量可分析基因表达的差异

E. 微型化

5. 蛋白质芯片技术基本上基于以下哪一种方法中的原理

A. Northern blot   B. Western blot   C. Southern blot

D. Eastern blot   E. 核酸分子杂交

6. DNA芯片的实质是一种

A. 高密度的单克隆抗体阵列   B. 高密度的多肽阵列

C. 高密度的核酸阵列   D. 高密度的寡核苷酸阵列

E. 高密度的蛋白质阵列

7. DNA芯片技术可以直接检测

A. DNA   B. DNA或RNA   C. 蛋白质

D. 脂肪   E. RNA

8. 蛋白质芯片技术流程不包括

A. 芯片制备   B. 样品制备   C. 检测反应

D. 结果分析   E. 核酸提取

9. 基因芯片技术可以应用于

A. 基因表达分析   B. 基因多态性分析   C. 疾病诊断

D. 药物筛选及指导用药   E. 核酸提取

10. 蛋白质芯片技术不可以应用于

A. 抗原检测   B. 核酸测序   C. 疾病诊断

D. 药物筛选   E. 新药研发

二、简答题

以案例形式阐述DNA芯片在临床诊断中的应用。

（陈利荣）

第十一章

分子生物学检验新技术

学习目标 ·····

1. **掌握** 数字PCR技术的主要分类；基因编辑技术的主要分类及应用。
2. **熟悉** 数字PCR技术及基因编辑技术的原理。
3. **了解** 数字PCR技术及基因编辑技术的发展。
4. 学会数字PCR技术及基因编辑技术在生命科学领域的具体应用。

扫码"学一学"

第一节 数字 PCR 技术

核酸定量技术广泛应用于临床疾病诊断、个体化医疗、病原体鉴定、食品检验和转基因检测等方面。数字PCR（digital polymerase chain reaction，dPCR）技术是核酸绝对定量技术之一。

1992年，由Sykes等人在基于样品稀释和泊松分布数据处理的巢式PCR定量技术基础上，提出数字PCR的构想。1997年，Kalinina等建立起单分子定量技术。1999年，Vogelstein等人采用96孔板系统发展了微升级的PCR定量技术。2003年，Liu等人在微流体芯片上进行了400个独立的PCR反应。2008年，嵌入式芯片的PCR反应技术建立。近年来，Heyries等报道了一个百万级的微流体dPCR，成为该技术的又一重大突破。

一、数字PCR技术的原理

数字PCR技术包括PCR扩增和荧光信号分析两部分。与传统PCR不同，dPCR在进行扩增反应前，将含有DNA模板的PCR溶液稀释，通过稀释分离成单分子，得到大量的独立反应室，并且各自进行PCR扩增。在扩增结束后对每个反应单元的荧光信号进行采集，最后通过直接计数或泊松分布公式计算得到样品的原始浓度或含量。

二、数字PCR技术的分类

目前，数字PCR技术主要有三类：微反应室/孔板、集成微流控芯片和微滴数字PCR系统。

（一）微反应室/孔板数字PCR技术

数字PCR技术的灵敏度取决于反应单元的总数，因此理论上反应单元数越多越有利于提高灵敏度和准确度。Morrison等人在25mm×75mm不锈钢芯片上刻蚀了3072个直径为

300μm的微反应室,每个反应单元的体积降低至33nl。该芯片可在商品化PCR仪上使用,与384孔板的检测灵敏度相当,但反应体积降低为原来的1/64,样品通量提高了24倍。

(二)集成微流控芯片数字PCR技术

微流控芯片技术的发展为我们提供了一个实现低成本、小体积和高通量平行PCR分析的理想平台。2000年,Unger等人采用多层软刻蚀技术设计并加工高密度微泵微阀结构,可以快速并准确地将流体分成若干个独立的单元,进行多步平行反应。Hansen等人采用MSL技术加工了具有10^6个结构单元的数字PCR芯片,每个反应单元的体积降低至10pl,芯片密度达到44 000/cm^2。

(三)微滴数字PCR技术

微滴数字PCR(droplet digital PCR,ddPCR)源于乳液PCR技术,将模板与连接引物的磁性微球以极低的浓度包裹于油水两相形成的纳升至皮升级微滴中进行扩增,扩增后的产物富集在磁性微球上,破乳后收集进行测序。通过油水两相间隔得到的以微滴为单位的PCR反应体系,更容易实现小体积和高通量,而且系统简单、成本低,因此成为理想的数字PCR技术平台(图11-1)。

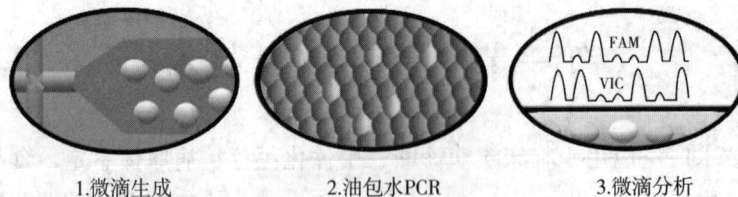

1.微滴生成　　　　2.油包水PCR　　　　3.微滴分析

图11-1　微滴数字PCR示意图

该技术优势:①能够检测含量极低的核酸序列,灵敏度可达单个核酸分子,检测限低至0.001%,原因在于微滴化步骤可以实现靶标DNA/RNA的富集。②无须标准品(标准曲线)即可对靶分子起始量进行绝对定量。③特别适合基质复杂样品的检测,终点PCR检测不依赖Ct值,不依赖扩增效率,能克服PCR抑制剂的影响;适合动物血样、石蜡包埋组织、粪便、尿液、痰液、水样、土壤、植物等复杂样品中DNA的绝对定量。④能够有效地区分浓度差异(变化)微小的样品,具有更好的准确度、精密度和重复性,可以用于精确测定靶基因的相对表达、基因拷贝数变异分析等。

三、微流控芯片PCR技术

微流控芯片又称微型全分析系统或芯片实验室。微流控芯片PCR技术采用微流控芯片,将PCR反应液分割成数量众多且体积相等的反应单元,通过检测扩增后荧光信号呈阳性反应单元的数量,对核酸模板进行定量,具有可绝对定量、灵敏度高等优点。

20世纪50年代提出了间隔式连续流动技术。20世纪70年代,美国两位科学家提出了流动注射分析的概念。1979年,美国斯坦福大学制造出了世界上第一个微流控设备,将微流控置于一条快速发展的道路。1990年,两位瑞士学者提出微流控芯片技术概念。1995年,美国加州大学伯克利分校在微流控芯片上实现了DNA高速测序。1999年,推出首台微流控芯片商品化仪器。2002年10月,在*Science*上一篇有关微流控大规模集成芯片的文章,标志着微流控芯片技术走向了大规模实验室发展模式。

（一）微流控芯片原理

微流控芯片采用类似半导体的微机电加工技术，在芯片上构建微流路系统，将实验与分析过程转载到由彼此联系的路径和液相小室组成的芯片结构上。生物样品和反应液加载后，采用微机械泵、电水力泵和电渗流等方法驱动芯片中缓冲液的流动，形成微流路，于芯片上进行一种或连续多种的反应。采用多种检测系统以及分析手段对样品进行快速、准确和高通量分析。

（二）制作微流控芯片的材料

用于制作芯片的材料有单晶硅、无定形硅、玻璃、金属和有机聚合物，如环氧树脂、聚甲基丙烯酸甲酯（PMMA）、聚碳酸酯（PC）和聚二甲基硅氧烷（PDMS）等。使用光刻和蚀刻技术可以将微通道网络刻在各种芯片材料上。目前PDMS已广泛用于制备微流控芯片。

（三）微流控芯片制作

1. 芯片的微结构制作 根据光刻与蚀刻法分为模塑法、热压法、激光烧蚀法、微接触印刷法、湿法刻蚀和干法刻蚀。

2. 芯片的封合方法 键合是芯片制作中的一个关键技术。方法有热键合、阳极键合和黏结等，最常用的是热键合。

3. 芯片的微通道构型和进样、驱动方式 较普遍的微通道结构为"T"形、"十"字交叉形和双"T"形，在设计通道时应注意的是死体积区、弯道效应等。

4. 微流控芯片的检测方法 与传统的分析系统相比较，微流控芯片对检测装置有些特殊要求，如分析系统的灵敏度、速度、特殊结构、多重平行检测功能等。目前较常用的方法有紫外吸收检测法、荧光检测法、化学发光检测法以及电化学检测法。

微流控芯片技术为细胞生物学提供了一个理想的研究平台。由于微通道的尺寸与细胞尺寸相当，微流控芯片上对细胞的研究已深入单细胞甚至亚细胞器水平，可以通过二维甚至三维结构的设计和精密加工实现细胞的培养、操纵、定位、溶解、检测、分选等多种功能。

📋 知识拓展

生物传感器：利用生物特异性识别过程并将其转换为电信号进行检测的仪器，是以固定化的生物敏感材料（包括酶、抗体、抗原、微生物、细胞、组织、核酸等生物活性物质）作为识别元件，以及适当的理化换能器（如氧电极、光敏管、场效应管、压电晶体等）和信号放大装置构成的系统。

纳米生物传感器：纳米技术引入生物传感器，把纳米技术与生物传感器融合，综合应用了光声电色等各种先进检测技术，涉及纳米科学、生物技术、信息技术、界面科学等多个重要领域，对临床检测、遗传分析、环境检测、生物反恐和国家安全防御等多个领域产生影响。

四、数字PCR技术的应用

该技术在临床不仅能对病原体定性，而且还能对病原体DNA或RNA序列准确定量，同时能对整个病程中潜在病原体的活动等进行动态研究，从而对临床疾病进行早期诊断、药物疗效观察、病情判断及预后观察等。

（一）肿瘤诊断

相关基因遗传学改变的积累是肿瘤形成的原因之一，可以利用dPCR方法检测肿瘤细胞内发生改变的基因。在许多肿瘤早期就出现癌基因的突变和表达异常，dPCR技术不仅能有效地检测到癌基因的突变，而且可以准确定量癌基因的表达。如可以利用dPCR检测慢性白血病的相关基因 ABL 酪氨酸激酶结构域突变，定量检测非小细胞性肺癌患者血浆和肿瘤中的两种EGFR突变体。

利用微流控芯片可以检测一些肿瘤标志物，如CEA、AFP等。可利用微流控芯片技术从全血中分离循环肿瘤细胞，当全血流经芯片时循环肿瘤细胞与基片紧密结合起来，循环肿瘤细胞被成功分离出来进行下一步的检测。利用这种芯片检测化疗药物的扩散系数，为体外测定肿瘤药物效能，开发瘤内定向注射治疗肿瘤提供了新的研究思路和方法。

肿瘤患者的生存期已有所延长，但是缓解期的患者仍存在复发的危险，因此微小残留病变的检测对于进一步调整治疗方案至关重要。肿瘤通常会经细胞凋亡途径向体内循环系统释放一定数量的基因组DNA分子，可以通过检测这些分子的微卫星DNA变化、易位、突变和甲基化等对肿瘤进行检测。外周血中肿瘤细胞检测是判断肿瘤患者复发、转移和疗效的一种有价值指标。应用dPCR技术可检测外周血或骨髓中存在的肿瘤细胞，也可用于预测治疗反应、监控疾病进展和耐药等方面研究。

（二）感染性疾病诊断

该技术不仅能对病原体定性，而且还能对病原体DNA或RNA序列准确定量，同时对整个病程中潜在病原体的活动等进行动态研究，从而对疾病进行早期诊断、药物疗效观察、病情判断及预后观察等。如dPCR能准确地检测出标本中HBV的拷贝数，判断该患者体内病毒是否处于复制期，复制的量又如何，以及患者是否具有传染性等问题。

针对病原微生物基因组的特征性片段、染色体DNA的序列多态型、基因变异的位点及特征等，设计和选择合适的核酸探针，就能获得病原微生物种属、亚型、毒力、抗药性、致病性、同源性、多态性、变异和表达等信息，为疾病的诊断和治疗提供参考。应用微流控芯片同时可检测数种上呼吸道病毒，并可准确鉴定病毒的种类、型和亚型。

（三）产前诊断

产前诊断是指在出生前利用分子遗传学和医学影像学方法，对胚胎或胎儿的发育状态、是否患有疾病等方面进行诊断。产前诊断方法大都需要通过羊膜穿刺、绒毛取样等有创伤性技术，从母体子宫内获得胎儿样本进行分析。虽然上述技术的准确度和安全性已完善，但还存在一定程度危险。数字PCR技术比传统定量PCR具有更高的准确性和分辨率，因此在产前检查中具有广泛的应用前景。2007年，Lo等人首先在384孔板中利用数字PCR技术进行孕妇血浆中胎儿染色体异常分析，他们提出了两种方法用于21三体综合征的诊断：检测孕妇血液中完全来自胎儿的 PLAC4 mRNA 上的SNP位点（rs8130833）的比例，以及检测血液中21号染色体与1号染色体的相对含量，上述方法可检测血液中25%的胎儿基因。Fan等采用集成流路芯片dPCR系统对两种细胞系进行了21三倍体综合征的原理验证性研究，最低可检测到10%的三倍体基因。他们还进行了18三体综合征和13三体综合征的检测。

数字PCR是一个全新的绝对定量方式，未来在分子诊断领域会发挥更大的作用，尤其对于临床诊断领域分子生物标志物的筛选及验证发展会有巨大的促进作用。

考点提示 ▶ 数字PCR技术的主要分类、技术特点与应用。

扫码"学一学"

第二节　基因编辑技术

基因编辑是指对基因组进行定点修饰的一项新技术。利用该技术，可以精确地定位到基因组的某一位点上，在此位点上剪断靶标DNA片段并插入新的基因片段。此过程既模拟了基因的自然突变，又修改并编辑了原有的基因组，真正实现了"编辑基因"。

基因编辑技术的发展可追溯到1968年限制性内切酶I的发现，它可以识别DNA并随即剪切DNA，但由于不具有特异性而不能得到应用；1970年后具有识别特异性的限制性内切酶II被发现；1981年一种II型限制性内切酶FokI在黄杆菌中被分离出来，成为基因研究的重要工具。在FokI研究基础上发展出了锌指核酸内切酶（zinc-finger nucleases，ZFN），转录激活样效应蛋白核酸酶（transcription activator-like effector nucleases，TALEN）为代表的序列特异性核酸酶技术。CRISPR技术起源于1987年日本微生物学家石野良纯（Yoshizumi Ishino）课题组在细菌DNA中发现"重复-居间（spacer）重复序列"，2002年命名为成簇规律性间隔短回文重复序列（clustered regularly interspaced short palindromic repeats，CRISPR），并预测该基因序列与细菌获得性免疫有关，2007年其免疫功能得到证实，并最终于2012年成功运用于基因编辑。2014年，单链DNA引导的具有核酸内切酶活性的TtAgo蛋白在嗜热菌中被发现。

一、基因编辑技术的原理

现代基因组编辑技术的基本原理是相同的，即借助特异性DNA双链断裂（DNA double-strand breaks DSBs）激活细胞天然的修复机制，包括非同源末端连接（NHEJ）和同源重组修复（HR）两条途径（图11-2）。

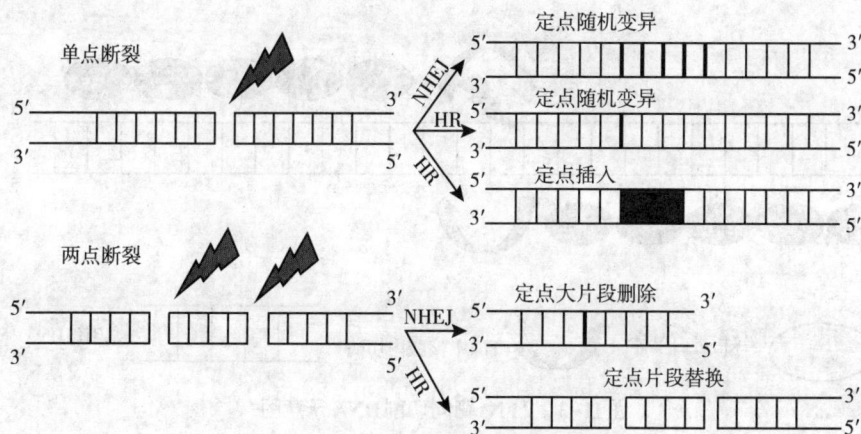

图11-2　基因组编辑原理示意图

（一）非同源末端连接

NHEJ是一种低保真度的修复过程，断裂的DNA修复重连的过程中会发生碱基随机的插入或丢失，造成移码突变使基因失活，实现目的基因敲除。如果一个外源性供体基因序列存在，NHEJ机制会将其连入双链断裂DSB位点，从而实现定点的基因敲入。

（二）同源重组修复

HR是一种相对高保真度的修复过程，在一个带有同源臂的重组供体存在的情况下，供体中的外源目的基因会通过同源重组过程完整地整合到靶位点，不会出现随机的碱基插入或丢失。如果在一个基因两侧同时产生DSB，在一个同源供体存在的情况下，可以进行原基因的替换。

二、基因编辑技术的分类

目前主要有3种基因编辑技术，分别为：人工核酸酶介导的锌指核酸酶（ZFN）编辑技术；转录激活因子样效应物核酸酶（TALEN）编辑技术；RNA引导的CRISPR-Cas核酸酶（CRISPR-Cas RGNs）技术。

（一）ZFN基因组编辑技术

ZFN技术是第一代基因组编辑技术，是人工改造的限制性核酸内切酶，利用不同的锌指结构识别特异DNA序列，利用核酸酶切断靶DNA（图11-3）。其功能的实现是基于具有独特的DNA序列识别的锌指蛋白发展起来的。1986年，Diakun等首先在真核生物转录因子家族的DNA结合区域发现了Cys2-His2锌指模块。1996年，Kim等首次人工连接了锌指蛋白与核酸内切酶。2005年，Urnov等发现一对由4个锌指连接而成的ZFN可识别24bp的特异性序列，由此揭开了ZFN在基因组编辑中的应用。

ZFN由锌指蛋白（ZFP）和Fok I核酸内切酶组成。其中，由ZFP构成的DNA识别域能识别特异位点并与之结合，而由Fok I构成的切割域能执行剪切功能，两者结合可使靶位点的双链DNA断裂DSB。于是，细胞可以通过同源重组（HR）修复机制和非同源末端连接（NHEJ）修复机制来修复DNA。HR修复有可能会对靶标位点进行恢复修饰或者插入修饰，而NHEJ修复极易发生插入突变或缺失突变。两者都可造成移码突变，因此达到基因敲除的目的。

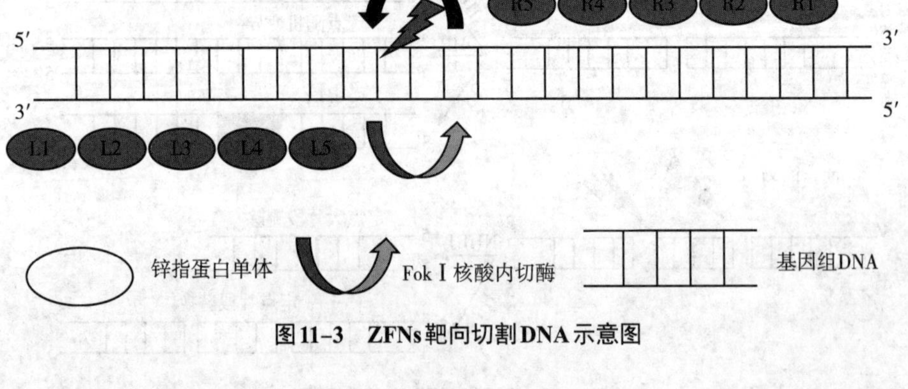

图11-3　ZFNs靶向切割DNA示意图

ZFN诱导的基因组编辑技术可应用于很多物种及基因位点，具有较好的发展潜力。但是目前有3个方面的缺陷制约了该技术的推广：①以现有的策略设计高亲和性的ZFN，需要投入大量的工作和时间；②在细胞中持续表达ZFN对细胞有毒性；③虽然三联体设计具有一定特异性，但仍然存在不同程度的脱靶效应。

（二）TALEN基因组编辑技术

技术原理：表达一个重组核酸酶，在靶点识别结构域的作用下，核酸酶识别靶点核酸序列，并发挥内切酶活性，从而打断目标基因，完成基因敲除的过程（图11-4）。2009年，研究者在植物病原体黄单胞菌（*Xanthomonas*）中发现一种转录激活子样效应因子，它的蛋白核酸结合域的氨基酸序列与其靶位点的核酸序列有较恒定的对应关系。随后，TALE特异识别DNA序列的特性被用来取代ZFN技术中的锌指蛋白。它的可设计性更强，不受上下游序列影响，具备比ZFN更广阔的应用潜力。

TALENs包含两个TALEN蛋白，每个TALEN都是由TALE array 与 Fok I融合而成，其中一个TALEN靶向正义链上靶标位点，另一个则靶向反义链上的靶标位点，然后Fok I形成二聚体，在靶向序列中间的spacer（间隔序列）处切割DNA，造成双链DNA断裂，随后细胞启动DNA损伤修复机制。针对不同的TALEN骨架，其最适宜的spacer长度不同，其长度范围一般为12~20bp。实验结果表明，TALENs在靶向DNA时，第一个碱基为T时其结合效果更佳。

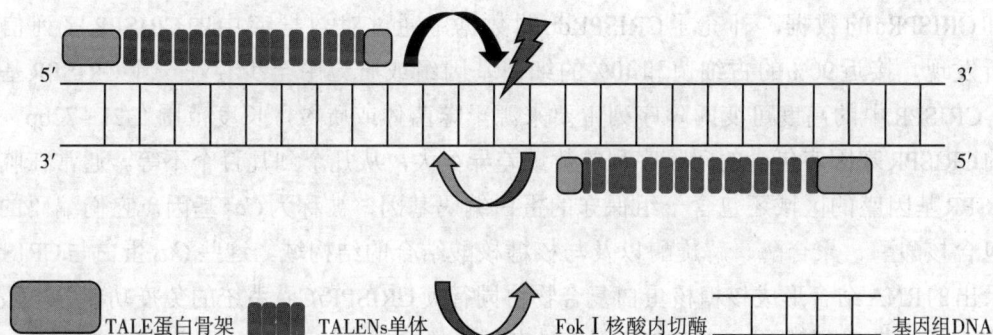

图11-4 TALENs靶向切割DNA示意图

目前，TALEN已经成功应用于酵母、哺乳动物和植物的位点特异性基因打靶，与锌指核酸酶系统相比有较大的应用优势，但仍然有些问题需要解决，例如：脱靶效应、TALEN与基因组进行特异结合与染色体位置及邻近序列有关等。

（三）CRISPR/Cas9基因组编辑技术

CRISPR/Cas是一种来源于细菌获得性免疫的，由RNA指导Cas蛋白对靶向基因进行修饰的技术。1987年，Ishino等在K12大肠埃希菌的碱性磷酸酶基因附近发现串联间隔重复序列，随后发现这种间隔重复序列广泛存在于细菌和古细菌的基因组中。经过几十年的研究，在2007年终于证明这种重复序列与细菌获得性免疫的关系。

在这个系统中，只凭借一段RNA便能识别外来基因并将其降解的功能蛋白引起了研究者的兴趣。直到2012年，Jinek等第一次在体外系统中证明CRISPR/Cas9为一种可编辑的短RNA介导的DNA核酸内切酶，标志着CRISPR/Cas9基因组编辑技术成功问世。

ZFN、TALEN和CRISPR/Cas三种基因编辑技术的比较见表11-1。

表11-1　ZFN、TALEN和CRISPR/Cas基因编辑技术比较

类　别	ZFN	TALEN	CRISPR
识别模式	蛋白质-DNA	蛋白质-DNA	RNA-DNA
识别长度	（3~6）×3×2bp	（12~20）×2bp	20bp
识别序列特点	以3bp为单位	5′端前一位为T	3′端序列为NGG
特异性	较高	一般	一般
构建难易度	难	较容易	容易
细胞毒性	大	较小	较小

三、CRISPR/Cas9基因组编辑技术

（一）CRISPR/Cas系统的组成

CRISPR/Cas系统由CRISPR基因座和Cas蛋白组成，Cas蛋白成员仍在不断被发现。

（二）CRISPR/Cas系统的分布与分类

1. 分布　CRISPRdb和CRISPI是两个专门收录CRISPR信息的数据库，CRISPRdb中包括一些识别和分析CRISPR的软件工具，数据库由巴黎大学维护。CRISPI中含有Cas蛋白和CRISPRs的数据，补充了CRISPRdb的数据，通过对数据库中的CRISPR序列信息分析发现，接近90%的古细菌和40%的细菌基因组或质粒中至少存在一个CRISPR基因座。CRISPR中的高度可变间隔序列主要来源于噬菌体或质粒，长度范围在21~72bp，不同的CRISPR基因座包含的间隔序列的数量差异很大，从几个到几百个不等。通常在临近CRISPR基因座的区域还包含一组保守的蛋白编码基因，被称为*Cas*基因，它们编码的蛋白包含核酸酶、聚合酶、解旋酶以及与核糖核酸结合的结构域。这些*Cas*蛋白与CRISPR转录出的RNA结合形成核糖核蛋白复合物协同行使CRISPR/Cas系统的免疫功能。一般认为临近区域有*Cas*基因的CRISPR基因座是有活性的，反之被认为是无活性的CRISPR基因座。但这种现象并不是绝对的，如果同一个细菌基因组中有多个CRISPR基因座，即使部分CRISPR基因座附近不包含有*Cas*基因，它也能够被转录并与基因组其他位点的*Cas*基因编码蛋白结合，依然可以发挥功能。

2. 分类　因为*Cas*基因多样性异常丰富，简单的分类很难区分那些同源但功能并不相关的Cas蛋白。考虑多个因素，包括保守性的Cas蛋白之间的进化关系及*Cas*基因操纵子的组成方式等，将CRISPR/Cas的免疫机制分为相对独立的层次：第一个层次主要是对外来信息的处理和加工，形成免疫记忆，也就是新的间隔序列的获得，主要由通用的核心蛋白Cas1和Cas2参与完成；第二个层次主要为初级CRISPR RNA成熟以及识别和降解入侵的外源遗传物质。按照该分类标准可以将CRISPR/Cas系统分为：TypeⅠ、TypeⅡ、TypeⅢ三种不同类型。

（1）TypeⅠ系统　CRISPR/Cas系统中Cas蛋白最多和最复杂的系统，包含6个蛋白，其中有特征性的是Cas3蛋白，该蛋白具有解旋酶和核酸酶功能。多个Cas蛋白与成熟的crRNA（CRISPR-derived RNA）共同结合形成CRISPR相关病毒防御复合物（CASCAD），CASCAD与入侵的外源DNA结合，促使CASCAD内的crRNA与外源DNA的互补链配对形

成R环结构，Cas3的核酸酶识别R环结构后先将互补链切开，随后在Cas3的解旋酶和核酸酶作用下再将非互补链切开。

（2）TypeⅡ系统　主要特征是包含一个标志性的Cas9蛋白（分子质量很大的多功能蛋白）参与crRNA的成熟以及降解入侵的噬菌体DNA或是外源质粒。Cas9蛋白包含两个功能结构域，一个在N端，有类似于RuvC核酸酶的活性，一个在中部有类似HNH核酸酶的活性。嗜热性链球菌具有典型的TypeⅡCRISPR/Cas系统，它的CRISPR/Cas系统编码tracrRNA，其指导RNaseⅢ和Cas9完成前体crRNA的成熟。随后tracrRNA还能与成熟的crRNA的重复序列配对形成RNA二聚体，进而和Cas9蛋白结合成核糖核蛋白复合体，发挥识别和降解入侵的外源DNA功能。

（3）TypeⅢ系统　包含特征性的Cas10蛋白，其具有RNA酶活性和类似于TypeⅠ的CASCAD功能。Cas10主要参与crRNA的成熟和剪切入侵外源DNA。目前发现TypeⅢ有两种亚型：TypeⅢA和TypeⅢB。激烈热球菌的CRISPR/Cas系统属于TypeⅢA型，它干扰的靶标是mRNA；表皮葡萄球菌CRISPR/Cas系统属于TypeⅢB型，它的靶标与TypeⅠ和Ⅱ CRISPR/Cas系统相同，都是DNA。这也反映了自然界中的CRISPR/Cas系统的多态性。

三种类型的CRISPR/Cas系统的分布有所不同。TypeⅠ系统在细菌和古细菌中都有发现；TypeⅡ系统仅存在于细菌；TypeⅢ型大多存在于古细菌中，只有少数细菌是TypeⅢ型。20世纪90年代末期测序技术开始飞速发展，越来越多的细菌和古细菌的基因组信息被解密，科学家们发现一些特殊的菌株中同时存在多种类型的CRISPR/Cas系统，推测基因的水平转移可能是导致这一现象的主要原因，例如一些包含有CRISPR/Cas系统的质粒、转座子元件，能在不同的菌株之间转移。

（三）CRISPR/Cas系统的作用机制

1. 新的spacer的获取　CRISPR高度可变的间隔区spacer的获得，其实就是指外来入侵的噬菌体或是质粒DNA的一小段DNA序列被整合到宿主菌的基因组，整合的位置位于CRISPR的5′端的两个重复序列之间。因此，CRISPR基因座中的间隔序列从5′到3′的排列也记录了外源遗传物质入侵的时间顺序。噬菌体或是质粒上与间隔序列对应的序列被称为protospacer（原间隔序列），通常protospacer的5′或是3′端延伸的几个碱基序列很保守，被称为PAM（protospacer adjacent motifs），它的长度一般为2~5碱基，一般与protospacer相隔1~4碱基。新间隔序列的获得可能分为三步：首先识别入侵的核酸和扫描外源DNA潜在的PAM，将临近PAM的序列作为候选protospacer；然后在CRISPR基因座的5′端合成重复序列；最后新的间隔序列整合到两个重复序列之间。

2. CRISPR基因座的表达　研究表明CRISPR基因座首先被转录成前体CRISPR RNA（pre-crRNA），然后在Cas蛋白或是核酸内切酶的作用下被剪切成一些小的RNA单元，这些小RNA即为成熟crRNA，由一个间隔序列和部分重复序列组成。TypeⅡ型CRISPR/Cas系统crRNA的成熟除了需要Cas9和RNaseⅢ参与以外，还需要tracrRNA的指导。CRISPR基因座在没有受到外界压力的情况下表达水平很低。当外源的质粒或是噬菌体入侵宿主菌时，CRISPR的表达很快被诱导上调。

3. 干扰外来遗传物质　干扰是CRISPR/Cas发挥抵御外源遗传物质入侵最关键的步骤。成熟的crRNA与特异的Cas蛋白形成核糖核蛋白复合物，再与外源DNA结合并扫描到外源DNA，寻找其上的靶序列，crRNA的间隔序列与靶序列互补配对，外源DNA在配对的特定位置被核糖核蛋白复合物切割。早期研究认为crRNA的间隔序列spacer与外源DNA的靶位点完全互补配对对于切割是必需的。但是，后来的研究证明，spacer与protospacer部分互补配对时切割也可以发生。

CRISPR/Cas系统的作用特性与限制性核酸内切酶相似，它对序列的特异性切割主要依赖于crRNA与Cas蛋白形成的核糖核蛋白复合物识别靶序列上的PAM以及protospacer。根据CRISPR/Cas系统这一特性，将其用于设计人工的核酸内切酶（engineered endonuclease，EEN），用来对感兴趣的基因位点进行修饰。三类CRISPR/Cas系统中TypeⅡ型系统的核糖核蛋白复合物相对简单，除crRNA和tracrRNA外，只有Cas9一个蛋白。目前，产脓链球菌（SF370）的TypeⅡ型系统是被改造得最为成功的人工核酸内切酶，已经在人类细胞、小鼠、斑马鱼中成功实现了基因组定点修饰。在将它应用于EEN之前，Martin等对于TypeⅡ型CRISPR/Cas9的改造做出了重大贡献，为进一步的应用打下坚实的基础。研究发现tracrRNA对靶点的识别和切割是必需的，tracrRNA的5′端与成熟的crRNA 3′端有部分序列（约13bp）能够配对进而形成茎环结构，对维持crRNA与靶点的配对可能十分重要。根据tracrRNA与crRNA的结构特性，将tracrRNA和crRNA表达为一条嵌合的向导RNA（guide RNA，gRNA），并在体外证明gRNA可以发挥tracrRNA和crRNA的功能（图11-5）。此外，还证明Cas9蛋白N端的类似于RuvC的结构负责非互补链的切割，而中部类似于HNH的结构负责互补链的切割，将RuvC或HNH活性突变后，Cas9只有单链切割活性，类似于切口酶，互补链切割的位点位于PAM的5′端的第三个碱基外侧，非互补链切割的结果是在PAM上游的3~8碱基之间。

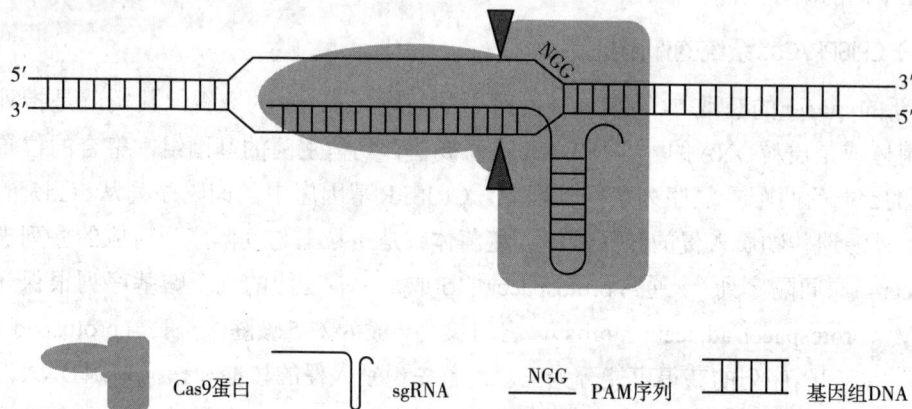

图11-5　CRISPR/Cas系统靶向切割DNA示意图

（四）CRISPR系统能避免自身免疫

在研究CRISPR/Cas系统的过程中有一个很重要的问题，就是宿主菌利用crRNA与靶序列配对结合介导外源DNA切割，而crRNA本身是由宿主菌的基因组为模板转录出的pre-crRNA经加工后形成的，这就是说相同的靶序列也存在于宿主的基因组中，那么CRISPR/Cas系统应该有一套机制将自身序列和外源的靶序列区分开。最近表皮葡萄球菌里的一项研究发现了CRISPR系统区分靶点和自身基因组的方法。在表皮葡萄球菌内成熟的crRNA，除了spacer以外，在其5′端和3′端包含有部分重复序列。当外源DNA入侵宿主菌时，crRNA扫描到外源DNA上的靶序列（protospacer）并与之配对结合，但靶位点两端的序列不能发生配对，对于宿主菌基因组中相同序列的"protospacer"来说，crRNA除了能与"protospacer"配对外，两端的重复序列也能与"protospacer"两侧的基因组DNA完全配对，实际上只有不完全的配对才允许核糖核蛋白复合体发挥切割活性。通过这样的机制，CRISPR/Cas系统避免自我免疫。另外，在研究稻白叶枯黄杆菌中的CRISPR/Cas系统时发现，虽然在宿主菌的CRISPR中的spacer序列能够与噬菌体Xop411一段靶序列完全配对，但宿主菌对噬菌体Xop411依旧不抵抗，分析发现是噬菌体protospacer临近的PAM突变引起的，这说明外源DNA的protospacer序列临近的PAM对CRISPR/Cas系统识别外源DNA的必要性。宿主菌的CRISPR基因座位的间隔序列临近位置不存在PAM，这也是CRISPR系统能够区分自身DNA和外源DNA避免发生自身免疫的原因之一。

（五）CRISPR/Cas9系统的技术特点

该编辑技术可实现对靶基因多个位点或多个基因同时敲除；可对基因进行定点修饰（Tag、GFP、RFP、点突、条件性敲除），效率高；实验周期短，价格低；可应用于大、小鼠等，无物种限制。

四、基因编辑技术的应用

无论是蛋白质介导还是RNA介导基因编辑技术，事实上都是对DNA进行剪切，而后通过细胞自身的DNA修复功能（同源重组或非同源重组）进行目的基因的插入或替代。目前，基因编辑技术广泛应用于以下领域。

（一）物种改良

1997年，体细胞克隆羊"多莉"出生以后，大型家畜的转基因应用在很多方面取得了突破性的进展，在利用转基因奶牛、羊乳腺生物反应器生产药用蛋白方面都取得了重大的成果。但是对于猪、牛、羊等大型家畜，转基因育种方面进展缓慢，主要有两个方面的原因：①目前转基因大多采用外源基因随机整合的方式，转基因表达的可控性差，很难获得稳定且表型良好的种畜；②外源基因的随机整合让转基因动物在生物安全评估中受阻，也难以让消费者接受转基因动物食品。因此科研工作者迫切需要发展大动物的精细基因编辑技术，但是传统的同源重组基因打靶技术效率非常低，少于10^{-7}，在实际生产中应用困难。近些年出现的TALEN以及CRISPR/Cas9介导的基因组编辑技术，有可能改变这一局面。

家畜基因的单核苷酸多态性显著影响家畜的生产性能，例如猪的*IGF2*内含子2的SNP可以调节*IGF2*在猪肌肉组织中的表达，显著提高猪的瘦肉率；特塞尔绵羊*MSTN*基因3′端非翻译区的SNP导致*MSTN*在肌肉中的表达下降，显著促进绵羊肌肉的增长。随着分子标记技术的发展，越来越多的功能性SNP将会被发现。怎样快速将这些SNP集中到优势的种畜基因组中提高它们的生产性能，将成为大型家畜育种研究新方向。利用传统的杂交育种方式引入这种优势SNP的同时可能会引入一些不理想的基因，影响到其他性能，需要经过多个世代的选育才能达到育种的目标。但是，精确的基因编辑技术可以在不改变基因组组成情况下，只在特定的位点引入我们所需要的SNP，一般只要一个世代就能达到育种目标，大大缩短了育种时间，降低了不稳定性。ZFN、TALEN和CRISPR/Cas9都具有高效的基因编辑效率，但CRISPR/Cas9在大型家畜的点突变修饰方面有独特优势。

主要表现在以下四个方面。

1. CRISPR/Cas9的靶点在基因组中分布频率很高，几乎每8bp就有一个靶点，TALEN的靶点在基因组的分布频率大概是1/125bp，而ZFN每500bp才有一个合适的靶点，CRISPR/Cas9系统更容易在需要突变的点附近筛选到高效的靶点。

2. CRISPR/Cas9在引入定点插入时比ZFN和TALEN具有更精确的优势，这是由于Cas9切割DNA两条链的功能分别属于两个功能域，通过突变其中的一个功能域使Cas9变成只切割一条链的切口酶，同时引入修复模板，这样大大降低了天然Cas9切割双链引入随机突变的概率。

3. ZFN和TALEN以及CRISPR/Cas9对靶点都不是100%的特异，尤其是在靶点只有一个碱基的差异时，它们可能无法区分模板DNA和基因组DNA，统统将它们当成自己的靶点切割。因此，在利用ZFN和TALEN来对基因组做点突变的时候，一般使用单链DNA作为模板，且突变位点要位于ZFN和TALEN与DNA的结合区，尽量减少ZFN和TALEN对突变后基因组的继续切割。但CRISPR/Cas9对靶点的识别需要PAM（NGG）和靠近PAM的11bp的种子序列完全保守，14bp（PAM+种子序列）序列中的任何一个碱基突变之后CRISPR/Cas9的切割效率基本降至0。所以靶点选择时可以将突变位点设定在这14bp之内，完全可以使用双链DNA作为模板对基因组进行点突变，不需要担心CRISPR/Cas9是否会对突变后的基因继续切割。

4. 在人体细胞实验中证明CRISPR/Cas9可以简便高效地实现多个位点切割，因此可以实现一次将多个SNP同时引入种畜基因组中，这样就会大大缩短育种所需的时间。ZFN和TALEN要实现一次多个位点的切割就必须同时制备多对ZFN和TALEN，而且目前体外合成的单链DNA长度有限，很难在一个模板中同时包含多个突变位点。

（二）动物模型的建立

如动物基因定向突变模型的建立；对灵长类动物引入人类基因，推动脑科学发展；建立动物疾病模型方面都取得了重大的成果。

（三）疾病的治疗

与ZFN和TALEN这两种人工核酸酶相比，CRISPR/Cas9有一个极大的优势，那就是CRISPR/Cas9可以改造成为切口酶，在DNA的特定位置制造单链切口，这样基本不会引起非同源末端连接（NHEJ），但可以激活细胞的同源重组（HR）机制。实验证明，同一种细胞同一位点的单链切口和双链切口诱发的同源重组效率基本相同，但是发生NHEJ的概率大为不同。因此，利用Cas9作为切口酶可以高效地介导基因定点敲入或是对基因组的点突变，大大降低了NHEJ风险和脱靶事件导致的基因组其他位置产生未知的突变。Ding等证明在人诱导性多能干细胞中，在细胞相同、载体结构相似和位点相同的情况下，CRISPR/Cas9的定点突变效率至少是TALEN的2倍以上，并且诱发双等位基因的突变效率更高。人的诱导性多能干细胞在治疗一些人类的遗传疾病方面很有前景。例如用诱导性多能干细胞治疗人类的镰刀型贫血症，可以将患者的皮肤细胞诱导成多能干细胞，然后利用CRISPR/Cas9突变型的切口酶来介导同源重组修复突变的血红蛋白基因，再将修复的诱导性多能干细胞定向诱导分化为造血干细胞移植到患者体内。这种方法既能提高同源重组效率，又能避免使用ZFN、TALEN和CRISPR/Cas9时的脱靶效应造成的潜在危险。CRISPR/Cas9与人诱导性多能干细胞的结合应用必然会对人类遗传性疾病的治疗产生巨大的影响。

综上所述，基因编辑技术在生物领域的应用是广泛而重要的，CRISPR/Cas9技术为基因编辑提供了更加高效而广阔的前景。

考点提示　　基因编辑技术的原理、分类、特点及应用。

本 章 小 结

数字PCR技术包括PCR扩增和荧光信号分析两部分。目前，数字PCR技术主要有微反应室/孔板PCR系统、集成微流控芯片PCR系统，以及微滴数字PCR技术。与传统的分析系统相比较，微流控芯片对检测装置有些特殊要求，如分析系统的灵敏度、速度、特殊结构、多重平行检测功能等。基因组编辑技术是借助特异性DNA双链断裂激活细胞内天然的修复机制，包括非同源末端连接和同源重组修复两条途径。目前主要有3种基因编辑技术：人工核酸酶介导的锌指核酸酶技术、转录激活因子样效应物核酸酶技术、RNA引导的CRISPR/Cas核酸酶技术。CRISPR/Cas9系统技术可实现对靶基因多个位点或多个基因同时敲除；可对基因进行定点修饰（Tag、GFP、RFP、点突、条件性敲除），效率高；实验周期短，价格低；无物种限制。基因编辑技术主要应用于物种改良、动物模型的建立和疾病的治疗。

扫码"练一练"

习 题

一、选择题

1. 微滴式数字PCR的检测灵敏度多为

A. 1%　　　　　B. 0.1%　　　　　C. 0.01%　　　　　D. 0.001%　　　　　E. 0.0001%

2. 以下哪一项不是微滴式数字PCR的技术优势

A. 高灵敏度　　　　　　　　　　　B. 真正意义上的绝对定量，可统计突变率

C. 所需样本量较多　　　　　　　　D. 实验数据分析便捷

E. 高特异性

3. 最早提出数字PCR构想的是

A. Sykes　　　　B. Kalinina　　　　C. Vogelstein　　　　D. Heyries　　　　E. Morrison

4. 不是本章研究的数字PCR技术是

A. 微反应室数字PCR技术　　　　　B. 孔板数字PCR技术

C. 集成微流控芯片数字PCR技术　　D. 微滴数字PCR技术

E. 定量PCR技术

5. 不属于数字PCR在临床诊断应用的是

A. 对病原体定性差

B. 对病原体DNA或RNA序列可准确定量

C. 对潜在病原体的复活可进行动态研究

D. 对疾病可进行早期诊断

E. 可准确地检测出标本中HBV的拷贝数

6. 关于基因编辑叙述不准确的是

A. 对基因组进行定点修饰的一项新技术

B. 可以精确剪断靶标 DNA 片段

C. 模拟了基因的自然突变

D. 可随意编辑基因

E. 修改并编辑了原有的基因组

7. 不属于基因编辑技术主要分类的是

A. ZFN 基因组编辑技术

B. TALEN 基因组编辑技术

C. CRISPR/Cas9 基因组编辑技术

D. 人工核酸酶介导的锌指核酸酶技术

E. dPCR 技术

8. 关于 ZFN 技术叙述不准确的是

A. 是第一代基因组编辑技术

B. 是人工编辑基因技术

C. 是第二代基因组编辑技术

D. 可利用核酸酶切断靶 DNA

E. 可利用独特的 DNA 序列识别锌指蛋白

9. CRISPR/Cas9 基因组编辑技术最早可追溯到

A. 1987 年　　　　B. 1997 年　　　　C. 2007 年　　　　D. 2003 年　　　　E. 2013 年

10. 基因编辑技术应用错误的是

A. 植物作物的性状改良

B. 如今临床多利用 ZFN 基因编辑技术对复杂的肿瘤进行研究

C. 利用 CRISPR/Cas9 增强菌株对噬菌体的抵抗性

D. 动物基因定向突变模型的建立

E. 家畜育种

二、简答题

1. 什么是 ZFN、TALEN 和 CRISPR/Cas 基因编辑技术？

2. 简述当今主要基因编辑技术的共同点。

3. 简述 CRISPR/Cas 基因编辑技术的优势。

（张丹丹）

参考答案

第一章

1. E 2. E 3. A 4. B 5. C

第二章

1. E 2. B 3. A 4. A 5. C 6. E 7. B 8. E 9. C 10. D

第三章

1. D 2. D 3. E 4. D 5. C 6. A 7. A 8. E 9. B 10. E

11. C 12. A 13. B 14. A 15. C 16. A 17. B 18. E 19. D 20. B

21. C 22. C 23. E 24. D

第四章

1. D 2. B 3. B 4. A 5. A 6. A 7. C 8. C 9. A 10. A

11. C 12. C 13. E 14. E 15. E 16. D 17. E 18. A

第五章

1. AB 2. ABCD 3. ABC 4. ABCD 5. ABC 6. ABCD 7. ABCD

第六章

1. C 2. E 3. D 4. E 5. D 6. E 7. C 8. C 9. D 10. E

第七章

1. A 2. C 3. E 4. D 5. C 6. A 7. B 8. E 9. C 10. E

11. A 12. D 13. E 14. D 15. E

第八章

1. E 2. B 3. A 4. B 5. C 6. C 7. A 8. A 9. C 10. B

11. D 12. E 13. A 14. A 15. B 16. D 17. C 18. B 19. E 20. B

第九章

1. A 2. A 3. C 4. B 5. A 6. B 7. A 8. A 9. D 10. A

11. E 12. A 13. D 14. A 15. D 16. E 17. D 18. B 19. E 20. E

21. E 22. C 23. B 24. E

第十章

1. C 2. E 3. B 4. A 5. B 6. C 7. B 8. E 9. E 10. B

第十一章

1. D 2. C 3. A 4. E 5. A 6. D 7. E 8. C 9. A 10. E

参考文献

［1］周春燕，药立波.生物化学与分子生物学［M］.9版.北京：人民卫生出版社，2018.

［2］郑芳，陈昌杰.临床分子诊断学［M］.武汉：华中科技大学出版社，2014.

［3］王玉明.生物化学与分子生物学［M］.北京：科学出版社，2016.

［4］汪少芸.蛋白质纯化与分析技术［M］.北京：中国轻工业出版社，2014.

［5］谭树华.药学分子生物学［M］.北京：中国医药科技出版社，2017.

［6］钱晖，候筱宇.生物化学与分子生物学［M］.4版.北京：科学出版社，2017.

［7］吕建新，王晓春.临床分子生物学检验技术［M］.北京：人民卫生出版社，2015.

［8］吕建新，樊绮诗.临床分子生物学检验［M］.3版.北京：人民卫生出版社，2012.

［9］刘桂林.生物技术概论［M］.北京：中国农业大学出版社，2010.

［10］李凡，徐志凯.医学微生物学［M］.9版.北京：人民卫生出版社，2018.

［11］胡颂恩.分子生物学与检验技术［M］.北京：人民卫生出版社，2015.

［12］郝岗平.生物化学与分子生物学［M］.北京：中国医药科技出版社，2016.

［13］樊绮诗，吕建新.分子生物学检验技术［M］.2版.北京：人民卫生出版社，2010.